Techniques of Cardiac Device Implantation, 2nd Edition

心臓デバイス植込み手技

改訂第2版

◆ 編著 石川利之／中島　博
Toshiyuki Ishikawa　　Hiroshi Nakajima

『心臓デバイス植込み手技』執筆グループ

安部 治彦／井川　修／石川 利之／今井 克彦／遠田 賢治／河野 律子／白石 隆吉
Haruhiko Abe　　Osamu Igawa　Toshiyuki Ishikawa　　Katsuhiko Imai　　　Kenji Enta　　Ritsuko Kohno　Takayoshi Shiraishi

須賀　幾／須藤 恭一／夛田　浩／中井 俊子／中里 祐二／中島　博／山田 貴之
Chikashi Suga　　Kyouichi Sudo　　Hiroshi Tada　　　Toshiko Nakai　　Yuji Nakazato　Hiroshi Nakajima　　Takashi Yamada

南江堂

●編　著

石川利之　いしかわ　としゆき　横浜市立大学附属病院循環器内科 教授

中島　博　なかじま　ひろし　日本デバイス治療研究所 専務理事

●『心臓デバイス植込み手技』執筆グループ（五十音順）

安部治彦　あべ　はるひこ　産業医科大学医学部不整脈先端治療学 教授

井川　修　いがわ　おさむ　日本医科大学多摩永山病院循環器内科 教授

石川利之　いしかわ　としゆき　横浜市立大学附属病院循環器内科 教授

今井克彦　いまい　かつひこ　国立病院機構呉医療センター心臓センター 部長

遠田賢治　えんた　けんじ　荻窪病院心臓血管センター循環器内科 医長

河野律子　こうの　りつこ　産業医科大学医学部第 2 内科 学内講師

白石隆吉　しらいし　たかよし　品川イーストワンメディカルクリニック 循環器部長

須賀　幾　すが　ちかし　須賀医院 院長／自治医科大学附属さいたま医療センター循環器内科 講師

須藤恭一　すどう　きょういち　南大和病院 循環器部長

爹田　浩　ただ　ひろし　福井大学医学部病態制御医学講座循環器内科学 教授

中井俊子　なかい　としこ　日本大学医学部内科学系循環器内科学分野 診療教授

中里祐二　なかざと　ゆうじ　順天堂大学医学部附属浦安病院循環器内科 教授

中島　博　なかじま　ひろし　日本デバイス治療研究所 専務理事

山田貴之　やまだ　たかし　高石藤井心臓血管病院心臓血管センター センター長

改訂第 2 版 序文

　『心臓デバイス植込み手技』は 2011 年に出版されたが，類書がなかったことも
あり，幸い好評のうちに迎えられることができ，植込み手技に関する教科書のニー
ズが高かったことが再確認された．植込み手技の書籍という性格上，当初は，改
訂は不要で，重刷を重ねることで済むと考えていた．しかし，思いのほか進歩は
早く，改訂と追加が必要と判断された．

　もともと本書は，2011 年の第 3 回日本不整脈学会デバイス関連冬季大会（会
長 豊島健先生）開催時に企画・出版された．日本不整脈学会デバイス関連冬季
大会は，豊島健先生が委員長を務める不具合委員会（現，安全対策委員会）の提
案で 2009 年から開催されるようになったという歴史があり，2011 年に豊島健先
生が会長を務められた後は，2012 年（第 4 回）安部治彦，2013 年（第 5 回）中
島博，2015 年（第 7 回）中里祐二と，『心臓デバイス植込み手技』執筆グループ
のメンバーから大会長が選ばれた．2018 年 2 月，執筆グループのメンバーの一
人である，石川利之が日本不整脈心電学会デバイス関連冬季大会第 10 回記念大
会の大会長を務めることになった．そして，この学会を機に，改訂第 2 版を出版
することができた．

　共著とはせず，討議を重ねて執筆グループとして作った本書に対するメンバー
の苦労と思いが，改訂の原動力であった．この改訂第 2 版が，初版以上に広く受
け入れられれば幸いである．

2018 年 3 月

『心臓デバイス植込み手技』執筆グループを代表して

石川利之，中島　博

初版 序文

わが国では，心臓デバイス植込みの多くを外科手術のトレーニングを受けていない内科医が行っている．その大半が一子相伝のごとく先輩医師から手技を習い，あるいは独自に工夫をしながら行っているのが現状である．そこには，施設数と植込み件数の不均衡，すなわち植込み施設は多いが，1人あたりの植込み件数は少なく，トレーニングを受ける機会になかなか恵まれないという背景もある．また，これまではデバイス植込みの標準的手技を学ぶためのテキストも存在しなかった．

2008年，心臓デバイス治療に興味を持つ医師が集い「植込み型心疾患治療デバイス研究プロジェクト（デバイスプロジェクト）」が作られた．ここではデバイスの機能や治療成績だけではなく，デバイス植込みに関する合併症，感染症など，あらゆるテーマについて議論が交わされ，これまで施設ごとに行っていた手術手技について「すべきこと」，「してはいけないこと」，「便利な工夫」を共有する場となった．

本書は，デバイスプロジェクトで討議した内容を中心に，さらに「『心臓デバイス植込み手技』執筆グループ」として数名の先生に加わっていただき編集した，国内初の心臓デバイス植込み手技のためのテキストである．これまでの類書で見受けられた「施設ごとの手技の紹介」とならないよう，本書では全ての項目で執筆グループが内容を討議したうえでまとめるという方式を採用した．大変な労力を要する作業ではあったが，このことにより，これまでに類を見ない，極めて標準的な手術手技の解説書とすることができたと自負している．

奇しくも，デバイスプロジェクト発足と時期を同じくして，日本不整脈学会においてデバイス関連冬季大会が立ち上げられた．執筆グループのメンバーの何人かは，デバイス関連冬季大会の準備委員会（現在はデバイス委員会）のメンバーでもあり，当初は2011年に開催される第3回日本不整脈学会デバイス関連冬季大会（会長 豊島健先生）で記念配布させていただく計画もあったが，予想を超える分量となり，また，大会に参加できなかった方にもぜひ手にとっていただきたいとの思いから，書籍として出版することとした．

本書が，デバイス植込み手技の参考になれば幸いである．

2011年2月

石川利之，中島　博

目次

I 章　心臓デバイス植込みの基礎　　1

① 手術手技の基本　　2

A　手術環境　2
　①手術を行う場所　2
　②環境的差異：
　　手術室 vs 心臓カテーテル検査室　2

B　手術器械　2
　①モスキート鉗子　2
　②ペアン鉗子　2
　③筋　鉤　3
　④リスター鉗子　3
　⑤開創器　3
　⑥鑷　子　3
　⑦剪　刀　4
　⑧持針器　4

C　患者の術前処置，常用薬剤の中止，
**　予防的抗菌薬投与**　4

D　手指消毒　4

E　患者の入室，体位固定　5

F　術野の消毒，覆布　5

G　局所麻酔　6

H　穿刺が先か，皮膚切開が先か　7

I　皮膚切開，組織剥離　7

J　止　血　9

K　電気メス　11

L　縫　合　12
　①創傷治癒の基本　12
　②縫合糸と針の種類　13
　③縫合方法　13

M　創処置　14

N　ドレナージ　14
　①閉鎖式ドレナージ　15
　②開放式ドレナージ　16

② デバイス感染予防　　18

A　感染危険因子　18

B　エビデンスに基づいた
**　感染予防への提言**　19
　①患者に対する術前準備と処置　19
　②術者の服装　20
　③手洗い　21
　④予防的抗菌薬投与　21
　⑤創部（ポケット）洗浄　21
　⑥血糖コントロール　22
　⑦術中体温の維持　22
　⑧副腎皮質ホルモンなどの
　　免疫抑制薬服用患者の取り扱い　22
　⑨抗凝固療法　22

C　手術手技　23

D　術後の創処置　23

E　手術環境，手術機械の滅菌　24

F　感染多発に対しての解決方法　24
　①環　境　24
　②人的要因　24

③ 植込みに必要な解剖学的知識　　28

A　ペースメーカーリード挿入に
**　必要な解剖**　28
　①穿刺部位の解剖について　28
　②「胸郭」（thoracic cage）とは　29
　③胸郭外静脈穿刺の落とし穴：
　　「胸肩峰動脈」の重要性　29
　④解剖学的にみた胸郭外静脈穿刺の
　　至適部位　31

B　ペースメーカーリードの
**　心腔内誘導に必要な解剖**　32
　①左・右腕頭静脈の
　　解剖学的相違の重要性　32

vi

C ペースメーカーリード留置に 必要な解剖 …………………… 33	③心室リード留置に必要な右室の解剖	39
①心房リード留置に必要な心房の解剖 33	④心室リード留置に必要な心室静脈系の 解剖：冠状静脈洞の解剖	43
②心室リード留置に必要な三尖弁の解剖 38		

II章　植込み手技の実際　　　　　45

❶ 植込み手順 ———————— 46

A 手術までの流れ ………………… 46
　①術前準備　46
　②患者入室後の術前準備　47

❷ リードの挿入方法，
　静脈アクセス ——————— 48

A 静脈アクセスについての総論 …… 48
　①経静脈的心内膜電極の挿入ルート　48
　②複数リード挿入の場合の選択　49
　③透視と実際の穿刺点がずれる理由　49
B 静脈切開法 …………………… 50
　①橈側腕頭皮静脈切開法　50
　②外頸静脈切開法　54
C 静脈穿刺法 …………………… 54
　①鎖骨下静脈穿刺法　54
　②胸郭外穿刺法　55
　③エコーガイド下静脈穿刺法：
　リアルタイムエコーガイド法　60

❸ リードの選択とその操作 ——— 64

A リードの種類 ………………… 64
B リードの構造 ………………… 64
　① passive fixation lead　64
　② active fixation lead　64

❹ ICD とリードの選択 ———— 70

A single chamber ICD vs. dual
　chamber ICD ………………… 70
B single coil ICD lead vs. dual coil
　ICD lead …………………… 70

❺ リードの留置・固定・
　ポケット内処理 —————— 72

I．リードの留置 ——————— 72

A 心房リード ………………… 72
　①右心耳　72
　②右房自由壁　73
　③心房中隔ペーシング　74
B 右室リード ………………… 81
　①右室心尖部ペーシング　81
C 心室中隔ペーシング ………… 83
　①上からの中隔へのアプローチ　87
　②下からの中隔へのアプローチ　89
D シングルリード VDD リード …… 91
E 左室リード ………………… 92
　①ガイディングカテーテルの
　冠状静脈洞への挿入　92
　②リードの選択　93
　③ CRT の実例提示　94
F ショックリード …………………… 96
G 心筋電極およびアプローチ法 …… 99
　① Medtronic 社製
　CapSure® EPI, Model 4968　99
　② Medtronic 社製
　Model 5071（ユニポーラ）　100
　③ Enpath Medical 社製 MYOPORE®
　（販売：日本ライフライン社）　100
H パッチ電極，アレイ電極 ………… 101
　①パッチ電極　101
　②アレイ電極　102

II．リードの固定 ——————— 102

Ⅲ. リードのポケット内処理————— *102*

❻ シース・デリバリー・リードシステム————— *105*

A シース・デリバリー・リードシステム（SelectSecure™）の構造………… *105*
B 静脈アクセス………………………… *106*
C 心腔におけるデリバリーカテーテルの操作………………………… *106*
D リード先端の固定（screw-in）…… *106*
E リード固定の確認………………… *107*
F デリバリーカテーテルのスリッティング………………………… *107*
G 留置位置の変更…………………… *107*

❼ ポケットの作製方法————— *108*

A ポケット作製の基本………………… *108*
B 大胸筋筋膜上ポケット……………… *109*
C 大胸筋筋膜下ポケット……………… *110*
D 大胸筋筋内・筋下ポケット………… *111*
E リードが先か，ポケットが先か（穿刺手順とポケット作製）………… *112*
　①はじめに皮膚から穿刺法を行う場合，小切開で橈側皮静脈切開法を行う場合 *112*
　②リード操作とポケット作製 *113*
F ポケットの位置をリード挿入部位と分ける方法……… *113*
G デバイス植込み部位：右側か，左側か………………… *114*
　①解剖学的特徴による差異と電磁干渉による差異 *114*
　②植込み側が別の要因で限定される場合 *115*

❽ S−ICD（完全皮下植込み型除細動器）————— *117*

A S−ICD とは………………………… *117*
B S−ICD の有用性と限界…………… *118*
C 体表心電図のスクリーニング……… *119*
D S−ICD 植込み手技………………… *119*
　①プランニング *120*
　②3 incision technique と 2 incision technique *121*
　③S−ICD 植込みに必要な解剖 *122*
　④ポケット作製 *123*
　⑤トンネル作製 *125*
　⑥デバイス収納と閉創 *127*
　⑦DFT テスト *128*
　⑧創感染 *129*
　⑨不適切作動 *129*

❾ リードレスペースメーカー————— *131*

A Micra™ の構造…………………… *131*
B Micra™ のデリバリーカテーテル／イントロデューサー *131*
C Micra™ の植込み手技…………… *131*
　①植込み前の準備 *131*
　②大腿静脈穿刺 *132*
　③Micra™ デリバリーシステムの挿入 *132*
　④Micra™ の展開 *133*
　⑤閾値，心内波高の確認 *133*
　⑥再捕捉，再固定 *133*
　⑦テザーの抜去 *133*
　⑧Micra™ イントロデューサーの抜去および縫合 *134*
　⑨Micra™ の抜去 *134*

Ⅲ章　術中・術後の管理と合併症対策　　135

❶ 術中チェック————— *136*

A 心内電位波高，閾値，インピーダンスの確認……………… *136*

B far field sensing………………… *137*
C ICD の DFT の測定および ULV について……………………… *138*

❷ リード固定，収納，閉創 —— *140*

A 本体固定，止血，洗浄，収納 …… *140*
B 閉　創 ……………………………… *140*
C 皮膚縫合法 ……………………… *141*
　①全層結節縫合 *141*
　②垂直マットレス縫合 *142*
　③皮下連続縫合と真皮内連続縫合 *143*
D 圧迫固定 ………………………… *143*

❸ 術後の管理 —————————— *145*

A 安静度 …………………………… *145*
B 創部の処置 ……………………… *145*
C 抗菌薬 …………………………… *146*
D モニター，検査，
　　ペースメーカーチェックなど …… *146*

❹ ジェネレーター交換術，
**　ポケットの処置** ——————— *148*

A 術前準備 ………………………… *148*
B ポケット内到達とリードの剥離 …… *148*
C 本体の交換とリードチェック，
　　除細動テスト ………………… *151*
D アップグレードと
　　ポケットの拡張 ……………… *151*
　①リード追加 *151*
　②ポケット拡張 *152*
E 閉　創 …………………………… *152*

❺ 合併症と troubleshooting —— *154*

A 術中・術後早期合併症 ………… *154*
　①気　胸 *154*
　②動脈損傷 *154*
　③静脈損傷 *155*

B ポケットトラブル ……………… *155*
　①出血・血腫 *155*
　②皮膚圧迫壊死 *156*
　③アレルギー反応 *157*
C リード損傷・穿孔，dislodgement,
　　横隔神経刺激 ………………… *157*
　①リード損傷 *157*
　②リード穿孔 *158*
　③dislodgement *162*
　④横隔神経刺激 *163*
D 左上大静脈遺残，鎖骨下静脈閉塞,
　　上大静脈症候群 ……………… *164*
　①左上大静脈遺残 *164*
　②鎖骨下静脈閉塞 *168*
　③上大静脈症候群 *170*

❻ デバイス感染症とリード抜去 —— *174*

A デバイス感染症 ………………… *174*
B リード抜去 ……………………… *175*
C リード抜去の適応 ……………… *176*
D リード抜去を行う条件 ………… *176*
　①リード抜去を行う施設 *176*
　②リード抜去に必要な機器・設備 *177*
　③術者に要求される条件 *177*
E リード抜去手技の実際 ………… *177*
　①除脈への対応 *178*
　②traction control とは *179*
　③platform の構築 *179*
　④entry site の剥離 *181*
　⑤血管内の剥離 *182*
　⑥スネアテクニックについて *183*
　⑦collateral injury の予防と早期発見 *184*

索引 *189*

I 章

心臓デバイス植込みの基礎

1. 手術手技の基本
2. デバイス感染予防
3. 植込みに必要な解剖学的知識

1 手術手技の基本

A 手術環境

1 手術を行う場所

　デバイス植込み手術は，手術室，心臓カテーテル検査室，透視室など放射線透視装置が完備された環境で行われる．各々が環境的に異なるが，実際には手術室で植込み手技を行ってもデバイス関連感染症が防げるわけではない．医療側の要因としては，術者の手術経験数，手術時間，清潔観念，術後ライン感染予防などが挙げられる．一方，患者因子としては糖尿病，喫煙，免疫低下など多くの因子が存在する．

2 環境的差異：手術室 vs 心臓カテーテル検査室

　デバイス植込み手術を行う環境は，X線透視が可能な心臓カテーテル検査室あるいは手術室が用いられる．植込み型デバイス手術の黎明期には，手術は心臓血管外科医によってなされてきた経緯から，今日でも手術室が用いられていることが多い．実際現在でも，ドイツでは心臓血管外科医によって多くのデバイス植込みは手術室で行われている．手術室で植込み手術を行う最大のメリットは，外科的対策が必要な合併症への対応が生じた場合であろう．手術環境は，理想的には陽圧管理下で，フィルターを介した清浄な空気を循環供給するような空調が必須であるとされているが，すべての手術室がこの環境を満たしているわけではない．また，環境の細菌数の観点では，カテーテル検査室は手術室より不潔な環境にあるために感染が多いという意見もある[1]．

　しかしながら，細菌数の少ない手術室であっても不潔操作を行えば感染リスクが増大する点では，カテーテル検査室での清潔操作による植込みに優るわけではない．したがって，どのような環境においても手術を行う際には，術者，協力者ともに清潔環境の保持に細心の注意を必要とする[2]．

B 手術器械

　手術器械は多くなればなるほど，介助者がいる場合には器械出しのスピードが遅くなり，介助者がいない場合は，器械を探す手間がかかり，結果として手術時間の延長につながる．通常は必要最低限の器械で手術をすべきと思われる．
　一般的な手術器械を以下に示す．

1 モスキート鉗子（図1）

　組織の剥離，血管内腔の拡大などに用いる．組織の止血にも，術野を妨げずに使用できるため，後述のペアン鉗子よりも止血には使いやすい．cutdown法では，中枢側を把持したり，血管に回した糸を把持したりするのに最適で，汎用される器械である．

2 ペアン鉗子（図2）

　モスキート鉗子よりやや大きめのもので，組織剥離や止血に用いる．ポケットを作製する際に大

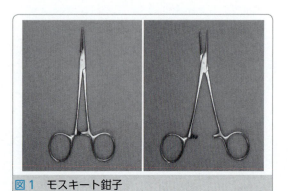

図1　モスキート鉗子

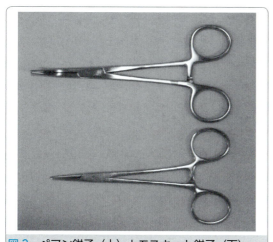

図2 ペアン鉗子（上）とモスキート鉗子（下）
ペアン鉗子（上）はモスキート鉗子（下）より大きい．

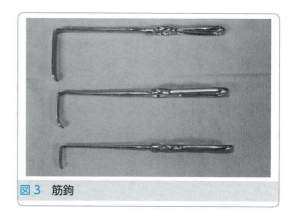

図3 筋鉤

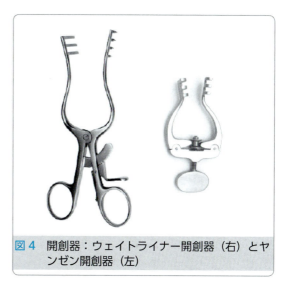

図4 開創器：ウェイトライナー開創器（右）とヤンゼン開創器（左）

胸筋膜上の剥離に用いることが多い．

3 筋鉤（図3）

組織の鈍的な剥離や，視野の確保に使う．ポケット深部，最底部を作製する際にも視野が確保できるように，数種類の長さの筋鉤を準備しておくと便利である．

4 リスター鉗子

ジェネレーター交換時にポケットからジェネレーターを取り出すときに用いる．ペアンやモスキートを用いると鉗子自体を破損することがあり，把持力の強いリスターが用いられるが，必ずしも必要ではない．

5 開創器（図4）

術野の視野を確保するためや，深くて開きにくい創を開くときに用いる．特に植込み型除細動器（ICD），両室ペーシング機能付き植込み型除細動器（CRTD）など大きなポケットを作製するときにはウェイトライナー鉤が有用である．特に長さが14 cm程度のウェイトライナー開創器は助手に筋鉤を把持してもらうよりも術野の邪魔にならず，術者が自ら開創器を保持しながら剥離ができるなど，備えつけておきたい器械である（使用法は図15を参照）．

6 鑷子（図5）

鑷子に関しては2種類のものを使い分ける．刃先に鉤のついているものと，ついていないもので，表皮を把持するときには鉤のついたものを用い，完全につかまないように注意しながら皮膚を片方の鉤で吊り上げるようにして把持する．これによって皮膚損傷が極力回避される．鉤のないものはメスでの皮膚切開が終了し，真皮が開放されてから用い，最後の皮膚縫合のときまで用いることが多い．アドソン型の鑷子は，通常は形成外科医，美容外科医が皮膚手術で用いることが多いが，植込み手技でも有用である．深い組織を厚く把持するにはドベーキー型の鑷子が使いやすいが，この鑷子で皮膚縫合を行うと術後に発赤を生じ創傷治癒遅延を生ずることがあるので，慣れない場合には深部組織以外の使用を避けるべきである．

I 心臓デバイス植込みの基礎

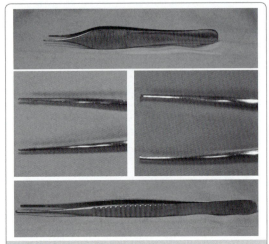

図5 鑷子
アドソン鑷子（上）は無鉤（中左）と有鉤（中右）がある．下はドベーキー型鑷子．

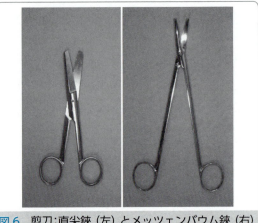

図6 剪刀：直尖鋏（左）とメッツェンバウム鋏（右）

7 剪刀（図6）

a）直尖鋏，クーパー鋏，メイヨー鋏

糸，あるいは大きな組織を剥離，切開するのに用いる鋏であるが，ブレードの幅があるのでペースメーカー手術創の狭い領域での組織剥離や切開に用いるには適さない．

b）メッツェンバウム鋏

組織を剥離，切開するのに用いる．本来は組織を切開するための鋏であり，糸切りに用いる場合には，直尖鋏やクーパーが入らないような部分に限るべきである．

8 持針器

ヘガール持針器が用いられることが多い．サイズは小型（13 cm 程度）のものが縫合に適しており，それ以上の長いサイズは使いにくい．

C 患者の術前処置，常用薬剤の中止，予防的抗菌薬投与

術前準備で，術野の硬毛が邪魔になる場合以外は除毛しない．除毛する際もクリッパー（電気カミソリ）などを使用し，カミソリによる剃毛は行ってはならない[3,4]．

患者の常用薬についてチェックが必要である．ステロイドは可能であれば1～2週前から減量しておく．経口血糖降下薬やインスリンは，禁食時間との兼ね合いを考え，低血糖を防止する．抗凝固薬，抗血小板薬については可能な限り中止が望ましいが，投与理由によっては中止のリスクとの勘案となる．詳細については，「Ⅲ章-5．合併症と troubleshooting（p.154）」を参照されたい．

予防的抗菌薬は，執刀時（手術開始時）から手術終了まで適切な抗菌薬濃度を維持すればよいとされる．このためには，執刀時間の30分～1時間前から抗菌薬の点滴投与を開始し，皮膚切開時には終了していることが望ましい．施設によって事情は異なると考えられるが，病棟出棟時や入室時からの投与が推奨される．抗菌薬には耐性化菌やペニシリンアレルギーのことを考慮して，第1世代セフェムが用いられることが多い[5]．

D 手指消毒

手術時の手指消毒（いわゆる手洗い）の基本はアルコール擦式消毒に移りつつある．この方法は，擦式消毒用アルコール製剤を15秒以内に乾燥しない程度の十分量（約3 mL）を使用し，アルコールが完全に揮発するまで両手を擦り合せる方法である．十分な消毒には30秒以上の擦り合わせが必要である[6]．擦式消毒用アルコール製剤を用いた方法はベッドサイドでも施行できるなど，簡便かつ臨床的利便性を兼ね備えているが，不十分な量のアルコール製剤で短い時間（7～10秒）の手

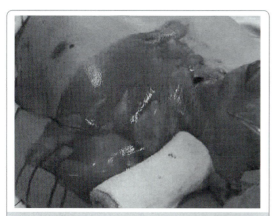

図7 消毒範囲
両側頸部（顎のラインまで）から，前胸部から心窩部レベルまで広く行う．この例では心電図に胸部誘導を用いていない．消毒液はイソジン液である．肩部のタオルに注目．

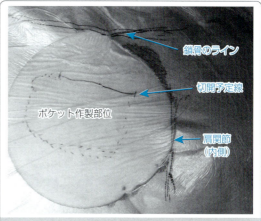

図8 ドレーピングとマーキング
清潔な透明粘着ドレープが左前胸部の術野をおおっている．ポケットは鎖骨のラインと肩関節内側のラインとのバランスからイメージする．

指擦過を行った場合には，一般の石けんによる流水の手洗いよりも消毒効果が劣る点に注意が必要である[7]．また，従来から行われている抗菌性石けん（クロルヘキシジン・スクラブ，ポビドンヨード・スクラブなど）と流水による手洗い法では，手洗い水は管理された水道水で十分であり，あえて滅菌水を使用する必要はない[8]．

フィルムなどで保護する．術野は左（または右）前胸部であるが，合併症対策として，対側の前胸部と心窩部にもただちにアクセスできるようにしておくことが望ましい．胸部誘導心電図モニターを装着する場合は，コード類の整理が重要で，場合によっては電極部分やコードまで一緒に消毒することもある．

E 患者の入室，体位固定

カテーテル検査室は，最近では手術も考慮した設計となっていることが多く，陽圧換気装置などは装備されていることもめずらしくなくなった．ただし，一般のカテーテル検査時のように体内に異物を残さずに終了する手技とは異なり，ペースメーカーの植込み術は「清潔手術」（消化管や呼吸器などの「準清潔手術」ではない）であり，体内に異物を残して手術が終了するため，清潔布の取り扱いや清潔範囲と清潔操作の厳格化は十分に行うべきである．

患者が手術（カテーテル）台の上に移動したら体位を確保する．手術台の場合，上肢を開いて固定するか，閉じて固定するかによって，穿刺静脈の位置が若干ずれるので注意が必要である．体位確保と並行してモニター類を装着するが，手術側の心電図電極は，消毒液が入り込まないように

F 術野の消毒，覆布

シャワー浴などで患者の皮膚の清浄化を図ることは大切である．

術野の消毒は，生体消毒薬を用いて広範囲に行う必要がある．植込みが片側に限られる場合には，正中線より対側に少なくとも10 cm以上の領域を消毒する．頸部は下顎以下を，胸部は乳頭線程度までを消毒域とする（図7, 8）．注意すべきは肩部である．この領域には，不適切な覆布を用いた場合には，リードや手術器械が落ち込む可能性がある．また，心電図電極面に消毒薬液が進入することで，安定した心電図波形が得られなくなる可能性がある．心電図電極は背外側に貼付して，薬液の進入に対しては電極全体をフィルムで防護する．肩部には滅菌した覆布やタオルを用いて，手術器具などの落下を防止する（図7）．

覆布は術野を中心として穴あきを用いる．穴あ

き部位にはプラスチックフィルムを貼付すること
で，露出皮膚を最小限にとどめることが感染予防
となる（図8）．

消毒は，イソジン®やヒビテン®アルコールな
どを用いて行われる．術者が消毒する前に，皮膚
を傷つけない清潔スポンジで，清潔手袋を着けた
助手（看護師）が術野を広く消毒することも可能
である．消毒の方向は，手術中心部から外側へと
広げていく．イソジン®は約60秒でほとんどの
細菌とウイルスは死滅するが，術野皮膚への浸透
を考えると2〜3分放置するのがよい．イソジ
ン®は乾燥するときに殺菌力が生じるという俗説
は誤りである．その後は，遊離ヨードによる接触
性皮膚炎を避けるために拭き取るか乾燥を待つ必
要がある[9]．

特に外科用フィルムを貼付する部分は自然乾燥
が期待できないため拭き取る必要があるが，清潔
布でおおわれる部分は自然乾燥が期待できるた
め，乾燥を待たずに布かけに移る．清潔布でおお
う範囲は体全体である．左前胸部埋め込みの際は，
患者の頭から左側が不潔になりやすいので，点滴
台などを利用して清潔布でカーテンを張るように
するか，離被架を用いる．

ドレーピングが終了したら，切開予定線とポ
ケットの位置決めを行う．滅菌ボールペンなど描
画が可能なツールを使用すれば，この作業は容易
である（図8）．位置決めはとても重要で，良好
なポケットイメージは，皮膚の圧迫壊死などを防
ぐ有効な手段である．

G 局所麻酔

通常用いられている麻酔は，0.5〜1.0％キシロ
カイン®（リドカイン）で，安全域が広いことが
特徴である．1％リドカインやメピバカイン，0.5％
ブピバカインなども用いられる．キシロカイン®
の1回最高用量は200 mgであり，最高用量以上
ではてんかん，痙攣の発生が報告されている．局
所の止血効果を狙ったエピネフリン添加キシロカ
イン®（俗称「E入り」）についての有益性を証
明した報告はないが，この方法を知っておいても
よい．しかし，エピネフリンを添加することによ

る合併症には注意が必要である．頻度は明らかに
されていないが，血管過剰収縮による虚血性損傷
や，組織壊死が報告されており，また血圧上昇，
催不整脈作用もあることから，モニター監視を
怠ってはいけない．特に血管内注入には注意が必
要で，血管内に投与したと懸念される場合は，す
べての行為を中止して経過観察を行う．また，エ
ピネフリン添加キシロカイン使用は術後に再出血
をきたす場合があるといわれている．この理由と
して，術中での出血部位の確認が困難となること
によって術後の出血をきたすものと考えられるた
め，本法では十分な注意が必要である．手術終了
時には創部を十分に観察し，出血が多い場合には
止血操作を加える必要がある．また，エピネフリ
ンはキシロカイン®の血管内から脳細胞外液中へ
の移行を促進するため局所麻酔中毒に注意する必
要があるという警告がある[10]．

麻酔は切開部分だけに行い，後に随時追加する
施設が多いが，初回にポケット作製部を含めて真
皮以下全層に十分浸潤させておけばほとんどの場
合は追加が不要である．通常1％キシロカイン®
が用いられることが多いが，最近になって0.5％
キシロカイン®あるいは1％キシロカイン®を生
理食塩水で等量希釈して使用する施設が出てき
た．これにより浸潤範囲を広げることで麻酔効果
を増強するばかりではなく，使用用量の増加は組
織が膨潤圧迫されて麻酔効果持続時間の増加にも
つながる．また，麻酔薬の絶対使用量は逆に減ら
すことができるため，局所麻酔薬による中毒を防
ぐことにも効果的である．使用量は1回投与最高
量を勘案して，0.5％キシロカイン®で30 mL以
下（1％では15 mL）とする．また，最初に0.5％
キシロカイン®40 mLを準備しておき，その範
囲で使用すれば，術中キシロカイン®投与総量を
基準最高用量の200 mg以下に抑えられる．同様
に1％では20 mLである．23 Gカテラン針を用い，
刺入孔はできれば1ヵ所にとどめて針先を皮下ま
で引き抜いて方向を変えながら麻酔を継続する
（図9）．刺入孔を限定することにより，抗凝固療
法中の症例であっても不要な出血を抑えることが
できる．最後に切開線の真皮麻酔を行う．これは，
麻酔前に予定した切開線がずれることを防止する

1 手術手技の基本

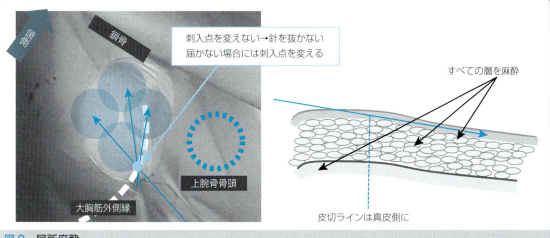

図9 局所麻酔
麻酔は切開を加えるすべての層に浸潤させる必要がある．また，刺入孔が多いと，抗凝固療法中の患者では出血を起こす．腋窩静脈直上より頭側に向けて麻酔を開始し，順次内側に向かって浸潤させていく．切開線は，これとは別に真皮内に十分浸潤させる．麻酔後一呼吸をおいてから切開を始める．

とともに，真皮層までの麻酔を確実なものにする．真皮層までが最も痛みを伴うので，この部分の麻酔は重要である．麻酔直後より切開をおかず，間隔をあけた後に手術を開始する．ちょうど，電気メスや測定用ワニ口ケーブルをセットするぐらいの時間をあけたほうが麻酔効果が確実で，切開時の疼痛を軽減させることができる．

麻酔薬の追加投与が必要な場合には創外からカテラン針などを用いて，必要とする領域に広く浸潤させる．創内に投与すると，皮下組織には麻酔薬の保持力がないため，せっかく投与した麻酔薬が創内に流れ出てきてしまう．

H 穿刺が先か，皮膚切開が先か

鎖骨下静脈穿刺法でリード挿入を計画している場合，鎖骨下静脈穿刺を皮膚切開に先立って行うことがある．十分に消毒が行われており皮膚をフィルムでおおっている場合には，先に穿刺しても感染は問題とならない．むしろ，ポケット内にガイドワイヤーを引き込まねばならないために切開位置が限定される．したがって，リード走行を考えつつ，引き抜き予定位置まで勘案した皮膚切開が要求される．また，ポケット内にガイドワイヤーを引き抜く場合は，引き抜かれる層に注意が必要である．皮下脂肪層内で引き抜くと，リードは脂肪層内を抜けてポケットにいたる．本来ポケット造設を行うべき層は大胸筋筋膜上（筋膜下）であり，ポケットが造設された層とのギャップが生じる．さらに問題となるのは，皮膚の比較的近傍をリードが走行することになる．最終的なリード走行を考えると，ガイドワイヤーは大胸筋筋膜上で引き抜く必要があり，切開線を含めて注意が必要である．

一方，切開を先に行った場合（ポケット造設を行うかどうかは別として）には，穿刺角度と深さが，皮膚からの穿刺とは若干異なることに注意を要す．

I 皮膚切開，組織剥離

切開線の決定は，後の操作を大きく左右する．鎖骨下静脈穿刺を行う場合，切開線の位置によって穿刺方向が大きく異なる．鎖骨下静脈造影中に穿刺を行う施設があるが，鎖骨下静脈位置によっては穿刺が困難となり，切開を延長せざるを得ない場合が起こり得る．内側に皮膚切開をおいた場合に，穿刺を外側皮膚からアプローチすると，ポケット内へのガイドワイヤーの引き込みが困難であったり，無理なリード走行を容認しなければな

I 心臓デバイス植込みの基礎

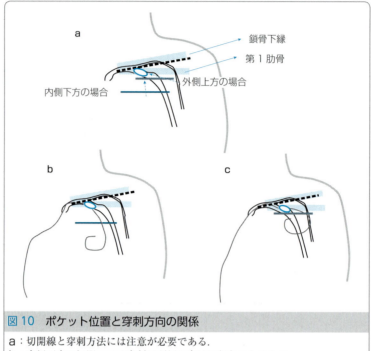

図10 ポケット位置と穿刺方向の関係
a：切開線と穿刺方法には注意が必要である．
b：内側下方の切開口では穿刺は頭側に向けて行うことになる．
c：適切な切開口から穿刺した場合にはリード走行は自然となる．

らなくなる．また，切開を鎖骨より離れた尾側においた場合には，穿刺は頭側に向かって上方に行わなければならない（図10）．この場合には，リードが静脈挿入部で急峻に屈曲することになる（図11）．橈側皮静脈切開法では，橈側皮静脈があまり外側を走行しない部分での切開線を選択せざるを得ない（図12）．上腕骨頭上端1横指頭側で鎖骨に平行，あるいは鎖骨下約2横指尾側で鎖骨に平行，かつ終点は三角筋大胸筋溝手前の大胸筋外側縁である．始点は用いるデバイスの大きさに依存する．

切開にはメスを用いるが（図13），皮膚切開には小円刃（No.15）を用いる．尖刃（No.11）は刃先がぶれやすく，皮膚に直角な切開線を入れるのにコツがいる．メスの握り方は，食事のナイフのような持ち方（table knife holder）ではなく，鉛筆を持つように握る（pen holder），あるいは指先で軽く持つ（tweeting）ほうが切開面に一定の圧をコントロールしながらかけることができる．また，皮膚に対しては45～60°程度に傾ける．よく table knife grip で力を思いっきり入れて切

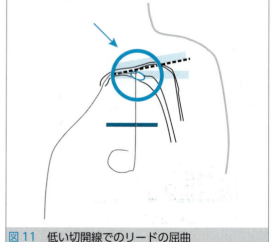

図11 低い切開線でのリードの屈曲
ポケット位置が尾側に偏っているために，リードは穿刺部位から真っすぐ尾側に屈曲している．

開を行っている医師をみかけるが，脂肪組織に深く切り込みすぎるために切開創から血があふれる．切開は，切開線を挟んで左手第1指と第2指で皮膚を張らせて緊張させる．これだけで大きな力を加えなくても切開ができる．切開は一度始め

1 手術手技の基本

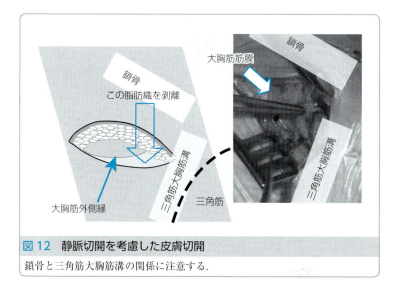

図12 静脈切開を考慮した皮膚切開
鎖骨と三角筋大胸筋溝の関係に注意する．

たら終点まで同じ速度でゆっくり行う．途中で止めると切開線が重複，あるいは dog's ear を作る原因となる（図14）．

　真皮以下の脂肪組織の切開は電気メス（後述）を用いると止血が容易である．皮膚切開の後は剥離鉗子で脂肪組織を鈍的に分けていく方法はよくみかける方法であるが，出血が多く止血が煩雑である．できれば目的とする大胸筋筋膜上までは，切開と止血を繰り返して皮膚切開から垂直に到達したい．脂肪組織はある程度の深さまで切開すれば開創鉤を用いることで創を左右に展開でき，視野が広がる（図15）．これ以下の創は剪刀あるいは指先で剥離を行い，大胸筋筋膜上に到達する（図15）．先に穿刺を行っていた場合には，この層上でガイドワイヤー刺入部まで剥離を進め，ガイドワイヤーを創内に引き込む．

　橈側皮静脈の剥離も原則的に剪刀で行う．組織を十分に確認しないで，剥離鉗子を盲目的に使用すると，橈側皮静脈の枝や脂肪織内に向かう小動脈を切断して，思いがけない大出血に見舞われることもある．

　途中出血が生じた場合，モスキート鉗子，あるいはアドソン鑷子で出血点をつまみ，皮膚に触れないように注意しながら，電気メス凝固で止血を行う．電気メスを用いない場合は，そのまま鉗子で挟んでおいて止血されるのを待つのも一法である．

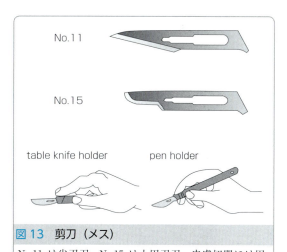

図13 剪刀（メス）
No.11. は尖刃刀，No.15. は小円刃刀．皮膚切開には円刃刀が向いている．メスの持ち方は一般的には table knife holder あるいはメス軸を両側から軽く指先で把持する tweeting が用いられる．pen holder は長い創には向かない．

J 止　血

　止血操作は外科手技の基本である．しかし，大部分の内科医はトレーニングされていない状態でデバイス植込み手術に携わっている．確実な止血は，操作を行いやすくするばかりではなく，術後の血腫の軽減など，感染防止にも重要な役割を担っている．中隔ペーシングなどの新しい手技の習得に努める前に，ぜひとも基本的な外科的手技の習得を行ってほしい．

I 心臓デバイス植込みの基礎

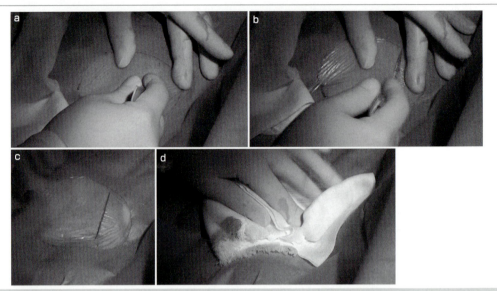

図14 皮膚切開
a：切開開始．左の指で切開を加える部分を広げるように緊張を加える．
b：切開中も左指の緊張を保つ．
c：切開終了．
d：電気メスの止血を待つ間は，ガーゼで創を圧迫して出血をコントロールする．

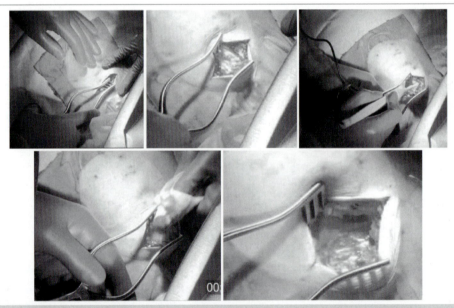

図15 大胸筋筋膜直上までの剥離
切開創をある程度電気メスで切り進めた後，ウェイトライナー開創器をかける．かけ方は，爪部を閉じたまま切開創に押し付けながらゆっくり開く．次に術者は左手で鉤を持ち上げるように把持する．これによって皮下組織と筋膜に距離ができるので，全体の深さを確かめながら電気メスあるいは指を用いて剥離する．大胸筋筋膜は指にガーゼを巻いて剥離すると容易である．皮下組織が厚い場合には，適時ウェイトライナー開創器を深くかけ直す．

止血の基本は出血点の圧迫である．ガーゼあるいは指先で出血点を圧迫する．軽度な出血はしばらくすると止血されるが，出血量が多いときには，止血鉗子，電気メスなどの止血処置が必要である．動脈性の出血は結紮止血が必要である．止血鉗子は出血点の血管を確実に含めた把持が必要で，やみくもに鉗子をかけても，組織の挫滅をもたらすだけである．また皮膚（真皮を含む）を把持してはいけない．皮膚壊死の原因となる．出血点を見極めるには，圧迫したガーゼを徐々に移動する．これによって，出血点を確認することができる．この操作は，電気メスでも同様で，止血操作で正常組織をできるだけ傷害しない工夫が必要である．傷害組織の増加は組織の修復過程を遅らすため，感染の誘因となる．止血鉗子には鉤がついたコッヘルと，鉤のないペアンに分類されるが，コッヘルは使用しない．組織の挫滅が大きく，リード近傍を止血するときに誤ってリード被覆を傷つけてしまう可能性がある．また，止血鉗子を多く使用すると術野が狭くなる．モスキートペアンを用いることで，これらの問題は解決できる．鉗子による止血は数分で完了する．かけた鉗子は止血が確認できれば速やかに外すことも重要である．長時間の鉗子把持は正常組織の障害につながる．

動脈性出血は縫合糸で結紮することが基本であるが，剥離操作で血管をみつけた場合にはあらかじめ結紮処置することで，余計な出血を防止することができる．出血させた場合には，止血鉗子で出血点を把持する．血管が判別できる場合には，出血点より中央部の血管を剥離して，確実に血管を把持する．電気メスが使用できる場合には，鑷子で把持して電気メス刃を接触させて，止血する．

筋肉からの出血は，できるだけ出血点を鑷子で把持して凝固止血する．直接電気メスを当てると筋肉が収縮するとともに，出血している血管が表面から筋肉内に収縮してしまい，出血点がわからなくなる．凝固を繰り返して組織が広範囲に炭化している創からoozingしてくるような出血は，後の血腫の原因となるため，針糸をかけて結紮止血する必要がある．この場合，指で軽く圧迫して止血が得られる部分を探すことが必要である．やみくもに針糸をかけても有効な止血は得られな

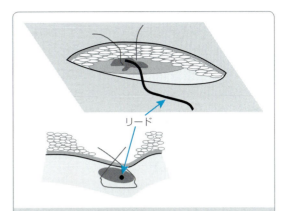

図16　リード挿入部からの出血

リードから十分に離して糸をかけてこれを軽く結紮するか，一結びにしてペアンで把持しておく．強く締めすぎるとリード操作ができなくなる．この方法は，あくまで圧迫止血では十分に止血ができない場合の方法である．しかし，シース挿入前にこのように糸を回しておけば，刺入孔からの出血コントロールが容易である．

い．

シース挿入部から出血することがある．静脈圧が高い場合や，シース挿入時に筋肉内の動静脈を破断してしまった場合などである．特に動脈性出血が認められる場合には放置してはいけない．まずシース（リード）走行に沿って圧迫する．数分圧迫しても出血が続く場合には処置が必要である．シース（リード）周囲に糸をかけて圧迫する（図16）．このときにシース（リード）を傷つけないように注意しなければいけない．かけた糸がシース（リード）に近すぎると，糸を締めたときにリード操作ができなくなる．セーフシースの場合には，かけた糸をある程度強く結紮してもリード操作が可能である．シースの場合には，リードを留置後のシース抜去で，締めた糸が緩んで出血が再開することがある．そこで，かけた糸は1回結びを行い，ペアンで把持しておくと，リード留置後に十分な結紮が可能である（図16）．

K 電気メス

止血には非常に有用な機器である．使用法に慣れれば，植込みには欠かせない機器となるであろう．

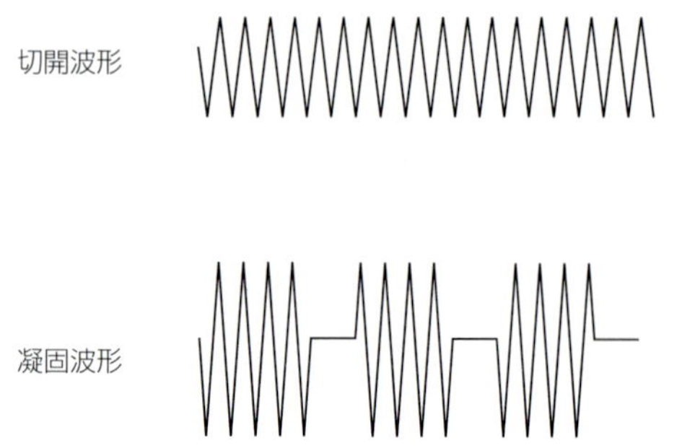

I 心臓デバイス植込みの基礎

図17 電気メス：モードによる高周波波形の違い

同じ高周波を用いるが，切開波形は連続波，凝固は断続波が用いられる．電気メスでデバイス本体に触れてはならない．デバイスの保護回路が働くために高周波はリードへと導かれる．結果的にはリード先端での心筋焼灼が行われることになり，閾値上昇などの不可逆的なトラブルが生じる．

電気メスの止血原理は，高周波を体内に流して，メス刃と組織の接触抵抗で生じるジュール熱を用いて，組織の熱凝固を行うものである．当然，高周波によるオーバーセンシングは必発と考えられ，ノイズによりデバイスの作動が判別できなくなる心電図モニター以外に，たとえばパルスオキシメーターを併用して，デバイスの抑制を監視しなければいけない．電気メスは，鑷子が一対の電極となっていて，対極板が不要なバイポーラと，対極板を貼付しなければいけないユニポーラに分類される．バイポーラでもよいが，出血点を鑷子で挟まなければいけないので，使用範囲に限りがある．基本はユニポーラの使用である．ユニポーラには切開モードと凝固モード，両者を合成するブレンドがある．また，出力をコントロールすることで，メス刃との接触組織の加熱状態を加減できる．切開と凝固は，高周波の出力パターンが異なり，切開では連続波が，凝固では断続波が用いられる（図17）．メス刃のシャフトにはボタンが装備されており，目的のモードを選択可能である．デバイス植込みでは切開する組織は脂肪組織が主であるため，凝固モードを使用しながら切開を行うと，毛細血管程度の止血は同時に行える．

電気メスの止血でも，原則は出血点の凝固止血である．メス刃を出血点に直接接触させるか，鑷子や止血鉗子でいったん出血点を把持して，これ

らの金属部分にメス刃を接触させて凝固止血を行うが，可能な限り鑷子で出血点を把持することが望ましい．出血の対象は静脈あるいは小動脈であるが，止血できない場合には結紮などの別の方法を選択すべきである．また，出血点を確認しないままでやみくもに凝固を行うことは，皮下組織の広範な破壊につながり，創傷治癒の遅延につながる．電気メスを皮膚に接触させてはいけない．熱傷を起こして，皮膚の接着を阻害する．

デバイスの本体交換などで，デバイスポケット付近を電気メスで操作する場合には注意が必要である．電気メスの刃がデバイス本体の金属部分に触れた場合には，保護回路が働いて，電流が先端電極に集中する．これは単極，双極いずれのリードでも起こる現象で，リード先端の高周波焼灼を行うことになり閾値上昇などの重度な合併症の原因となる．また，電気メスの電磁干渉によってデバイスがリセットされることがある．限られた機種ではあるが，リセットされると単極VOOに設定変更されることがあり，デバイス交換などで本体を創外に取り出すときには注意が必要である．

L 縫 合

1 創傷治癒の基本

デバイス植込み手技における創傷の治癒とは，人工物を植込む「清潔手術」であるため，「デバイスポケットを完全に外界から遮蔽する」ことにある．このため，通常の手術では，清潔操作を前提としたうえで，「皮膚」が完全に閉じることが目標とされる．皮膚を完全に閉じるには，皮膚の縫合方法そのもののみならず，皮下（脂肪層ではなく真皮下層）や筋膜下への植込みでは筋膜の閉創も重要である．

縫合の方法は，皮下筋膜は結節縫合以外に吸収糸による連続縫合が行われる．連続縫合は単結節縫合に比べると，糸を閉めたときに創面の血流が低下するといわれるが，通常の組織では問題となることはあまりない．しかし，皮下が薄くたいへんもろい場合や，再手術，感染処置後創などでは単結節で丁寧に縫合することも考慮される．皮膚

素材	生体吸収性	フィラメント	縫合糸名称
天然	非吸収糸	モノフィラメント	(なし)
		ブレイド（縒り糸）	絹糸（シルク），サージカルシルク
	吸収糸	モノフィラメント	カットグート（販売中止）
		ブレイド（縒り糸）	(なし)
合成	非吸収性	モノフィラメント	ナイロン，プロリーン，プロノバなど
		ブレイド（縒り糸）	サージロン，タイクロン，エチボンドなど
	吸収性	モノフィラメント	PDS II，モノクリル
		ブレイド（縒り糸）	バイクリル，バイクリルラピッド バイクリルプラス（抗菌素材）

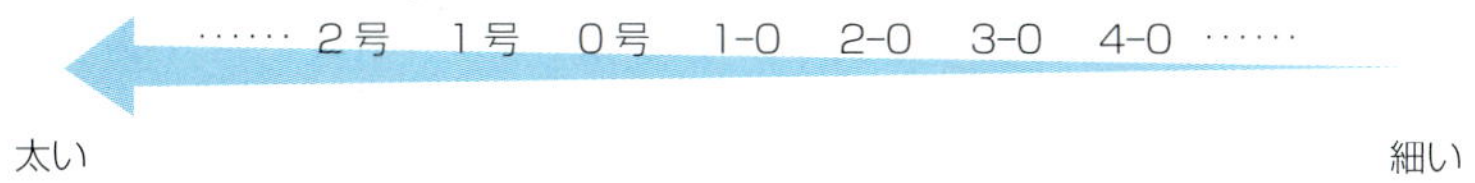

…… 2号　1号　0号　1-0　2-0　3-0　4-0 ……

太い　　　　　　　　　　　　　　　　　　　　細い

図18 縫合糸の分類

については，非吸収糸での単結節，連続（埋没）縫合を行い，抜糸を1週間程度で行うことが多かったが，最近では埋没縫合を行い，抜糸を行わない（これは，ガーゼ交換をほとんど行わなくて済み，感染機会の減少にもつながる）方法も行われている．埋没縫合を行う場合は，それよりも下層の操作が十分に清潔に行われ，かつ縫合がきちんと行われていることが必須である．縫合方法の詳細については，「Ⅲ章-2．リード固定，収納，閉創」（p.140）を参照されたい．

2 縫合糸と針の種類

外科手術に使用される縫合糸にはいくつかの分類がある（図18）．近年では天然素材の縫合糸は，組織反応の強さなどからあまり使用されなくなり，多くは合成糸となっている．吸収糸は一般に皮膚以外の体内の層縫合（筋膜や皮下）に用いられることが多い．管腔臓器，血管，実質臓器の吻合や縫合には非吸収糸を使用することが多く，皮膚も抜糸を行う場合は非吸収糸である．また，使用する部位に対する強度と組織反応性の兼ね合いから，太さの使い分けやモノフィラメント糸とブレイド糸（縒り糸）の使い分けが行われている．一般的には糸は太いほうが強度が高い．また，ブレイド糸は強度は高いが組織反応性や縫合時の挫滅が強く，モノフィラメント糸ではこの逆である．こういった組み合わせの中から最も適した縫合糸が部位によって選択されている．たとえば，血管

吻合や血管損傷修復時には，非吸収性合成素材モノフィラメントである5-0プロリーンを用いる，筋膜縫合には吸収性合成素材ブレイドの3-0バイクリルを用いる，などである．

手術に用いる針にもいくつかの種類が存在する（図19）．分類には，針のカット面（丸針と角針），針の長さ（通常はmm単位で表す），針の彎曲度合い（強彎と弱彎）などがある．カット面分類による角針は，組織が固くても貫くことが可能であるが，逆に脆弱な組織では組織切れや組織破壊を引き起こし，縫合そのものが成り立たないことになる．逆に丸針は，組織によっては針の通りがよくないこともあるが，組織に対して愛護的である．通常の手術で角針が用いられるのは皮膚のみであり，他は丸針を使用することがほとんどである．また，針の長さや彎曲度は，縫合の部位や組織などによる操作性の必要から選択されることが多いが，加えて術者の慣れという要素もある．

これらの糸と針の組み合わせの種類は，非常に多岐にわたっており，1つの施設ですべてを使いこなすことは管理経営上も無駄が多い．

3 縫合方法

縫合は切開した層を，同じ層ごとに丁寧に縫い合わせていく作業である．層が異なると，創の高さが異なりエクボのようになったり，最悪の場合，縫合不全や感染につながる．切開した真皮は真皮，表皮は表皮で縫合し，脂肪組織も同様に縫合する．

I 心臓デバイス植込みの基礎

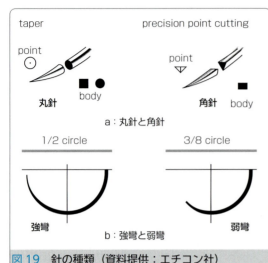

図19 針の種類（資料提供：エチコン社）

a：組織が十分に寄せられる必要がある．ポケットを作製した際の，結合織を含んだ脂肪織を寄せれば，組織の寄りがよいが，脂肪だけでは十分な寄りや抗張力を期待できない．
b：上段は縫い始め．最初に創中央を縫っておくと，デバイスが飛び出すことが防げる．この後に両端を縫合する．下段は閉創が進んできた状態であるが，リード線を引っかけないように注意深く縫合する．

縫合するにあたっては吸収糸（PDS，Johnson & Johnson），あるいは非吸収糸（ナイロン糸など）を用いて縫合を行う．リード線の固定にはリードの太さにより2/0，あるいは3/0ナイロン糸を用いることが多いが，リードの固定には吸収糸を用いてはいけない．創の縫合にあたっては3/0，5/0の吸収糸，なかでもモノフィラメント糸を用いて縫合をしており，特に滑りと耐久性，吸収性の点よりPDS-2（Johnson & Johnsosn Medical）［モノフィラメント糸］を用いることが多い．創の縫合でも，特に深部の脂肪層では脂肪が融解しないよう，脂肪組織が密着するように縫合し，その上の真皮も同様に合わせる．

縫合にあたって糸を絞めすぎると局所血流が悪化し，治癒の遅延や創哆開につながるので皮膚の色調を十分観察しながら縫合する．真皮に5-0のPDS糸を用いた連続縫合を行うことがあるが，このときには切開周囲の組織がやや盛り上がるように縫合を行うことで減張され，遠隔期に傷が目立たなくなる可能性が大きい（図20, 21）．

M 創処置

創の縫合が終了したら軽く洗浄し，皮膚をイソジン消毒する．創を直接ガーゼでおおうことを避ける施設が多いが，その理由はガーゼの細菌曝露による創感染である．創に減張目的で減張テープ（ステリストリップ™など）を張る場合がある．被覆法としては，ゲンタシン軟膏を極めて薄く塗布したうえで完全に外気と触れないようにカラヤヘッシブでおおう方法や，滅菌されたオプサイト™などのドレッシング材を用いる．術後48時間以内の創の消毒は感染増加の原因となる[11]．多くの施設では1週間で被覆材を取り除くようである．

体質によっては創が術後ケロイドとなり肥厚性瘢痕を形成することがある．ケロイドは疼痛など不快な局所症状を引き起こすため，あらかじめケロイド体質と判断される場合には，早期よりステロイド含有テープ製剤（ドレニゾンテープ）を用いて対策を行う．

N ドレナージ

ドレナージとは体内に貯留した血液や体液などを体外へ排出する手技で，閉鎖式と開放式に分類される．

デバイス植込み手技でドレナージを必要とすることはまれであり，ドレナージを導入することによる感染症などの合併症も起こり得るため，症例に応じた見極めが必要である．実際には術前の抗凝固薬服用症例でポケット内がどうしても止血できない場合に，術後血腫防止のために導入される場合が多いと考えられる．しかし，安易なドレナージは合併症の原因ともなりかねない．ドレナージを回避する最も確実な方法は完全な止血であり，さらに貯留を予防する策として創部圧迫を行う．止血の方法として，電気メスの使用は有用であり，使用に習熟しておく必要がある［「J. 止血」（p.9）を参照］．術後血腫は感染に発展することもあるため，作らない努力が重要である．

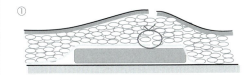
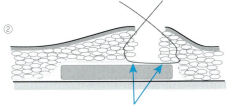
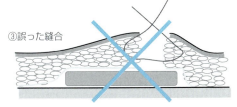
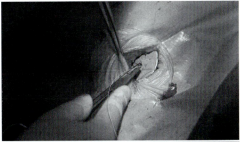
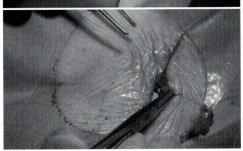

a：組織が十分に寄せられる必要がある．ポケットを作製した際の，結合織を含んだ脂肪織を寄せれば，組織の寄りがよいが，脂肪だけでは十分な寄りや抗張力を期待できない．

b：上段は縫い始め．最初に創中央を縫っておくと，デバイスが飛び出すことを防げる．この後に両端を縫合する．下段は閉創が進んできた状態であるが，リード線を引っかけないように注意深く縫合する．

図20　中縫い

1 閉鎖式ドレナージ

a）注射針によるドレナージ

単純な閉鎖式ドレナージとしてデバイス術後のポケット貯留に対してはやや太めの注射針（18 G針など）を用いてポケット穿刺を行う．このとき，穿刺操作でリードなどを傷つけないような配慮が必要である．術後早期の血腫は融解していないために吸引が困難であることが多く，ポケットの浮遊感がないうちに穿刺するのは効果的ではない．液体貯留の場合には穿刺に際して患者を坐位にした状態でポケットの下部を穿刺すると，ほぼ完全なドレナージが可能である．穿刺による血管損傷の可能性もあり，表在細菌によるポケット内細菌曝露の原因ともなるので，注射針によるドレナージは積極的に行うべき手技とはいいがたい．

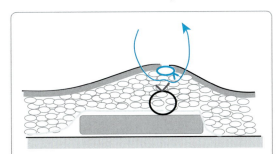

図21　皮膚縫合

結節縫合（矢印）は中縫い（黒）より浅い組織を大きく拾う必要がある．真皮縫合（青丸）は，真皮以下の組織が十分寄っている必要があり，必要であればもう1層の中縫いを加える．

I 心臓デバイス植込みの基礎

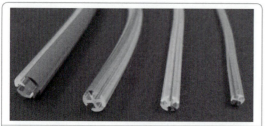

図22 Johnson & Johnson社のブレークドレーンシリーズ
シリコン製のチューブにグルーブが形成されており、液体成分の吸収効率がよい。血栓で閉塞することはない。

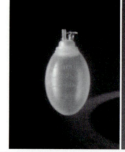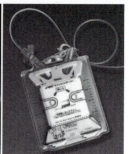

図23 J-VACドレナージシステムの吸引システム（Johnson & Johnson社提供）
2種類用意されている。

b）チューブを用いたドレナージ

手術時にポケット内に細いチューブを留置することによって、体外へ効率よく液体の排出を促す方法である。毛細管現象で体外へ貯留物を排出する方法（一端は創外に開放されるペンローズドレーンなど）（図22）と、シリコンなどで形成されたチューブで体外に置いた陰圧吸引ボトルに接続して、閉鎖式ドレナージを行う方法（J-VACドレナージシステム、Johnson & Johnson社など）（図23）がある。ペンローズドレーンを用いた方法は受動的に排出される機構のため、ある程度の太さを用いないとドレナージ効果が十分でない。このために刺入点に大きな穴があき、また、創外に開放端を持つこともあり感染抑制の点では不利である。陰圧吸引ボトルとシリコンチューブを用いた閉鎖式ドレナージはポケット内貯留、血腫形成の予防には有用であるが、縫合部よりポケット内にドレナージを留置し陰圧をかけると逆に縫合部より外気が陰圧によって吸引されて、感染を続発する可能性がある。したがって、この方式のドレナージを行う場合には、創縫合部が確実に外気より密封遮断するようにして行い、デバイス挿入部位に陰圧がかかり平坦になることをドレナージ中に確認することが重要である。また、ドレナージチューブの刺入点などからも外気が吸い込まれる可能性があるため、ドレナージチューブの刺入点はポケット最下部よりもさらに離れた皮膚から刺入するべきである。

2 開放式ドレナージ

大量の貯留物をポケットに認めた場合には躊躇せずに再手術を行い、創を開放し、止血、洗浄を行うことで感染を防止する。しかし、早期の処置にもかかわらず貯留を繰り返す場合には、感染、あるいは金属アレルギーの疑いを持つことが重要で、場合によっては植込んだシステムを除去することも検討する必要がある。初回植込みで感染を併発した場合は、システム抜去のうえで、開放のまま創内にガーゼを挿入して、貯留液を外部へ排出させるようにする。その後、創の改善を待ち、完全に膿瘍排出がなくなるのを待ってから閉創する。

文献

1) Mehrotra P et al：Infection control practices in electrophysiology laboratories: results. from the SHEA Research Network. Open Forum Infect Dis 3 [Suppl_1]：1464, 2016
2) Kulzer M et al：Is implantation of CIEDs in the cath lab safe? Infection rates in two different hygiene settings. Eur Heart J 34 [Suppl 1]：3650, 2013
3) Seropian R, Reynolds BM: Wound infections after preoperative depilatory versus razor preparation. Am J Surg 121：251-254, 1971
4) Hamilton HW et al: Preoperative hair removal. Can J Surg 20：269-271, 274-275, 1977
5) Epstein AE et al：2012 ACCF/AHA/HRS focused update incorporated into the ACCF/AHA/HRS 2008 guidelines for device-based therapy of cardiac rhythm abnormalities. J Am Coll Cardiol 61(3)：e6-e75, 2012
6) Hambraeus A, Malmorg AS:The influence of different footwear on floor contamination. Scand J Infect Dis

11：243-246, 1979

7) Larson EL et al: Quantity of soap as a variable in handwashing. Infect Control **8**：371-375, 1987

8) Parienti JJ et al: Antisepsie Chirurgicale des mains Study Group. Hand-rubbing with an aqueous alcoholic solution vs traditional surgical hand-scrubbing and 30-day surgical site infection rates: a randomized equivalence study. JAMA **288**：722-727, 2002

9) 毛部川弘行：イソジン製剤の基本と使用上の留意点．

明治製菓研究年報 **38**：1-44, 1999

10) Takahashi R et al：Epinephrine increases the extracellular lidocaine concentration in the brain:a possible mechanism for increased central nervous system toxicity. Anesthesiology **105**：984-989, 2006

11) Mangram AJ et al；Centers for Disease Control and Prevention (CDC) Hospital Infection Control Practices Advisory Committee：Guideline for prevention of surgical site infection, 1999. Am J Infect Control **27**：97-132, 1999

デバイス感染予防

デバイス感染症（cardiac device-associated infection：CDI）は，通常は皮膚常在菌の黄色ブドウ球菌が起因菌であり，グラム陰性菌感染は少なく，真菌やその他の病原体による感染は極めてまれといわれている[1,2]．ブドウ球菌は生着するとbiofilmにより宿主の免疫防御機構や抗菌薬から保護された状態で繁殖する[3]．したがって，デバイス表面やリードに生着したブドウ球菌は，抗菌薬の全身投与や単純な創洗浄では除去することができない．一度，CDIと診断がなされたら，感染を収束させるにはシステムの完全抜去が必要である理由がここにある．CDIには，心内膜炎や敗血症の原因となるリスクに加えて，システム抜去によるリスクも加わることになる．したがって，CDIは患者の生命予後を左右する状況といえる．ここに感染予防の重要性がある．

外科的感染症予防については"Guideline for Prevention of Surgical Site Infection, 1999[4]（以下，CDC1999と記載）"が現在の基本的なガイドラインとなっており，このガイドラインは2017年にupdateされた[5]（以下，CDC2017と記載）．このupdateはCDC1999の形式を踏襲しておらず，限られた6項目の問題（①抗菌薬予防的投与，②非経口抗菌薬による感染予防，③血糖コントロール，④体温管理，⑤酸素投与，⑥消毒による感染予防法）に関するupdateとなっている．そして，それ以外の変更点なきものについては一覧表示されている．これらのCDCのガイドラインは外科手術一般を対象とし，手術は手術室で行うものとしている．しかし，デバイス関連手術は手術室のみならずカテーテル室でも行われる．また，CDC1999が対象とする起因菌として，ブドウ球菌は17％にすぎない．そこで，2010年にAmerican Heart Associationとthe Heart rhythm Societyは"A Scientific Statement From the American Heart Association"として"Update on Cardiovascular Implantable Electronic Device Infections and Their Management"[6]（以下，AHA2010と記載）が示された．2016年には，世界保健機構（World Health Organization：WHO）も，CDCと同様に手術部位感染（surgical site infection：SSI）予防に関する国際的なガイドライン[7]（以下，WHO2016と記載）を提示しており，この中には手術時の手洗いや術野の消毒法の詳細が含まれていることが特筆される．本項ではこれらのガイドラインを比較引用して感染予防の実際について解説する．

Ⓐ 感染危険因子

感染危険因子についてCDC1999は，①患者要因，②周術期の処置に関係する要因，③手術や手術環境に関する要因，④手術に関する要因に分類し解説している．しかしWHO2016では，地域や経済的要因に多くの解説が割かれており，個別の要因についてはほとんど踏み込んだ議論がなされていない．これは，CDCやWHOが解析した外科手術には様々な部位や手術法が含まれており，一般的な危険因子の議論が困難であることを表している．事実CDC2017は，一般的なSSI予防として議論があった問題だけを詳細に論じている．さらにCDC2017では，現在SSIで最も問題となっている人工関節置換術について，1つのセクションでさらに踏み込んだ解析がなされている．人工関節置換術は，人工物を体内に植え込むという点でデバイス手術と共通点を有する．手術の規模が大きい小さいの違いがあるが，CDI予防においてCDC2017の人工関節置換術の項には，参考とすべきものがある．一方，CDIに特化したガイドラインであるAHA2010では，①免疫力低下状

2 デバイス感染予防 ●

表1　CDI の危険因子

	因子	文献
患者因子	並存疾患	8)
	腎機能障害	8〜10)
	心不全	11〜12)
	糖尿病	11〜12)
	術前 24 時間以内の発熱	13)
	抗凝固療法	10,13)
	副腎皮質ホルモン	14)
デバイス関連因子	交換あるいはアップグレード手術	13,15,16〜19)
	2 本以上の経静脈リード植込み	13,14)
	早期のポケット開放	13,14)
	複数リードの存在	20)
手技因子	手術時間	19,20)
	一時的ペーシング	13)
	早期の再手術	13,19)
	ポケット血腫	13)
	術者の経験	8,19)

態（腎不全およびステロイド長期服用），②経口抗凝固薬服用，③並存疾患所有（24 時間以内の発熱を含め），④手技的要因［i. 予防的抗菌薬不使用，ii. 交換手術，iii. 存在する人工物の総数（一時ペーシングリードを含む），iv. 術者の経験，v. 血流感染］を示しているが，報告論文のエビデンスレベルに言及しており，大規模なコントロールされた研究が必要と結論している．表1 に，CDI 感染危険因子のまとめを示すが，手術に対しての危険因子の検討は重要であり，準備や人員そして術者の経験などを勘案することが感染予防の第一歩である．

B エビデンスに基づいた感染予防への提言

1 患者に対する術前準備と処置

a）並存する感染巣・発熱

待機手術の場合には，手術創から距離にかかわらず感染があればまず治療する．また，このような感染が術前に発覚した場合には手術を延期する（CDC1999，CDC2017）．術前 24 時間以内に発熱が確認された場合には手術を延期する（AHA2010）．

b）体毛の除去

体毛は除去しない．除毛の必要がある場合にはクリッパーを使用するし（CDC1999，CDC2017，

WHO2016），その時期は手術直前がよいとされている[21]．しかし，Tanner らは除毛の有無は術後感染発症率に影響しない[22]と報告しており，ほとんどの日本人には体毛の処理は不要と考えられる．

c）喫煙

CDC1999 と CDC2017 では，喫煙は術前 30 日前に中止するように指導することを推奨している．しかし，CDC1999 で引用されている研究[23]は Nagachinta らが行った 1980 年代の研究である．同様の研究は 1992 年に後ろ向き研究[24]として存在するが，Nagachinta らの研究と同様に胸骨正中切開に対しての評価であり，CDI が関与する体表手術についてのこの分野での研究はない．また AHA2010 と WHO2016 には喫煙に対しての記載はない．

d）術野の皮膚消毒

当然のことではあるが，すべてのガイドラインが消毒薬を用いた皮膚消毒を推奨している．特にWHO2016 と CDC2017 はアルコールベースの消毒薬，なかでもクロルヘキシジン・グルコネート（CHG）がポビドンヨード（PVP−I）に対して感染予防に優位であると明記している．WHO2016 は 17 のエビデンス[25〜41]を検討している．しかし，エビデンスによってその配合や CHG 濃度は異なるため，あえて明記しないとしている．CDC2017 では 2 つの質の高いエビデンス[27,36]を引いて，

I

心臓デバイス植込みの基礎

19 ●

CHGアルコールの優位性を示しているが，これらのエビデンスでは2% CHGと74%イソプロピルアルコールが使用されている．残念ながら，現在日本には2% CHGアルコール溶液は市販されていない．われわれはPVP-IとCHGアルコールの特徴を知っておく必要がある．

PVP-Iの殺菌機序は遊離ヨウ素の酸化作用によって細菌の細胞膜蛋白を変性することによる．したがって，アルコールや精製水などで希釈すると遊離ヨウ素濃度が低下して殺菌作用が減弱する．海外には，PVP-I濃度を調整したアルコール溶液が市販されている．PVP-I水溶液の殺菌力は塗布後30～120秒の経過で最も殺菌力が強くなる．

ハイポアルコールは遊離ヨウ素を還元するため，遊離ヨウ素の殺菌作用が消失することに注意が必要である．ハイポアルコールを用いて，術野皮膚の色素を落とす場合には，少なくともポビドンヨード塗布後2分以上経過してから使用しなくてはならない．遊離ヨウ素は一部の芽胞菌にも有効で，耐性菌を作りにくい特徴を有する．

俗説では，PVP-Iの殺菌力はその乾燥過程にあるとしているが，それは誤りである．遊離ヨウ素イオンは強い刺激性を有するため，湿潤した状態での長時間の放置は接触性皮膚炎の原因となる．そこで，塗布後2～3分の十分な殺菌効果の得られた時点で拭き取ってもよい[42]．

一方，CHGアルコールの抗菌作用機序には諸説があり十分には解明されていないが，ポビドンヨードと比較すると，即効的な殺菌力は劣り，黄色ブドウ球菌に対しても，即効的な殺菌力は有していないという報告[43]もある．しかし，低濃度で長時間の優れた静菌作用を有するため，術野の消毒にはアルコールを付加して即効的な殺菌作用を補うことが望ましいとされている．

皮膚消毒法には，1回の消毒のみならず2回法も行われているが，CDC2017ではこれらは1回法に対して優位性がないと明記されている．

また，皮膚消毒を行う前に，著しい汚染などがあれば，それを処理しておくことがCDC1999に明記されているが，WHO2016では術前の入浴が推奨されている．また，入浴に使用する普通石鹸に対するCGH含有薬用石鹸使用についての優位性を証明する十分なエビデンスは得られていないとしている．術前の入浴やシャワーについてはCDCでは触れられていない．

e）皮膚消毒後のドレープ（フィルム）貼付

CDC2017ではイソジンの含有にかかわらず，これらのドレープを感染予防に使用する必要がないとしている．その根拠には6つのエビデンス[25,44~48]が引用されている．WHO2016も同様の評価であり，いわゆる抗菌フィルムに過度の感染予防を期待することは間違いである．しかし，フィルムの貼付は，いわゆる穴あき布を消毒範囲内に固定する役目も重ね持つため，穴あき布の非消毒部分への意図せぬ移動を防止する働きについては留意すべきと考えられる．

2 術者の服装

手術室関係者の露出部分から細菌が術野に散布されることはよく知られたエビデンス[49]である．したがって，手術室チームの人間はすべてマスクと帽子の着用を行う．マスクと帽子は手術室の入室前より退室後まで着用する．術者と助手，器械出しの看護師（手術チーム）は，さらに清潔なガウンを装着した後，最後に清潔な手袋をはめる．WHO2017では，手術用手袋については，2枚重ね，術中の感染予防を目的とした交換そして感染防止用の特殊手袋装着にはエビデンスがないとしている[50~54]．国内でときどき認められる手術用手袋の2枚ばきは感染予防としてなんら効果はなく，もし手洗いを省略しての2枚ばきであればただちに中止すべきである．これらの服装は，術野への細菌の散布を防止するのみでなく，術野からの血液飛沫などの感染源曝露から防御する役割も果たす．マスクとゴーグルなどのアイウエアを組み合わせて推奨されることもある[50]．これらは歴史的伝統的に行われてきた外科のたしなみであるが，優れたコントロールされた研究はない．CDC2017はCDC1999のこれらの記載をそのまま踏襲し，追記はなく，WHO2016には関係する記載はない．

3 手洗い

手術チームは手袋を装着する前に消毒石鹸（ヨードスクラブなど）と水道水，あるいはアルコールベースのシュシュ消毒液で手洗いを行う（WHO2016）．多くの施設では，感染対策委員会などで，施設規定の手洗い方法が設定されていると考えられ，これに従う必要がある．CDC2017では"Guideline for Hand Hygiene in Health-Care Settings"[55]の参照を推奨している．

4 予防的抗菌薬投与

日本ではおよそ50年前には開始されていたと考えられる抗菌薬の予防的血管内投与であるが，ガイドラインでは多くのエビデンスを有するこの予防法について，その薬種や投与方法にも言及している．抗菌薬の予防的投与は，WHO2017ではsurgical antibiotic prophylaxis（SAP），CDC1999，CDC2017ではparental antimicrobial prophylaxis（AMP）と記載される．CDC2017はupdateされており，その分野のガイドラインで示される最適なタイミング—皮膚切開開始時に組織中の薬物濃度が薬効域に到達している—で投与すると記載している．一方，WHO2017でもそのタイミングは手術によって異なると記載されている．AHA2010には，使用薬剤はセフェム系第1世代のセファゾリンが第1選択で，セフェム系アレルギー患者はバンコマイシンを，さらにバンコマイシンもアレルギーである場合にはdaptomycinあるいはlinezolidを選択するように指示している．また，投与のタイミングはセファゾリンでは皮膚切開の1時間前，バンコマイシンでは90〜120分前に投与を終えることとしている．

CDI予防についてはAHA2010の方法が推奨される．CDC2017では，術中の抗菌薬の追加投与は不要との見解を示している[56]．またWHO2016では術後投与についても言及しており，術後投与はSSI予防に無効であることを示している．しかし，このエビデンスはドレーンを留置した対象についてである．ドレーンも留置していない，そして感染兆候のないデバイス植込み患者への無計画な抗菌薬の長期投与はメチシリン耐性ブドウ球菌

の増加を意味することになる．CDC2017は抗菌薬の局所投与についても行うべきではないとしている．多くのエビデンスが引用されているが，代表的なものを挙げておく[57]．

5 創部（ポケット）洗浄

創部洗浄は，通常は外傷あるいは体腔内の手術後に感染予防として行われる手技である．外傷の場合は異物除去が主たる目的であり，体腔内手術では手術中に体腔内に溜まった体液や血液あるいは血餅などを体腔外に除去することで術後感染リスクの低減を目的とする．ペースメーカーポケットの洗浄は感染ポケットに対する処置としてのみ報告されており[58]，デバイス関連手術ルーチンでの洗浄が有効であるとするエビデンスはない．しかし，さらに大きな術野や体腔内の手術についてはエビデンスがある．WHO2016は，生理食塩水での洗浄に予防効果は認められないが，適切なPVP-I溶液による洗浄は有効であるかもしれないと示唆している[59]．一方，米国および日本[60]ではPVP-Iの体腔内あるいは皮下組織以下の深部創への使用は適応外である．また，WHO2016は抗菌薬による洗浄も行うべきではないとしている[61]．AHA2010にはポケット内のデブリや血腫を洗い流すのに有効で，血腫の原因になる出血点を発見するにも有効であると記載している．しかし，この記載には引用文献がない．すべてのガイドラインに記載はないが，創部洗浄には，乾燥した組織に湿潤を与える効果もある．乾燥によって失われた組織の機能が湿潤によって回復するため，湿潤を与えることが感染予防に役立つであろうと推測される．

創部洗浄を行うには体腔内や深部創の洗浄を規範とすべきと考えられる．最も重要な点は洗浄液を37℃に加温することである．洗浄液を加温させないで使用すると創部の組織温の低下を招くことになる．組織温の低下は血流を減少させ，その領域での免疫機能を低下させるため，感染予防には逆効果である．また，十分量の洗浄液を用いなければcontaminationの原因になりかねない．十分量（500 mL〜1 L）の洗浄液を用いるべきであるが，カテーテル室での洗浄には吸引設備を準備

I 心臓デバイス植込みの基礎

する必要がある．また，洗浄液が患者の背部に回ってしまうことを防がなくてはならない．患者の背部に回った洗浄液は，患者の体温を低下させることになる（WHO2016）．これを防ぐには，高分子吸収シートなどを効果的に使う工夫が必要となる．

ガイドラインに従えば，洗浄液は単純生理食塩水では効果がなく，PVP−Iを添加する必要がある．その濃度についてCDC2017では10％PVP−I水溶液で60秒洗浄すると記載している[62,63]．10％PVP−I水溶液の濃度はいわゆる原液である．先述のように日本および米国ではPVP−Iの皮膚消毒以外の使用法は認められていない．その安全性については毛部川ら[42]も言及している．彼らの見解によればヨウ素中毒の心配はなさそうであるが，甲状腺機能に異常がある場合には注意が必要であり，使用する場合には自己責任で行うしかない．

6 血糖コントロール

SSIのリスクファクターに糖尿病が関与していることはよく知られた事実であり，AHA2010にも多くのエビデンスが引用されているが，CDIについても糖尿病はリスクファクターである（AHA2010）[64]．では，血糖値はどの程度にコントロールするのであろうか．具体的な目標血糖値についてCDC2017は200mg/dL以下を目標とし[65,66]，狭い目標領域の明確なエビデンスはなく，またHbA1c値についても同様にエビデンスがないと解説している．

7 術中体温の維持

デバイス植込み手術は，特殊な事情がない限りは局所麻酔で行われる．全身麻酔で施行されることが通常の手術室での手術では，体温維持による感染予防のエビデンスが周知されているようであるが，カテーテル室で行うデバイス関連手術では患者が寒いと訴えない限りはルーチンで体温維持を行うことは少ないと推測される．WHO2017では術中の温熱器具による正常体温の維持（normothermia）は感染予防に有効であるとしている[67〜69]．CDC2017でも，WHO2016とは異な

る文献[70〜72]を引いて，その重要性を訴えている．カテーテル室では専用の温熱器具の装備は困難とは考えられるが，あらかじめ電気毛布などで温めておくなどの手段を講じる必要がある．また，カテーテル室はX線設備に悪影響があるため，室温が低く抑えられていることも考慮に入れる必要がある．

8 副腎皮質ホルモンなどの免疫抑制薬服用患者の取り扱い

様々な理由で副腎皮質ホルモンやMTXなどの免疫抑制薬を長期服用している患者が増加している．これらの免疫抑制薬は創傷治癒を遷延させ，SSIリスクを高めると考えられる．しかし，WHO2016は，免疫抑制薬をSSI予防の目的で中止すべきではないとしている．この理由として，免疫抑制薬の継続がSSIリスクを高めるという十分なエビデンスがないことが挙げられる．そして，継続か中断かの決定は，個々の患者の状況や，投与している医師と担当外科医，そして患者を含めた議論によって決定することがよいであろうと記述している．CDC2017では，人工関節置換術の項でこの問題に触れているが，WHO2016と同様に，ガイドラインとするに十分なエビデンスがないと結論し，未解決な問題と定義している．AHA2010では，副腎皮質ホルモンの服用はCDIの危険因子と明記しているが，引用文献はない．

9 抗凝固療法

抗凝固療法患者は当然出血リスクを抱える．ポケット血腫はCDIの誘因[64]となるため，AHA2010にはCDIの危険因子であると記載されている．しかし，CDC1999とWHO2016には，抗凝固療法に関連する記述はないが，CDC2017には人工関節置換術の項で深部静脈血栓症予防としての抗凝固療法についての検討がなされている．一方で，抗凝固療法の中止や薬物の減量，あるいはPT−INR値によるコントロールの方法などのエビデンスでは，血栓症の危険性とSSIリスクの2立背反を解決できる方法はなく，未解決な問題としている．ただし，ヘパリンブリッジ療法は人工関節置換術では血腫や創部トラブルの原因となり

SSI の危険性が高いと明記している．しかし，深部静脈血栓症による反復性肺塞栓患者では，休薬による致死的肺塞栓リスクは 0.49 event/ 100 person-year と推測されている[73]．一方，機械弁置換患者の血栓弁発症率も 0.5〜1.2/ year と推測[74]されており，これらの患者にとって単純な休薬は生命に関わる．

デバイス関連手術は人工関節置換術の規模とは比較にならない体表面の小手術であるが，植込み手術では blood access 関連の手技が加わるため，抗凝固療法による出血リスクが高くなる．この理由により，日本循環器学会の『循環器疾患における抗凝固・抗血小板療法に関するガイドライン（2009 年改訂版）』[75]では，大手術に準じた対処が求められ，術前 3〜5 日でワルファリンを中止してヘパリン投与に切り替えるヘパリンブリッジ療法による抗凝固療法の継続が求められている．しかし，ヘパリンブリッジ療法による出血リスクは多くの文献で指摘されている[76]．Birnie らが行ったメタ解析[77]では，ヘパリンブリッジ療法は抗凝固療法の継続と比較して出血合併症が多いことを指摘しており，このエビデンス以降は抗凝固療法の継続でも安全にデバイス関連手術を行い得るという報告[78]がされている．

C 手術手技

CDC1999 にも記載されているように優れた外科手技は SSI のリスクを減少させるという考えは広く信じられている[79]．外科手技の中でも止血は特に SSI 予防にとって重要で，不完全な止血は血腫の原因となる．出血が認められた場合，いかなる小出血でも丁寧に止血することが外科の基本である．AHA2010 では，出血には最大限の注意を払いうことが重要としている．小出血は放置した場合に，抗凝固療法を行っていない場合には自然に止血することが多い．外科手技のトレーニングを行っていない内科医の手術では，このような小出血を放置したままで手術を進めることが多い．しかし，出血はいずれ創部で血餅形成を起こすが，この血餅を創部から完全に取り除くことは困難であり，創部洗浄は有効な除去手段である．

しかし，丁寧に止血を行っていけばこのような事態には陥らず，手術デブリを除去するためにエビデンスに乏しい創部洗浄を行う必要もない．出血を起こさない手技も重要である．ペアンなどの器具を使用した，いわゆる "鈍的剥離" は，軟部組織の無作為な破壊，挫滅の原因であり，軟部組織に分布する毛細血管を破綻させる．この手技から生じる出血は，出血点も不明で創部のいたるところから出血する．この出血を完全に止血することは困難と考えられる．優れた外科手技では，シャープな切開と，必要最小限の剥離が基本であるが，シャープな切開は出血点を発見することが容易であり，必要最小限の剥離も同様である．また，鈍的剥離で挫滅した組織の創傷治癒は，シャープな切開創と比較して遷延する．

万一血腫を認めた場合には，基本的には保存的に経過観察する．ポケットが緊満状態となって，創部の血行が阻害されると判断した場合には，かならず手術室（カテーテル室）で開放することが重要であり，AHA2010 には注射針による血腫穿刺は避けることが記載されている．

確実な閉創は感染予防に重要な手技である．切開した同じ創を合わせることが原則であり，筋膜は筋膜と，皮下組織は皮下組織と合わせる．皮膚縫合にステイプラーを使用する施設もあるようであるが，冠動脈バイパス手術後では，真皮縫合はステイプラーと比較して胸骨深部感染を予防できるという報告もあり[80]，他の閉創方法より優れているわけではないが，不確実なテクニックで長時間かかって真皮縫合を模倣するのであれば取り入れてよい閉創方法であると考えられる．

CDC1999 や AHA2010 では，CDI 予防法としてモノフィラメント糸の使用を推奨している[81]．しかし，CDC1999 で引用されている文献は古く[82]，最近のエビデンスはない．

D 術後の創処置

CDC1999 では術後 24〜48 時間は滅菌ドレッシング材で閉鎖し，その後ドレッシング材を開放して創部を観察するように勧告している．しかし，その後創処置についての記載はなく，またエビデ

ンスもない．重要な点は創処置の前後には手洗いを行い，創処置は清潔操作で行うことである．外科的清潔操作についての記述はないが，外科関係者であれば最低知識として知っておかねばならない"外科的清潔操作"が，内科医や内科スタッフでは十分に理解されているかは確認の必要がある．

E 手術環境，手術機械の滅菌

CDC1999 および WHO2016 には手術環境の整備，特に手術室の清掃や換気についての詳細なエビデンスが紹介されている．こららは，本来は施設の手術室委員会や感染対策委員会ですでにレビューされ，実践されているはずである．しかし，多くの施設で使用されているカテーテル室での手術を考えるとき，カテーテル室が手術室と同等の整備が行われているかを確認し，手術室に準じた整備を行う必要がある．また，WHO2016 では laminar airflow ventilation systems は感染予防に効果はなく，従来の換気システムでよいとしている．新規に施設を検討している場合には，WHO2016 に参照すべき項目が多くある．

F 感染多発に対しての解決方法

紹介したガイドラインでは，感染が多発した場合にどのように対処するかの記載はない．感染が多発した場合には，以下の順に１つひとつの項目を検証する必要がある．

1 環　境

環境については WHO2016 を規範とする．カテーテル室の場合には，その整備が手術室に準じて行われているかを検証し，行われていない場合には準じるように改善する．手術機械の滅菌も同様である．

感染症を多く扱っている施設や，長期入院病棟を所有する施設では特に施設の MRSA 検出率に注意を払う必要がある．WHO2016 や CDC2017 では，鼻腔内に MRSA を保菌する患者に対して mupirocin 2% ointment による除菌は SSI 予防に有効であるとしている．感染が多発している場合には，患者鼻腔内の培養を行ってみる価値がある．

2 人的要因

術者の経験が感染率に影響することは表1に示したように多くのエビデンスがある．複雑な手技，たとえば ICD 植込みについては，AHA2010 でも引用されているように Al-Khatib らの研究によって，ICD 植込み経験数が多いほど合併症や感染症の発症率が低いことが示されている[83]．経験の浅い医師は，植込み時間が長くなると考えられるが，これも CDI の危険因子である[84,85]．術者のみならず，関係スタッフの"外科的清潔"に対しての認知度も検証する必要がある．感染が多発した場合には，手技中の状態を外科医や手術室スタッフにレビューしてもらうのも有効な検証法である．

文献

1) Uslan DZ, Baddour LM：Cardiac device infections: getting to the heart of the matter. Curr Opin Infect Dis 19：345-348, 2006
2) Tarakji KG et al：Cardiac implantable electronic device infections: Presentation, management, and patient outcomes. Heart Rhythm 7：1043-1047, 2010
3) del Pozo JL, Patel R：The challenge of treating biofilm-associated bacterial infections. Clin Pharmacol Ther 82：204-209, 2007
4) Mangram AJ et al：Guideline for prevention of surgical site infection, 1999. Hospital Infection Control Practices Advisory Committee. Infect Control Hosp Epidemiol 20：250-278, 1999
5) Berríos-Torres SI et al：Centers for Disease Control and Prevention Guideline for the Prevention of Surgical Site Infection, 2017. JAMA Surg 152：784-791, 2017
6) Baddour LM et al：Update on cardiovascular implantable electronic device infections and their management: a scientific statement from the American Heart Association. Circulation 121：458-477, 2010
7) Global Guidelines for the Prevention of Surgical Site Infection. Geneva: World Health Organization; 2016. 〈https://www.ncbi.nlm.nih.gov/books/NBK401132/〉［参照 2018-3-2］
8) Al-Khadra AS：Implantation of pacemakers and implantable cardioverter defibril- lators in orally anticoagulant patients. Pace 26：511-514, 2003
9) Bloom H et al：Renal insufficiency and the risk of

infection from pacemaker or defibrillator surgery. Pacing Clin Electrophysiol **29**：142-145, 2006

10) Costea A et al：Complications associated with generator replacement in response to device advisories. J Cardiovasc Electrophysiol **19**：266-268, 2008

11) Gould PA, Krahn AD：Complications associated with implantable cardioverter- defibrillator replacement in response to device advisories. J Am Med Assoc **295**：1907-1911, 2006

12) Greenspon AJ et al：Inpatient vs. outpatient device implantation surgery: impact on cardiac implantable electronic device infection. Poster presented at the Heart Rhythm Society 34th Annual Scientific Session, Denver, CO, 8-11 May 2013. Po02-43, 2013

13) Herce B et al：Risk factors for infection of implantable cardiac devices: data from a registry of 2496 patients. Europace **15**：66-70, 2013

14) Kapa S et al：Complication risk with pulse generator change: implications when reacting to a device advisory or recall. Pace **30**：730-733, 2007

15) Klug D et al：Risk factors related to infections of implanted pacemakers and cardioverter-defibrillators: results of a large prospective study. Circulation **116**：1349-1355, 2007

16) Leclercq C et al：Upgrading from single chamber right ventricular to biventricular pacing in permanently paced patients with worsening heart failure: The RD-CHF study. Pacing Clin Electrophysiol **1**：S23-S30, 2007

17) Lekkerkerker JC et al：Risk factors and time delay associated with cardiac device infections: Leiden device registry. Heart **95**：715-720, 2009

18) Poole JE et al：Complication rates associated with pacemaker or implantable cardioverter- defibrillator generator replacements and upgrade procedures: results from the REPLACE registry. Circulation **122**：1553-1561, 2010

19) Romeyer-Bouchard C et al. Prevalence and risk factors related to infections of cardiac resynchronization therapy devices. Eur Heart J **31**：203-210, 2010

20) Sohail MR et al：Risk factor analysis of permanent pacemaker infection. Clin Infect Dis **45**：166-173, 2007

21) Seropian R, Reynolds BM：Wound infections after preoperative depilatory versus razor preparation. Am J Surg **121**：251, 1971

22) Tanner J et al：Preoperative hair removal to reduce surgical site infection. Cochrane Database Syst Rev **19**；(2)：CD004122, 2006

23) Nagachinta T et al：Risk factors for surgical- wound infection following cardiac surgery. J Infect Dis **156**：967-973, 1987

24) Bryan AJ et al：Median sternotomy wound dehiscence: a retrospective case control study of risk factors and outcome. J R Coll Surg Edinb **37**：305-308, 1992

25) Segal CG, Anderson JJ：Preoperative skin preparation of cardiac patients. AORN J. **76**：821-828, 2002

26) Rodrigues AL, Simoes Mde L：Incidence of surgical site infection with pre-operative skin preparation using 10% polyvidone-iodine and 0.5% chlorhexidine-alcohol. Rev Col Bras Cir **40**：443-448, 2013

27) Sistla SC et al：Minimizing wound contamination in a 'clean' surgery: comparison of chlorhexidine-ethanol and povidone-iodine. Chemotherapy **56**：261-267, 2010

28) Srinivas A et al：Comparison of the efficacy of chlorhexidine gluconate versus povidone iodine as preoperative skin preparation for the prevention of surgical site infections in clean-contaminated upper abdominal surgeries. Surg Today **45**：1378-1384, 2014

29) Paocharoen V et al：Comparison of surgical wound infection after preoperative skin preparation with 4% chlohexidine and povidone iodine: A prospective randomized trial. J Med Associ Thai **92**：898-902, 2009

30) Bibbo C et al：Chlorhexidine provides superior skin decontamination in foot and ankle surgery: a prospective randomized study. Clin Orthop Rel Res **438**：204-208, 2005

31) Saltzman MD et al：Efficacy of surgical preparation solutions in shoulder surgery. J Bone Joint Surg (Am) **91**：1949-1953, 2009

32) Roberts A et al：Skin preparation in CABG surgery: A prospective randomized trial. Complications Surg **14**：741-747, 1995

33) Howard R：Comparison of a 10-minute aqueous iodophor and 2-minute water- insoluble iodophor in alcohol preoperative skin preparation. Complications Surg **10**, 1991

34) Hort KR, DeOrio JK：Residual bacterial contamination after surgical preparation of the foot or ankle with or without alcohol. Foot Ankle Int **23**：946-948, 2002

35) Gilliam DL, Nelson CL：Comparison of a one-step iodophor skin preparation versus traditional preparation in total joint surgery. Clin Orthop Rel Res **250**：258-260, 1990

36) Darouiche RO et al：Chlorhexidine-alcohol versus povidone-iodine for surgical-site antisepsis. New Engl J Med **362**：18-26, 2010

37) Savage JW et al：Efficacy of surgical preparation solutions in lumbar spine surgery. J Bone Joint Surg (Am) **94**：490-494, 2012

38) Veiga DF et al：Povidone iodine versus chlorhexidine in skin antisepsis before elective plastic surgery procedures: a randomized controlled trial. Plast Reconstr Surg **122**：170e-1e, 2008

39) Cheng K et al：Quantitative analysis of bacteria in forefoot surgery: a comparison of skin preparation techniques. Foot Ankle Int **30**：992-997, 2009

40) Berry AR et al：A comparison of the use of povidone-iodine and chlorhexidine in the prophylaxis of postoperative wound infection. J Hosp Infect **3**：

55-63, 1982

41) Tuuli MG et al：A randomized trial comparing skin antiseptic agents at cesarean delivery. New Engl J Med **374**：647-655, 2016

42) 毛部川弘行ほか：イソジン製剤の基礎と使用上の留意点 その適正使用推進のために. 明治製菓研究年報 **38**：1-44, 1999

43) Kobayashi H et al：Bactericidal effects of antiseptics and disinfectants against methicillin-resistant Staphylococcus aureus. Infect Control Hosp Epidemiol **10**：562-564, 1989

44) Chiu KY et al：Plastic adhesive drapes and wound infection after hip fracture surgery. Aust N Z J Surg **63**：798-801, 1993

45) Dewan et al：The use of an iodophor-impregnated plastic incise drape in abdominal surgery--a controlled clinical trial. Aust N Z J Surg **57**：859-863, 1987

46) Jackson DW et al：The value of a plastic adhesive drape in the prevention of wound infection. A controlled trial. Br J Surg **58**：340-342, 1971

47) Psaila JV et al：The role of plastic wound drapes in the prevention of wound infection following abdominal surgery. Br J Surg **64**：729-732, 1977

48) Ward HRG et al：Do plastic adhesive drapes prevent post caesarean wound infection? J Hosp Infect **47**：230-234, 2001

49) Hardin WD, Nichols RL：Aseptic technique in the operating room. Surgical Infections. Fry DE (ed), Boston: Little, Brown and Co, p 109-118, 1995

50) U.S. Department of Labor, Occupational Safety and Health Administration. Occupational exposure to bloodborne pathogens; final rule (29 CFR Part 1910.1030). Federal Register **56**：64004-64182, 1991

51) Tanner J, Parkinson H：Double gloving to reduce surgical cross-infection. Cochrane Database Syst Rev, 2009(4)

52) Guidelines for safe surgery. Geneva: World Health Organization; 2009, 〈http://apps.who.int/iris/bitstream/10665/44185 /1/9789241598552_eng.pdf〉［参照 2018-2-8］

53) Anderson DJ et al：Strategies to prevent surgical site infections in acute care hospitals: 2014 update. Infect Control Hosp Epidemiol **35**：605-627, 2014

54) Alexander JW et al：Updated recommendations for control of surgical site infections. Ann Surg **253**：1082-1093, 2011

55) Centers for Disease Control and Prevention, Healthcare Infection Control Practices Advisory Committee. Guideline for Hand Hygiene in Health-Care Settings: Recommendations of the Healthcare Infection Control Practices Advisory Committee and the HICPAC/SHEA/APIC/IDSA Hand Hygiene Task Force. MMWR **51**(RR-16)：1-56, 2002

56) Cuthbertson AM et al：A comparison between single and double dose intravenous timentin for the prophylaxis of wound infection in elective colorectal surgery. Dis Colon Rectum **34**：151-155, 1991

57) Ali M, Raza A：Role of single dose antibiotic prophylaxis in clean orthopedic surgery. J Coll Physicians Surg Pak **16**：45-48, 2006

58) Lakkireddy D et al：The impact of povidone-iodine pocket irrigation use on pacemaker and defibrillator infections. Pacing Clin Electrophysiol **28**：789-794, 2005

59) Barnes S et al：Surgical wound irrigation: a call for evidence- based standardization of practice. Am J Infect Control **42**：525-529, 2014

60) 〈http://database.japic.or.jp/pdf/newPINS/00055060.pdf〉［参照 2018-1-19］

61) Leaper D et al：Prevention and treatment of surgical site infection: summary of NICE guidance. BMJ **337**：a1924, 2008

62) Rogers DM et al：Povidone-iodine wound irrigation and wound sepsis. Surg Gynecol Obstet **157**：426-430, 1983

63) Sindelar WF, Mason GR：Irrigation of subcutaneous tissue with povidone-iodine solution for prevention of surgical wound infections. Surg Gynecol Obstet **148**：227-231, 1979

64) Lekkerkerker JC et al：Risk factors and time delay associated with cardiac device infections: Leiden Device Registry. Heart **95**：715-720, 2009

65) Chan RP et al：Intensive perioperative glucose control does not improve outcomes of patients submitted to open-heart surgery: a randomized controlled trial. Clinics **64**：51-60, 2009

66) Gandhi GY et al：Intensive intraoperative insulin therapy versus conventional glucose management during cardiac surgery: a randomized trial. Ann Intern Med **146**：233-243, 2007

67) Sessler DI et al：Physiologic responses to mild perianesthetic hypothermia in humans. Anesthesiology **75**：594-610, 1991

68) Rajagopalan S et al：The effects of mild perioperative hypothermia on blood loss and transfusion requirement. Anesthesiology **108**：71-77, 2008

69) Leslie K et al：Mild hypothermia alters propofol pharmacokinetics and increases the duration of action of atracurium. Anesthes Analg **80**：1007-1014, 1995

70) Kurz A et al：Perioperative normothermia to reduce the incidence of surgical-wound infection and shorten hospitalization. Study of Wound Infection and Temperature Group. N Engl J Med **334**：1209-1215, 1996

71) Melling AC et al：Effects of preoperative warming on the incidence of wound infection after clean surgery: a randomised controlled trial. Lancet **358**(9285)：876-880, 2001

72) Wong PF et al：Randomized clinical trial of perioperative systemic warming in major elective abdominal surgery. Br J Surg **94**：421-426, 2007

73) Douketis JD et al：The risk for fatal pulmonary embolism after discontinuing anticoagulant therapy for venous thromboembolism. Ann Intern Med **147**：

766-774, 2007

74) Whitlock RP et al：Antithrombotic and thrombolytic therapy for valvular disease: Antithrombotic Therapy and Prevention of Thrombosis, 9th ed: American College of Chest Physicians Evidence-Based Clinical Practice Guidelines. Chest **141**[2 Suppl]：e576S-e600S, 2012

75) 〈http://www.j-circ.or.jp/guideline/pdf/JCS2009_hori_d.pdf〉[参照 2018-1-22]

76) Marquie C et al：Post-operative use of heparin increases morbidity of pacemaker implantation. Europace **8**：283-287, 2006

77) Birnie DH et al：Pacemaker or defibrillator surgery without interruption of anticoagulation. N Engl J Med **368**：2084-2093, 2013

78) Cano Ó et al：Systematic implantation of pacemaker/ICDs under active oral anticoagulation irrespective of patient's individual preoperative thromboembolic risk. Pacing and Clin Electrophysiol **38**：723-730, 2015

79) Dellinger EP：Surgical infections and choice of antibiotics. Textbook of Surgery. The Biological Basis of Modern Surgical Practice, 15th ed, Sabiston DC

(ed), Philadelphia: W B Saunders, p264-280, 1997

80) Trick WE et al：Modifiable risk factors associated with deep sternal site infection after coronary artery bypass grafting. J Thorac Cardiovasc Surg **119**：108-114, 2000

81) Garner JS：The CDC Hospital Infection Control Practices Advisory Committee. Am J Infect Control **21**：160-162, 1993

82) Bucknall TE, Ellis H：Abdominal wound closure—a comparison of monofilament nylon and polyglycolic acid. Surgery **89**：672-677, 1981

83) Al-Khatib SM et al：The relation between patients' outcomes and the volume of cardioverter-defibrillator implantation procedures performed by physicians treating Medicare beneficiaries. J Am Coll Cardiol **46**：1536-1540, 2005

84) Sohail MR et al：Risk factor analysis of permanent pacemaker infection. Clin Infect Dis 2007;**45**：166-73.

85) Romeyer-Bouchard C et al：Prevalence and risk factors related to infections of cardiac resynchronization therapy devices. Eur Heart J **31**：203-210, 2010

3 植込みに必要な解剖学的知識

A ペースメーカーリード挿入に必要な解剖

1 穿刺部位の解剖について

穿刺法によるペースメーカーリード挿入にあたっては，現在，胸郭外穿刺法が一般的に行われる．この方法により穿刺に伴う気胸を回避し，鎖骨下領域でのリードへの機械的な負荷を避けることが可能となる．では，胸郭外穿刺法を行う際，どの領域の静脈が至適穿刺部位となるかを解剖学的に考えてみる．

図1は，左尺側皮静脈より造影剤を注入することにより得られた静脈造影像（図1a）とその模式図（図1b）である．造影剤は静脈系，つまり左尺側皮静脈→左上腕静脈→左腋窩静脈→左鎖骨下静脈→左腕頭静脈→上大静脈の順に流れ，右房へ流入していくのが写し出されているはずである．図2は，同様に左橈側皮静脈より造影剤を注入し静脈系を造影した像（図2a）とその模式図（図2b）である．造影剤は左橈側皮静脈（一部は逆行性造影）→左腋窩静脈→左鎖骨下静脈→左腕頭静脈→上大静脈と流れ，右房へ流入しているはずである．

造影されている静脈陰影のどの部位がそれぞれの静脈を示しているのであろうか．それぞれの静脈の解剖学的定義，つまりそれぞれの静脈の解剖学的境界は表1に示す通りである．

この定義に沿ってその静脈境界を示し，それぞれの静脈を確認したものが図3である．

ここで注意しなければならないこととして，上

表1 上前胸部の静脈の定義

左上腕静脈	左側肘窩の左橈骨静脈と左尺骨静脈の合流点から左側大円筋下縁までの部位．この間に左尺側皮静脈が合流する
左腋窩静脈	左側大円筋下縁より左第1肋骨下縁までの部位．この間に左橈側皮静脈が合流する
左鎖骨下静脈	第1肋骨下縁より左内頚静脈合流部までの部位
左腕頭静脈	左内頚静脈合流部より右腕頭静脈合流部までの部位

この解剖学的な静脈の定義は右側静脈系でもまったく同様である．

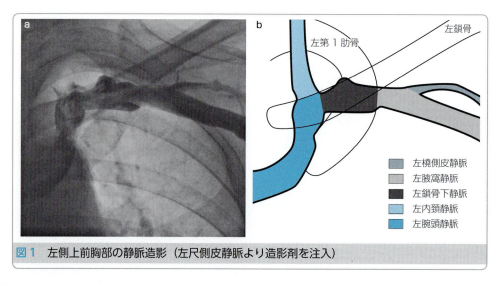

図1 左側上前胸部の静脈造影（左尺側皮静脈より造影剤を注入）

3 植込みに必要な解剖学的知識

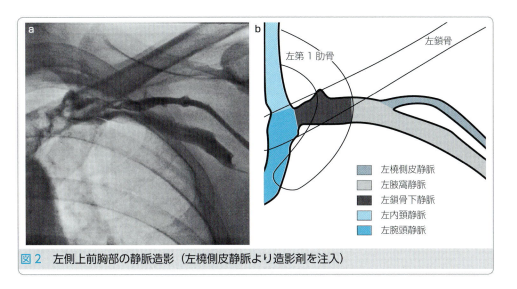

図2 左側上前胸部の静脈造影（左橈側皮静脈より造影剤を注入）

記の通り，腋窩静脈の外縁は大胸筋下縁であるが，腋窩動脈の外縁は大円筋と広背筋である．

2 「胸郭」（thoracic cage）とは

「胸郭」とは胸椎，肋骨，肋軟骨，および胸骨でできた骨格のことを指し，胸膜腔および肺，心膜腔および心臓，大血管など胸部臓器を囲んでいる．この「胸郭」は上と下に穴があいている構造物として認識することができるが，解剖学的に上の穴を胸郭上口（superior thoracic aperture），下の穴を胸郭下口（inferior thoracic aperture）と呼ぶ．今回のテーマと関係するのはこの上の穴である．解剖学的にはこの上の穴を「入り口」（胸郭入口部）として認識するが，臨床的にはこの穴を「出口」（胸郭出口部）として認識している．たとえば，胸郭出口症候群（thoracic outlet syndrome）という臨床用語があるが，胸郭上口を「出口」として認識している．胸郭上口は前方を胸骨上縁，両側外縁を第1肋骨および肋軟骨，後方を第1胸椎で構成されているが，ここを通して胸郭内から左右頭部，上肢への神経，血管が出入りをする．したがって，胸郭内から胸郭外への移行部は第1肋骨上縁となる．

上記，静脈系は胸郭外から胸郭内へ連続しているが，この移行部が第1肋骨上縁である．少なくとも，胸郭外静脈穿刺といえば，第1肋骨上縁より外側での静脈穿刺と定義できる．第1肋骨上縁に位置する静脈は鎖骨下静脈である．したがって，鎖骨下静脈は第1肋骨上縁の線を境に中枢側が胸郭内，末梢側が胸郭外に位置するということになる．これより，胸郭外穿刺部位の中枢側は第1肋骨上縁とするのが適当である．

3 胸郭外静脈穿刺の落とし穴：「胸肩峰動脈」の重要性

図4は，胸郭外静脈穿刺の対象となる左側静脈系の解剖である．左腋窩静脈→左鎖骨下静脈および左腋窩静脈に合流する左橈側皮静脈が確認できる．注目すべきは左腋窩静脈の後方より左橈側皮静脈の外側で，その上を乗り越えて下方へ向かう動脈（左胸肩峰動脈：left thoracoacromial artery）である．この「胸肩峰動脈」は大胸筋，小胸筋を栄養する血管として重要な動脈であるが，胸郭外静脈穿刺時，穿刺部位が外側すぎると，この動脈を損傷する可能性がある．胸肩峰動脈を損傷することにより大胸筋下に著明な血腫が形成される．ペースメーカー手術において，スムーズな腋窩静脈穿刺が行われたにもかかわらず，術後急激に進展する，ポケット部を中心とした大きな腫脹をみた場合，胸肩峰動脈損傷（切断しているかもしれないが）も念頭に置くべきである．この場合，穿刺針は胸肩峰動脈を損傷した後，その下に位置する腋窩静脈へ到達しているため，シリンジ内へ逆流してくる血液は静脈血である．このた

I 心臓デバイス植込みの基礎

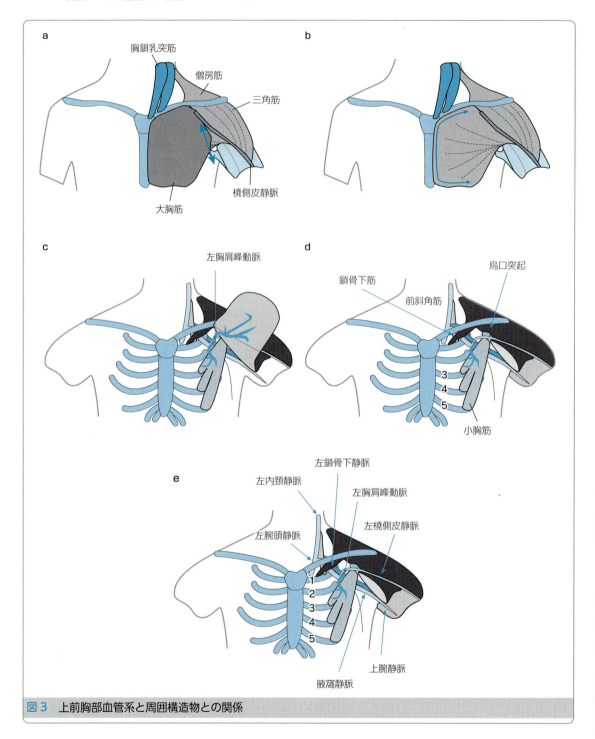

図3 上前胸部血管系と周囲構造物との関係

3 植込みに必要な解剖学的知識

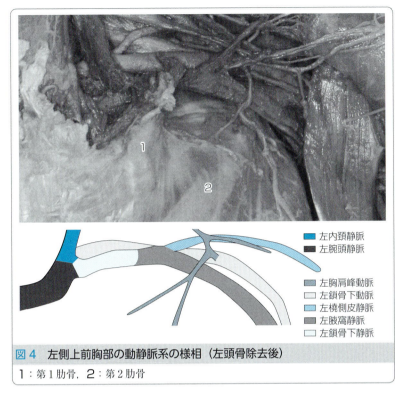

図4 左側上前胸部の動静脈系の様相（左頭骨除去後）
1：第1肋骨，2：第2肋骨

凡例：
- 左内頸静脈
- 左腕頭静脈
- 左胸肩峰動脈
- 左鎖骨下動脈
- 左橈側皮静脈
- 左腋窩静脈
- 左鎖骨下静脈

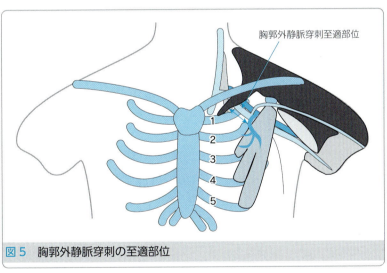

図5 胸郭外静脈穿刺の至適部位

め，静脈穿刺は成功しているものとして手術は進んでいくわけである．これより胸郭外穿刺部位の末梢側は，この胸肩峰動脈が静脈を乗り越えてくる位置，つまり腋窩静脈の橈側皮静脈合流部までとするのが適切である．

4 解剖学的にみた胸郭外静脈穿刺の至適部位

解剖学的にみた胸郭外静脈穿刺至適部位は図5に示す通り，鎖骨下静脈で第1肋骨上縁より末梢で，腋窩静脈の橈側皮静脈合流部までの間とすべきものと考えられる．

I 心臓デバイス植込みの基礎

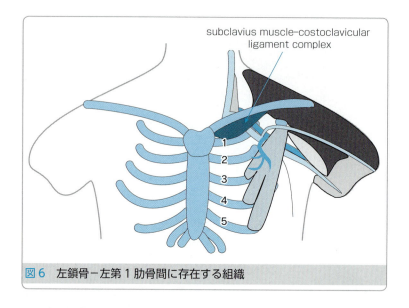

図6 左鎖骨－左第1肋骨間に存在する組織

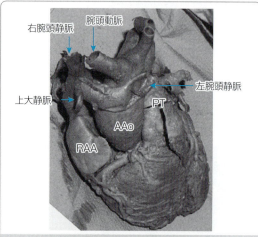

図7 左前斜位頭尾方向からみた心臓
大血管基部と静脈の関係がよくわかる．
AAo：上行大動脈，PT：肺動脈幹，RAA：右心耳

至適部位の内側での穿刺では，①気胸の危険があるうえ，偶然に穿刺に成功しても②subclavius muscle-costoclavicular ligament complex（図6：第1肋骨と鎖骨の間を結ぶ鎖骨下筋および靱帯組織）をリードが貫通することによるリード断線の危険が存在する．一方，左橈側皮静脈外縁よりも外側すぎる部位での穿刺では，①上述の胸肩峰動脈損傷の危険に加え，②リード断線の危険が指摘されている．過去にはsecond rib approachとして紹介されていたこともあったが，これらの理由により今日では行われなくなっている．

B ペースメーカーリードの心腔内誘導に必要な解剖

1 左・右腕頭静脈の解剖学的相違の重要性

左側で胸郭外静脈穿刺後，穿刺部位よりリードを挿入後，左腕頭静脈より上大静脈へ進めようとする場合，時にその移行部近傍（左・右腕頭静脈合流部）でリードコントロールが困難な症例を高齢者で経験する．これは左側アプローチで経験する困難さであり右側アプローチでは経験しない．この原因は左右の腕頭静脈走行を解剖学的に理解することで明瞭となる．左側の静脈走行を末梢側から中枢側へ追ってみると，左鎖骨下静脈は左内頸静脈が合流した後，つまり左腕頭静脈となった後は大動脈弓に沿って右前下方に下行し，正中付近で右後下方へ方向を変えながら右腕頭静脈と合流，上大静脈となって右房へ移行する．この左腕頭静脈の走行には右前下方より右後下方へ方向転換する屈曲点ともいうべき最前方の点がある．これは左腕頭静脈が上方から大動脈弓より分枝する左鎖骨下動脈，左内頸動脈，腕頭動脈のすぐ左側を下行し，最も前方に位置する腕頭動脈に到達すると，同動脈を前方より取り巻きながら方向を変え右後下方へ走行するようになるからである（図

3 植込みに必要な解剖学的知識

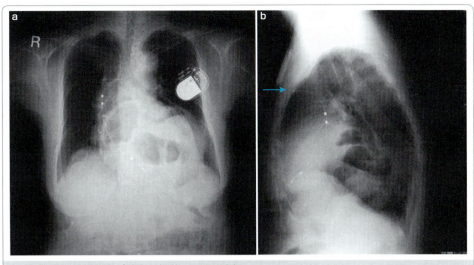

図8　左腕頭静脈走行が前方へ偏位している例
左腕頭静脈は，大動脈前方にある腕頭動脈を取り巻きながら上大静脈に移行していく．最前方の屈曲しているところを青矢印で示す．年配で動脈硬化が著明な例ではこの屈曲が大きくなり，屈曲点は前方にくる．

7)．したがって，左腕頭静脈の最前方点を規定するのは腕頭動脈の位置である．この腕頭動脈は高齢になるにつれ動脈硬化で伸展し，右前側方へ屈曲するようになるが，この動脈により最前方点を規定される左腕頭静脈はさらに屈曲度を増す結果となる．大動脈と関係しない右腕頭静脈にはこのような走行はまったく認められない．したがって，右側より挿入したリードはスムーズに右腕頭静脈から上大静脈，右房へ挿入されていく．胸部X線正面像（図8a）でみると左側より挿入したリードは単に左から右へ走行しているにすぎないが，実は前下方へ屈曲しながら走行している解剖学的イメージを持つことが重要である．これは，胸部X線側面像（図8b矢印）に確認できる所見である．

C ペースメーカーリード留置に必要な解剖

1 心房リード留置に必要な心房の解剖

これまで心房リード留置部位はその安定性が得られる右心耳が選択されてきた．確かに，右心耳ペーシングにより心拍数は確保できるものの，同ペーシング時に得られるP波幅は広く心房内伝導遅延を惹起している．近年，様々な理由で右心耳ペーシングに対する問題点が指摘されるようになり，それ以外の部位（高位および低位右房中隔）への挿入・留置が試みられている．しかしながら，留置部位として右心耳を選択しても問題がない例は少なからず存在し，「心房リード留置部位としてどこが至適部位か」についての結論は出ていない．

a) 発生と右房構造

右房構造は，発生学的に静脈洞および原始心房に由来する2種類の組織より成り立っている．発生段階では静脈洞と原始心房の境界は弁状構造を呈する洞房口であり，一筆書きできる境界構造物である．出生後，その洞房口は分界稜（terminal crest：TC），下大静脈弁（valve of the inferior vena cave，別名 Eustachian ridge/valve），冠状静脈洞弁（valve of the coronary sinus，別名 Thebesian valve）および右房側の心房中隔辺縁という一筆書きができる右房内の境界構造物となって遺残する．

これより，原始心房由来右房組織は①櫛状筋の存在する部位（右心耳など）と②櫛状筋の存在しない部位（心房中隔）に分けられ，静脈洞由来右房組織は図9に示すような極めて限られた範囲

Ⅰ 心臓デバイス植込みの基礎

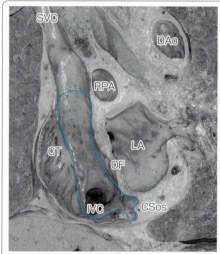

図9 ヒト胸部の斜断面像

□静脈洞由来右房組織
SVC：上大静脈
DAo：下行大動脈
RPA：右肺動脈
LA：左心房
CT：分界稜
OF：卵円窩
CSos：冠状静脈洞開口部
IVC：下大静脈

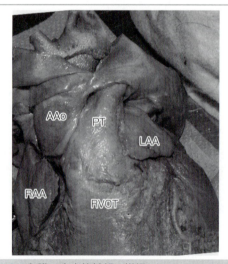

図10 心臓・大血管基部の様相
AAo：上行大動脈，PT：肺動脈幹，LAA：左心耳，
RAA：右心耳，RVOT：右室流出路

の領域（大動脈洞：sinus venarum）であることがわかる．ただ，明確にいえることは上大静脈，下大静脈，冠状静脈洞が接続している領域は間違いなく静脈洞に由来する右房組織である．

b）右心耳の解剖について

ヒトの胸部を正中で前方より開き心臓へ到達して右房を観察すると，大動脈を右前側方より取り巻くやや褐色調で三角形状，扁平な稜状構造物の右心耳が確認できる（図10）．その三角形の頂点はあたかも肺動脈幹基部へ向かっているようにもみえる．右心耳は大動脈に面する内側のanteromedial free wallと外側のanterolateral free wallという2つの面からなっている．つまり，右心耳はそれらの面と面が合わさってできる稜状構造を呈している．

内膜面より右心耳内部構造をみると，図11aのごとく壁の厚い櫛状筋（pectinate muscle）部分と，壁の薄い櫛状筋と櫛状筋の間（inter-pectinate space）の部分よりなっている．後者は光が透過するほどに薄い筋肉組織である（図11b）．当然，心房リード留置にあたってはその操作に注意を要する．

剖検心での検討では，心房リードはantero-lateral free wallに挿入されている例が多く，右心耳先端に留置されている例はほとんどみない．J型心房リード操作にあたってリード先端部のワイパー様運動が確認されれば，同部位が右房前方に位置する右心耳に留置されたものと認識されている．このワイパー様運動はリードが右心耳領域内へある程度の深さをもって留置されていれば出現する運動であり，決して右心耳先端部にリード先端が留置されたことを意味するものではない．

図12は，胸部を矢状断し右から左にその断面を観察したものである．右心耳内腔の一部がみえる．一方，図13は胸部を前額断し後ろから前に

3 植込みに必要な解剖学的知識

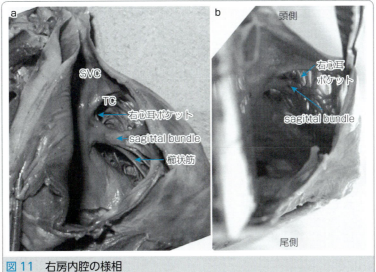

図11 右房内腔の様相

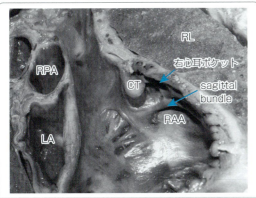

図12 ヒト胸部矢状断面にみる右房内腔の様相（右→左）

RL：右肺，RPA：右肺動脈，CT：分界稜，RAA：右心耳，LA：左房

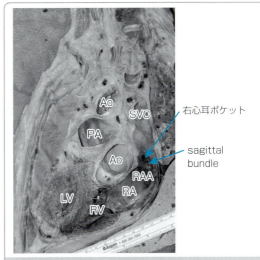

図13 ヒト胸部前額断面を後方より前方に観察した像

Ao：大動脈，SVC：上大静脈，PA：肺動脈，RA：右房，LV：左心室，RV：右心室

その断面を観察したものである．

右心耳内には，その基部よりanteromedial free wallの壁に沿って走行する太い筋肉束，sagittal bundleが存在する．この筋肉束は右心耳基部で前記した分界稜（terminal crest）と合流する．この合流点近傍で分界稜の直上，心外膜側に長さ1〜2cm程度の洞房結節が存在する．この合流点では，2つの筋肉束の間に形成された小さなポケット様構造が全例で認められる．これまでこの構造について解剖学的にも，臨床的にも名称がなく，新しく発見した構造物としてわれわれは「右心耳ポケット」と呼ぶことを提唱している．この「右心耳ポケット」の特徴は，壁が極めて薄いことであり，カテーテル操作にあたっては，同部位が構造的に弱い部位であることに注意が必要である．

c）Chiari網（Chiari network）とは

passive fixation lead（タインドリード）を右心耳へ挿入・留置すべく右房内で操作中，時に右

Ⅰ　心臓デバイス植込みの基礎

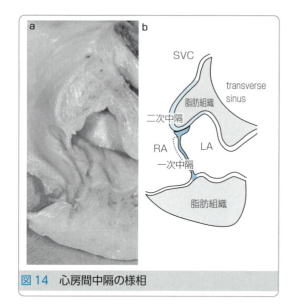

図14　心房間中隔の様相

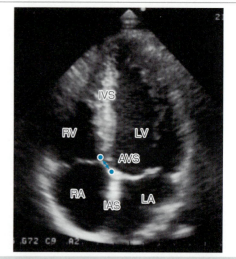

図15　心エコー検査における心尖部四腔断面像
両矢印：房室中隔部分
IVS：心室中隔，LV：左心室，RV：右心室，AVS：房室中隔，RA：右房，LA：左房，IAS：心房中隔

房内組織に捕捉され動きがとれなくなる場合がある．このような事態は決して少なくない．これはChiari網によるリード捕捉が原因である可能性が高い．この構造物の本体は前記したEustachain ridge/valveおよびThebesian valveが網目状構造をとったものである．右房内でのリード操作にあたって注意すべき構造物である．

d）心房中隔について

　ⅰ）発生からみた心房中隔構造の概略：上記の通り，心房中隔は原始心房由来する組織であり，心房中隔は複雑な発生過程をたどり図14aに示すような一次中隔と二次中隔が貼り合わさった構造となる（詳細は発生学書に譲る）．二次中隔は図14bのごとく折り返しのある二重心房筋構造であり，その二重心房筋の間には脂肪組織が認められる．右房側から心房中隔をみると二次中隔と一次中隔の卵円窩が確認できる．一方，左房側からは一次中隔が観察されるだけであり，卵円窩を認識することはできない．

　ⅱ）真の心房中隔とは：心房中隔を論じる場合，その解剖学的な定義が実に曖昧である．①二重心房筋構造部分と折り返し部の両方を心房中隔とする場合もあれば，②二重心房筋構造は心房中隔とせず折り返し部のみを心房中隔とする場合もある．構造的に心房中隔を左房と右房を境する構造物として定義すると，二重心筋構造部と折り返し部，その間を埋める脂肪組織を含めた全体を心房中隔とするのが妥当と考えられる．この意味でここでは心房中隔の定義として前者①を採用し解説を進める．

　図15は心臓超音波検査における四腔断面像である．左右房室弁輪の中隔部付着点の高さを比較すると三尖弁中隔尖が僧房弁前尖より低位となっている．図中，中隔部分を心室側より追ってみると，右室と左室を境する心室中隔（interventricular septum：IVS），右房と左室を境する房室中隔（atrioventricular septum：AVS），右房と左房を境する心房中隔（interatrial septum：IAS）が認められる．つまり，右房はIASとAVSを境に，ほとんどの部分が左房と相対しているが，ごく一部は左室に相対している．

　図16は，一部の腹腔臓器を付けた胸郭を矢状断しその断面を右から左へ観察したものである．右房と左房を分けるIASが容易に認識できる．さらに，図中の三尖弁弁輪中隔尖弁輪の右房側，黒線部領域の対側は左室（さらに正確にいえば，僧房弁前尖の弁下）である．この青線部領域がKochの三角であり，心臓超音波検査の4腔断面でみられた三尖弁中隔尖－僧房弁前尖付着部間の領域である．したがって，このAVS右房側に房

36

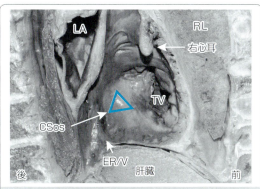

図16 ヒト胸部矢状断面にみる右房内側の様相（右→左）

LA：左房，RL：右肺，TV：三尖弁，CSos：冠状静脈洞開口部，ER/V：下大静脈弁

室結節が存在するわけである．

iii）高位・低位心房中隔，その構造認識の混乱とは：高位・低位心房中隔は臨床用語にすぎない．つまり，解剖学的定義により正確に定義された心房中隔の部位を示す用語ではない．リード挿入・留置部位を検討するにあたり，右房側よりみて心房中隔上方，下方を便宜的にこのように呼んでいるようである．しかしながら，これとて術者，報告者によってそのイメージがまったく異なり議論がかみ合っていない場面もよくみられる．

　高位右房に心房リードを留置したとする報告をみてもリード先端は高位心房中隔，つまり心房中隔上方に留置されているのではなく，分界稜基部右心耳側（正確にいえば，分界稜基部と右心耳内を走行する筋肉束の sagittal bundle との合流点近傍）へ挿入・留置されている像となっている．構造的にいって，高位心房中隔へリードを留置することはかなり難しいものと推測される．

　一方，低位中隔右房もそのイメージは一定していないようである．ある報告では冠状静脈洞の直上方を指し，別の報告は Koch の三角内（房室結節存在部位をイメージ）を，また極端な報告では膜性中隔近傍（ヒス束存在部位をイメージ）を指しているようである．低位中隔右房はこのように手術者の定義の仕方によってどうにでも解釈され，同部位にペーシングリードが留置されている．低位中隔右房の有効性を評価するにあたり，これほどに違いのあるものを一括してとらえ，1 つの

ペーシングスタイルとして取り扱ってもよいものであろうか．

iv）便宜的な高位・低位心房中隔領域の定義：ここでは，卵円窩中央水平線より上方の心房中隔を高位心房中隔，その下方を低位心房中隔と定義したい．しかしながら，そのマーカーに乏しいためこの基準に近似する分類として三尖弁輪の最高点（三尖弁中隔尖－前尖交連部でヒス束電位記録部位近傍）を通る水平線を基準線とし，その上方を高位，その下方を低位心房中隔として定義する．また，低位心房中隔下縁は冠状静脈洞上縁と便宜的に定義する．

　この分類方法に従えば，高位心房中隔はまさに心房間中隔であるが，低位心房中隔は心房間中隔と房室中隔に分けられることになる．

v）心房中隔ペーシングの構造からみた問題点：確かに，右心耳ペーシングに比し，高位心房中隔ペーシングでは P 波幅に反映される心房興奮伝導時間の短縮が得られ，低位心房中隔ペーシングでは房室伝導時間に相当するペーシング−QRS 時間の短縮が得られるかもしれない．しかしながら，これまでなされてきた右心耳ペーシングで良好な管理が得られている例も決して少なくはなく，右心耳ペーシングがなぜ悪いのか，どのような例に右心耳ペーシングを避けるべきかは，はっきりしていない．また，構造から考えても右心耳では櫛状筋が存在するため，良好なリード固定の安定性が得られるのに対し，ターゲットとしている心房中隔は良好なリード固定・留置が得られる部位ではない．

　さらに，高位心房中隔としている部位が，上記の通りの誤った認識のもとにスクリューインリードの留置・固定が施行されていたと仮定すれば，右房内でも極めて壁が薄く，弱い部位と考えられる部位にリードを留置・固定していることになる．ちなみに，この部位で右房穿孔が生じるとリード線は心膜横洞（transverse pericardial sinus：TPS）へ逸脱する．

vi）Bachmann 束（Bachmann's bundle）について：Bachmann 束ペーシングという用語を今でも聞くことがある．実に首をかしげる用語である．Bachmann 束自体，分界溝基部の高さで大動

I 心臓デバイス植込みの基礎

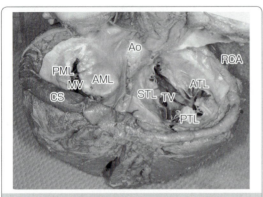

図17 房室弁輪の様相
Ao：大動脈，RCA：右冠状動脈，PML：僧帽弁後尖，AML：僧帽弁前尖，MV：僧帽弁，CS：冠状静脈洞，STL：三尖弁中隔尖，TV：三尖弁，PTL：三尖弁後尖，ATL：三尖弁前尖

にみえる弁尖は4ヵ所でしきられている1枚の構造物である．

これら三尖弁の3つの弁尖の大きさは，前尖が最も大きく，中隔尖，後尖の順で小さくなる．それぞれの弁尖は，3つの乳頭筋（前乳頭筋，中隔乳頭筋，後乳頭筋）から伸びる腱索によって支持されている．前乳頭筋は，調節帯が右室前壁に接続する部位の直下に位置し，そこから伸びる腱索は主に前尖（と一部後尖）に付いている．また，中隔乳頭筋は右室中隔の中隔縁柱基部にあり，そこから伸びる腱索は主に中隔尖（と一部前尖）に付いている．この乳頭筋の大きさは3つの乳頭筋の中で最も小さく，その形態も個体差があり棍棒状のものから痕跡的なものまで様々である．また，後乳頭筋の存在部位は右室後下壁（横隔膜面）であるが，その位置は一定していない．その様相から多くは後乳頭筋群としてとらえるほうが適当である．後乳頭筋群は主に後尖（と中隔尖）に腱索を伸ばしている．

図17は，三尖弁を右房側よりみたものである．弁尖の大きさの違いがよくわかる．では，正確に右室心尖部近傍へペースメーカーリードが挿入・留置された場合，三尖弁口のどこを通過しているのであろうか．剖検心では中隔尖と後尖の間の交連部を通過している．この場合，リード本体と弁尖の癒着は認められない．つまり，リードが中隔尖−後尖間交連部を通過してさえいれば，リード本体が弁尖と癒着することはないものと考えられる．したがって，リード本体を中隔尖と後尖の間の交連部を正確に通過させる努力が必要である．

病理解剖でリード本体と弁尖の癒着が多く認められる部位は後尖である．リード本体と様々な構造物との癒着は別項で述べるが，右室中隔ペーシングを行うにあたり，右室心尖部ペーシングに比べリード走行は変わりリード本体が後側方へずれることが予想される．その場合，後側方へずれたリード本体が後尖へ癒着することが懸念される．中隔尖−後尖間交連部を通過したか否かの目安は，心尖部領域と考えられる部位へ正確に挿入されているかどうかである．したがって，まずは右室心尖部領域にリード先端を挿入し，リード本体を中隔尖−後尖間交連部を通過させておき，その

脈に相対する面にあり，左房と右房を結び付ける筋肉束である．詳細にいえば，左房は前壁，右房では anteromedial free wall の間に位置する心房間溝（interatrial groove）で左房筋束と右房筋束（正確にいえば，分界稜と sagittal bundle の合流した筋肉束）を結ぶ筋肉束であり，心外側膜直下の脂肪組織内に存在する．したがって，この部位を心内膜側からのペーシングで捕捉しようとしても構造的に不可能であろう．これまでの報告をみると上記，高位心房中隔とされている部位でのペーシングをこの Bachmann 束ペーシングとして取り扱っている場合もみられ，少々混乱しているように思われる．いずれにしても，この用語は解剖学的にはあり得ない内容を含んでおり用いないほうがよいものと考えられる．

2 心室リード留置に必要な三尖弁の解剖

三尖弁は3つの弁尖，前尖，中隔尖，後尖から構成される．とはいっても，これらはそれぞれ1枚の独立した弁尖3つが弁輪に付着しているわけではない．一見，3枚にみえる弁尖は，実は1枚の構造物である．これはあたかも大きな1枚のカーテンを3ヵ所でしきり小さな3枚のカーテンとしている場合に似ている．これは房室弁（僧帽弁，三尖弁）に共通する特徴的な構造である．ちなみに僧帽弁は4つの弁尖，前尖，後尖，前交連尖および後交連尖からなっているが，一見，4枚

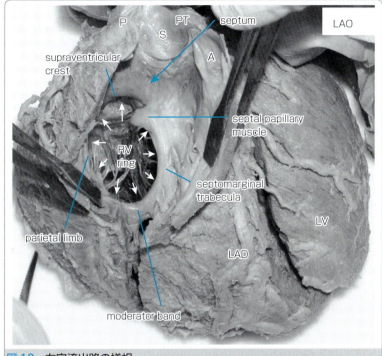

図18　右室流出路の様相
PT：肺動脈幹，RV：右心室，LV：左心室，LAD：左前下行枝，P：肺動脈弁後尖，
S：肺動脈弁中隔尖，A：肺動脈弁前尖

後，リード本体と弁尖の位置関係をできるだけ維持しながら，右室内の目的とする部位へリード先端を移動させていくようにできれば理想的であろう．

3 心室リード留置に必要な右室の解剖

a）右室流入路・流出路の解剖

肺動脈幹を肺動脈弁直上で肺動脈前尖（前半月弁）・後尖（右半月弁）交連部を切開し，右室前壁へその切開を伸ばす．さらに右室流出路内腔を観察しながら右室前壁の切開線を右室心尖部方向へ徐々に延長していく（図18）．右室流出路基部と右室心尖部の間，約2/3のレベルで切開された右室前壁を左右に展開すると右室流出路内腔の全体像が観察できる（図18）．

図18は心臓を左前斜位45°やや上方からみたものである．内腔は表面平滑な中隔部分と粗い肉柱の存在する自由壁部分がある．意外に中隔部分の面積が小さいことに気づく．内腔でまず目につくのは中隔壁より突出し弧を描くように走行し右室前壁に付着する太い筋肉束，中隔縁柱（septo-marginal trabecula）である．この中隔縁柱は調節帯（moderator band）に移行し右室前壁に続くが，この調節帯の中を右脚が走行している．洞房結節に起こり，心房，房室結節からヒス束，右脚を下行してきた電気的興奮は調節帯の前壁付着点でプルキンエ線維網に入り心室筋にbreak-throughするといわれている（breakthrough point）．つまり，このbreakthrough pointより右室心筋全体への興奮伝播が始まるわけである．

また，調節帯の右室前壁付着部直下には前乳頭筋（anterior papillary muscle）が存在し，主に三尖弁前尖（anterior leaflet）へ腱索を伸ばしている．この中隔縁柱の基部には小さな中隔乳頭筋（septal papillary muscle）が存在し，主に三尖弁中隔尖（septal leaflet），一部前尖へ腱索を数本，伸ばしているのがわかる．この乳頭筋は決して大きいものではなく，その形状にも個人差がある．はっきり目にみえる棍棒状のものから痕跡的なものまでその大きさは様々である．また，この中隔

I　心臓デバイス植込みの基礎

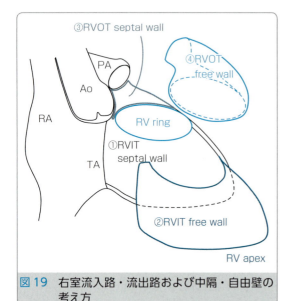

図19　右室流入路・流出路および中隔・自由壁の考え方
PA：肺動脈，Ao：大動脈，RA：右房，TA：総動脈管，RV：右心室

縁柱基部より自由壁側をみると，それに続く筋肉束が認められる．これは室上稜（supraventricular crest）と呼ばれ，その分枝（parietal limb）が右室自由壁前壁を突出した形を保ちながら，前述した調節帯の前壁付着点に向かって走行している．これより，右室内腔では中隔縁柱，調節帯および室上稜よりなる1つのリング状筋肉束［われわれはこれを右室リング（RV ring）と呼ぶことを提唱している］をイメージすることができる．この右室リングにより右室は構造的に右室流入路（RV inflow tract：RVIT）と右室流出路（RV outflow tract：RVOT）の2つの領域に分けることができる．さらにこの2つの領域，RVITとRVOTにはそれぞれ中隔（septum）と自由壁（free wall）があることより，右室は右室流入路中隔と自由壁，右室流出路中隔と自由壁の4つの領域に分類される（図19）．

中隔縁柱は上記した太い筋肉束部分だけではなく，右室流出路方向の肺動脈弁中隔尖（septal cusp）直下まで伸展している．その表面は明らかに平滑である．発生学的に肺動脈弁中隔尖直下の心筋は，前述した中隔縁柱の心筋とは別な起源といわれている．しかしながら，この内容については少々あやふやな側面もありその境についても

明確な記載がないことより，ここでは混乱を避ける意味で臨床的には同一，つまり肺動脈弁中隔尖直下までも中隔縁柱と同一心筋組織として取り扱い全体構造を理解することとする．

さらに，右室流出路自由壁外側，つまり肺動脈弁前尖の下方の心内膜面には多くの肉柱が存在しているが，この部位にある肉柱は症例を問わずすべて一定の方向（上方より斜め下方への方向）に走行している（図20）．この肉柱群をseptoparietal trabeculaという．以上の右室構造は図21のような模式図として描くことができる．

図には描かれてないが，注目すべきは中隔縁柱の上方領域，つまり右室流出路中隔領域の心内膜面は平面ではなく凸面であり，その面も一定の方向に向かず，肺動脈方向へ上がるに従い反時計方向回転をしている特異な様相である．

また，右室流入路内面は中隔，自由壁を問わず肉柱が発達している．

b）右室心尖部領域の解剖

右室心尖部領域は右室流入路に分類されるが，この領域にも右室心尖部中隔と自由壁がある．構造的に，自由壁はさらに心尖部自由壁底面と心尖部自由壁側面に分けることができる．この領域は上方に調節帯およびそれと自由壁をつなぐ複数の肉柱が存在し，右室心尖部の屋根を形成しているかのようになっている．したがって，この領域からカテーテルを直接，右室流出路へ進めることはできない．右室筋心尖部の壁の厚さは右室・左室に限らず決して厚いものではなく，むしろ薄いと考えたほうがよい．また，X線透視下に右室心尖部にリード先端を留置することができたと思っても，往々にして真の心尖部には挿入・留置されていない．むしろ，このほうが多いと考えたほうがよい．右室心尖部は左室心尖部の右側後方，やや低位に位置している．

c）正常刺激伝導系との関係

房室結節に続くヒス束以下の刺激伝導系は，心房レベルでヒス束が中心線維体（central fibrous body：CFB）を貫きながら走行し（penetrating portion of His bundle），CFB貫通直後，膜性中隔（membranous septum：MS）下縁に到達する．この膜性中隔は三尖弁中隔尖により心房側（房室

3 植込みに必要な解剖学的知識

I 心臓デバイス植込みの基礎

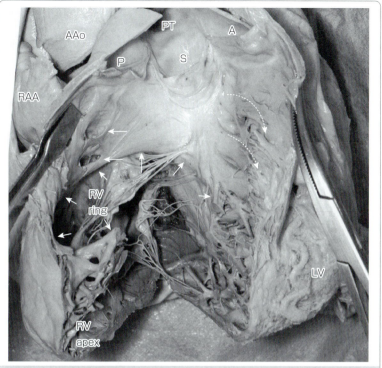

図20　右室内腔の様相

RAA：右心耳，AAo：上行大動脈，P：肺動脈弁後尖，PT：肺動脈幹，S：肺動脈弁中隔尖，A：肺動脈弁前尖，RV：右心室，LV：左心室

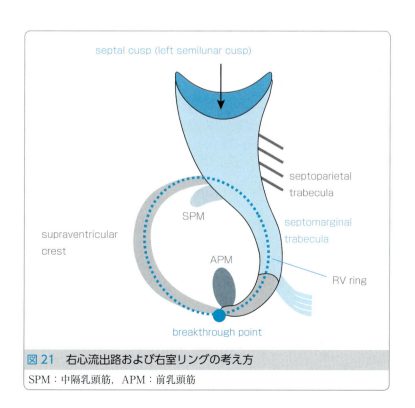

図21　右心流出路および右室リングの考え方

SPM：中隔乳頭筋，APM：前乳頭筋

41

膜性中隔）と心室側（心室中隔膜様部）の２つの領域に分けられるため，心房側の房室膜性中隔下縁に到達するといったほうが正確である．ヒス束は，心房側および心室側膜性中隔下縁（言い換えれば心室中隔筋性部上縁）に沿って走行するが，この間，左脚を左室側へ「すだれ状」に分枝し続ける．その後，膜性中隔から離れたヒス束は右室に入り右脚となる．右脚は分枝することなく右室側心室中隔を走行し，末梢で調節帯に入り調節帯右室前壁付着点で Purkinje 線維に移行し右室心筋に接続する（breakthrough point）．

d) 右室流出路中隔へのリード留置は可能か

これまで多くの右室流出路中隔ペーシング症例が報告されているが，そこに提示されている透視像をみると，「右室流出路中隔」として右室流出路のかなり高い位置が選択されペーシングリードが留置されている．しかしながら，「その部位がなぜ中隔であるか」の解剖学的根拠については何も示されていない．ただ，感覚的にその辺りに右室流出路中隔があるであろうと推測をしているにすぎないようである．心電図所見を対応させることにより右室流出路中隔であることの根拠としている場合もあるが，それとて解剖学的根拠に乏しいといわざるを得ない．真に中隔へリード先端を留置することに成功しているのであろうか．構造学の立場からいえば，極めて疑問である．

前記した通り，右室流出路領域中隔面は凸面をなし，さらにその面は反時計回りに捻じれる様相を呈している．とても active fixation lead（スクリューインリード）が留置できる構造ではない．この領域にリードを留置できたとすれば，右室流出路中隔と自由壁の境界（hinge），あるいは自由壁に留置・固定されていると考えるのが妥当である．つまり，前記した構造物の１つ，自由壁にある肉柱群の septoparietal trabecula にリード先端が挿入，固定されていると考えるのが自然である．したがって，この領域へのリード挿入・留置は，一歩間違えば active fixation lead による自由壁穿孔が起こりかねないことは容易に推測される．この中隔の様相が，前記した中隔縁柱より上方でのイメージである．では，安全に右室中隔にリードを留置し中隔ペーシングを施行しようとすれば，

どの部位を選択すべきであろうか．

e) 右室中隔ペーシングリード留置部位をどこに求めるか

上記した通り，中隔縁柱上方の中隔にリードを留置することは，構造的に無理がありそうである．では，その下方，とりわけ直下方（分類上は右室流入路）の中隔へのリード留置は可能であろうか．構造からいえば，表面は中隔縁柱上方の中隔と同様，平滑ではあるが，リード留置面はその上方に比べ明らかに凹であり，突起物である中隔縁柱構造も利用可能であることより留置には有利である．また，中隔縁柱下方には右脚が走行していることより，もしも中隔心筋ばかりでなく右脚も同時ペーシング捕捉できたとすれば，比較的幅の狭い QRS 群波形が得られ電気生理学的，血行動態的にも（ここではあえて理想的なモデルを想定するが）有利と考えられる．したがって，中隔縁柱の下方で右脚・右室心筋同時捕捉を狙い，できるだけ中枢側をペーシングするということになるかもしれない．非典型的なリード走行が三尖弁弁尖・弁下組織へ影響を及ぼす可能性を考慮すると，あまりにも中枢側でのリード留置は不適切であろう．現実的には，「中隔縁柱の下方で可能な限り中枢側の部位で右脚・右室心筋同時ペーシング」を目標とするのが適当と考える．

f) 中隔ペーシングの実際

この部位は，右室中部中隔（RV midseptum）として盛んにペーシングリード留置部位として選択されるようになっているが，重要な点は先に示した右室リングをどのようにイメージし，実際の手技の中に反映させていくかである．幸い，中隔縁柱は突出した構造物であるため，リード先端を右室流出路中隔側で上方より下方へ移動させると，この部位でリードのジャンプが認められる．これにより中隔縁柱の位置をイメージすることが可能となる．リードのジャンプなどの目安がない場合，構造物の高さの認識を誤るとリード先端が自由壁方向へ向かうこともあり注意が必要である．右室中部中隔にリードを留置するときには，右室心尖部へリード先端を到達させておき，しかるべき形のスタイレットを作製・挿入し，中隔縁柱下方より目標へアプローチする方法が考えられ

る.

4 心室リード留置に必要な心室静脈系の解剖：冠状静脈洞の解剖

図22は心臓の静脈系の模式図である．基本的に極めて多くのバリエーションがあり，決してこれがすべてではない．とりわけ，その分枝にはバリエーションが多い．心臓の静脈系で押さえておくべき基本構造は前室間静脈（anterior interventricular vein：AIV），大心静脈（great cardiac vein：GCV），冠状静脈洞（coronary sinus：CS），後室間静脈［posterior interventricular vein：PIV，別名，中心静脈（middle cardiac vein：MCV）］，小心静脈（small cardiac vein：SCV）および左心房斜静脈，別名，Marshall静脈（vein of Marshall：VOM）である．

この心臓静脈系構造は発生よりシステマティックにまとめることができる．胎生期，心臓へ戻ってくる血流は静脈洞へ集まるが，静脈洞は右角と左角に分かれ前者は右房構造の一部となり，後者はCSとなる．上記の通り，CS以外の静脈血流はすべてCSへ集まってくる構造となっていると認識すれば構造が理解しやすいが，これはCSが発生段階の静脈洞左角に由来することによる．

CSとGCVはVieussens弁をその境界として分けられるが，この部位で左房側より走行してくる左心房斜静脈（VOM）が合流する．ちなみにVOMは末梢（多くは左肺静脈近傍）で靱帯化し肺動脈幹に付着しているが，これはMarshall靱帯（ligament of Marshall：LOM）と呼ばれる．

この冠状静脈洞は房室間溝よりやや心房側を走行している場合が多いが，むろん房室間溝に沿っている場合もあれば，房室間溝より心室側を走行している場合もある．

この基本骨格に加えて，両心室ペーシングに関係する左室の静脈系には左室後静脈，左室辺縁静脈などがあり，前者は左室後壁を，後者は後側壁を走行している．後者の血流はGCVへ流入するが，前者のそれはCSに注ぐ場合もあれば，GCV

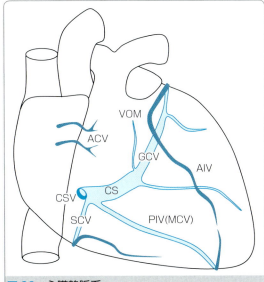

図22 心臓静脈系

VOM：Marshall静脈，ACV：前心臓静脈，GCV：大心（臓）静脈，AIV：前室間静脈，CS：冠状静脈洞，CSV：冠状静脈洞弁，PIV（MCV）：中心静脈，SCV：小心（臓）静脈

に注ぐ場合もある．この左室の静脈系にも先に述べた通り，構造的に極めて多くのバリエーションがあり術前に3D-CT検査あるいは術中に静脈造影などを施行してみないとその様相はまったくわからない．

冠状静脈洞と右房の境界は，構造的には明瞭に確認される．そこには冠状静脈洞弁（valve of coronary sinus：CSV，別名Thebesian valve：ThV）が存在しているが，これは胎生期，原始心房と静脈洞の境界をなしていた洞房口（弁）の遺残である．

さらに問題となる構造に，左室末梢側より房室間溝に沿う方向へ入り，GCVおよびCSとほぼ平行に走行した後，CS入口部でCSにつながる静脈を時にみかけることがある．GCVからCSの走行と誤認し，リード操作を行ってしまう危険がある．

II章

植込み手技の実際

1. 植込み手順
2. リードの挿入方法，静脈アクセス
3. リードの選択とその操作
4. ICD とリードの選択
5. リードの留置・固定・ポケット内処理
6. シース・デリバリー・リードシステム
7. ポケットの作製方法
8. S−ICD（完全皮下植込み型除細動器）
9. リードレスペースメーカー

1 植込み手順

A 手術までの流れ

1 術前準備

a）患者への説明と手術承諾書

X線造影の承諾書も併せて取得しておく．

b）抗凝固薬，抗血小板薬の休薬の検討

原則的には，抗凝固療法は中止することが望ましいと考えられる．特に穿刺法でリード挿入を行う場合や，植込み型除細動器（ICD），両室ペーシング機能付き植込み型除細動器（CRTD）など大きなデバイスの植込み手術が予定されている場合，アップグレードなどの再手術では，抗凝固療法の中止によって出血量減少や術後血腫の減少が見込める．しかし，血栓症高リスク患者［機械弁装着患者，経皮的冠状動脈インターベンション（PCI）施行患者］などではワルファリンや抗血小板薬を休薬できない場合もある．また，ワルファリンの突然の休薬が，リバウンドによる血栓症をもたらすという報告がある[1~4]．

日本循環器学会ガイドライン（2009改訂版）[5]では，ペースメーカー手術は出血性事故が起こった場合に対処が困難な手術とされており，大手術に準じた対処法が示されている．これによると，術前3～5日前にワルファリンを中止し，ヘパリン（1.0～2.5万単位/日）を静注もしくは皮下注して，活性化部分トロンボプラスチン時間（APTT）を正常対象値の1.5～2.5倍に延長するように調整する．術前にプロタミンを中止して正常凝固活性化で手術を施行し，術後速やかにヘパリンを再開する．抗血小板薬については，術前7～14日にアスピリン，チクロピジンおよびクロピドグレルを中止，シロスタゾールは3日前に中止．血栓塞栓症のリスクが高い場合はヘパリンを投与する．

以上のようにガイドラインに示されているが，ワルファリンや抗血小板薬を中止しないで手術を施行する施設も多い．最近，ヘパリン置換を行った場合，ワルファリンを継続するよりも出血事故が多いという報告がなされた[6]．また，術後急性期の低分子ヘパリンの再開は血腫形成を増加させるため避けるべきである[7]．

抗凝固療法の取り扱いについては，わが国をはじめ基本的にヘパリンブリッジは推奨されている[5,8,9]．しかし一方で，この方法が出血リスクであるとする多くの研究があり[9~12]，さらにはメタ解析まで行われている[13]．これによると経口抗凝固療法はヘパリンブリッジを行わずに継続したほうが出血事故が少ないことが示されている．いずれの方法を選択するにせよ，抗凝固療法を行っている患者に対しては，その危険性，合併症について十分なインフォームドコンセントが必要である．

c）合併症リスク

出血事故に限らず，感染，穿孔などの合併症の説明は不可欠である．植込み経験数が少ない医師の植込み手術は合併症が有意に多いというエビデンスが得られている[14]．文献上の合併症発症率は，植込み経験数の多い医師のデータを用いていることが多く，合併症リスクの説明には，術者の経験数を加味したうえで説明が必要である．

d）植込み側の確認

デバイスは通常，利き腕の対側に植込むことが多い．これは，上肢の運動がポケットで制限されるのを防止し，またリードの保護も兼ねての意味合いがある．最近のペースメーカーは小さく，薄くなったため，上肢の運動を妨げることは少ないが，ICDやCRTDでは考慮すべきである．また血液透析中の患者では，原則的にシャント側と反対側を用いる．これは術中の出血が少なく，またblood-accessからの細菌混入の影響を少なくする

目的がある．しかし，静脈閉塞の危険性が少ないため，好んでシャント側を用いる施設もある．

e）静脈造影

植込み側の鎖骨下静脈，腕頭静脈の開存および左上大静脈遺残の有無を確認するには，術前の静脈造影が不可欠である．施行時期は，施設によって術前にあらかじめ行う場合と，術直前に行う場合がある．

f）術前感染予防処置

「I章−2．デバイス感染予防」（p.18）を参照．

2　患者入室後の術前準備

a）モニターの装着

心電図モニターの装着を行う．可能であれば12 ch モニターを行う．時間的なパラメータの計測には 12 ch モニターや EP ラボの使用が便利である．マンシェットを植込み側対側上肢に装着する．SpO₂ モニタリングは電気メスのノイズを拾わないため，重要なモニターである．

b）透視装置の確認

この時点までに静脈造影が施行されていない場合はここで静脈造影を行う．静脈の状態などで植込み側の変更を行わなければならないこともある．

c）術者手洗い

デバイスの植込みは，異物（人工物）植込み手術に準じる．手洗いは不可欠であり，各施設手術室の手洗いマニュアルに準じる．必ずしもブラッシングの必要はなく，速乾性アルコール製剤の擦り込み（ウォーターレス法）の有用性は確立しており，CDC（Centers for Disease Control and Prevention）ガイドライン[15] でも推奨されている．しかし，最低限爪は切って，爪の間のごみは除去しておく必要がある．手袋の2枚装着のみでは，感染防止対策に則った植込み手術はできない．

文献

1) Palareti G et al：Activation of blood coagulation after abrupt or stepwise withdrawal of oral anticoagulants；a prospective study. Thromb Haemost **72**：222-226, 1994

2) Kovacs MJ et al：Single-arm study of bridging therapy with lowmolecular-weight heparin for patients at risk of arterial embolism who require temporary interruption of warfarin. Circulation **110**：

1658, 2004

3) Spandorfer JM et al：Use of enoxaparin for the chronically anticoagulated patient before and after procedures. Am J Cardiol **84**：478, 1999

4) Spyropoulos AC et al：Costs and clinical outcomes associated with low-molecular-weight heparin vs unfractionated heparin for perioperative bridging in patients receiving long-term oral anticoagulant therapy. Chest **125**：1642, 2004

5) 循環器病の診断と治療に関するガイドライン（2008年度合同研究班報告）．循環器疾患における抗凝固・抗血小板療法に関するガイドライン（2009年改訂版）．〈http://www.j-circ.or.jp/guideline/pdf/JCS2009_hori_h.pdf〉［参照 2017-11-28］

6) Tompkins C et al：Dual antiplatelet therapy and heparin "bridging" significantly increase the risk of bleeding complications after pacemaker or implantable cardioverter-defibrillator device implantation. J Am Coll Cardiol **55**：2376-2382, 2010

7) Robinson M et al：Postoperative low-molecular-weight heparin bridging is associated with an increase in wound hematoma following surgery for pacemakers and implantable defibrillators. Pacing Clin Electrophysiol **32**：378-382, 2009

8) Levy S：Current atrial fibrillation guidelines and therapy algorithms: are they ad- equate? J Interv Card Electrophysiol **25**：111-116, 2009

9) Tolosana JM et al：Preparation for pacemaker or implantable cardiac defibrillator implants in patients with high risk of thrombo-embolic events: oral anticoagulation or bridging with intravenous heparin? A prospective randomized trial. Eur Heart J **30**：1880–1889, 2009

10) Ahmed I et al：Continu- ing warfarin therapy is superior to interrupting warfarin with or without bridging anticoagulation therapy in patients undergoing pacemaker and defibrillator implantation. Heart Rhythm **7**：745-749, 2010

11) Cano O et al：Evaluation of a new standardized protocol for the perioperative management of chronically anticoagulated patients receiving implantable cardiac arrhythmia devices. Heart Rhythm **9**：361-367, 2012

12) Birnie DH et al：Pacemaker or defibrillator surgery without interruption of anticoagulation. New Engl J Med **368**：2084-2093, 2013

13) Yang X et al：The safety and efficacy of antithrombotic therapy in patients undergoing cardiac rhythm device implantation: a meta-analysis. EP Europace **17**：1076–1084, 2015

14) Al-Khatib S et al：The relation between patients' outcomes and the volume of cardioverter-defibrillator implantation procedures performed by physicians treating Medicare beneficiaries. J Am Coll Cardiol **46**：1536-1540, 2005

15) Guideline for Prevention of Surgical Site Infection (2017). 〈http://www.cdc.gov/infectioncontrol/guideline/ssi/index.html〉［参照 2018-1-19］

リードの挿入方法，静脈アクセス

A 静脈アクセスについての総論

1 経静脈的心内膜電極の挿入ルート

経静脈的心内膜電極の挿入方法には，静脈のカットダウン（cutdown）法と穿刺法（puncture）とがある．カットダウンに用いる静脈としては，橈側腕頭皮静脈（cephalic vein）と外頸静脈（external jugular vein）がある．静脈穿刺法には，鎖骨下静脈穿刺法と胸郭外穿刺法がある．

ペースメーカーのジェネレーターは胸郭外に，リードの先端は胸郭内に留置されるので，いずれの方法でもリードは胸郭外から胸郭内に入る必要がある．血管はストレスの加わる部位は通らないので，リードが血管内を通って胸郭内に入る場合に比べ，血管の外を通って胸郭内に入ることにより，リードが受けるストレスは2倍になるといわれている．この点に着目すると，リードが血管内を通って胸郭内に入る方法としては，静脈のカットダウン法と胸郭外穿刺法があり，血管の外を通って胸郭内に入る方法としては，鎖骨下静脈穿刺法がある．

鎖骨下静脈穿刺法は比較的容易に行えるので，利用されることが多いが，リードの断線（subclavian crush phenomenon）などのトラブル発生も少なくない（図1）[1〜5]．鎖骨と第1肋骨の間は狭く，肋鎖靱帯が張っている．肋鎖靱帯は内側ほど厚く，鎖骨と第1肋骨の間は内側ほど狭いため，リードの受けるストレスは大きい．そのため鎖骨下静脈穿刺を行う場合，できるだけ外側から穿刺する必要がある．外側穿刺を静脈造影なしに行う場合には静脈刺入点が体表面からイメージするよりもはるかに内側寄りとなり，内頸静脈や腕頭静脈，時には上大静脈に極めて近い部位からリードが血管内に入る場合が少なくない（図2）．皮膚穿刺部を外側にしてもリードが肋鎖靱帯に影響されることは回避できないこともある．さらに，1回の手技で成功せずに穿刺を反復して行う場合，静脈周囲の血腫形成や血管の攣縮によって静脈穿刺がより困難となることもある．近年，第1

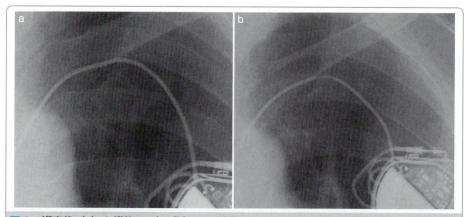

図1 術直後（a）と術後11年（b）のX線像
鎖骨下静脈穿刺によって挿入されたリードにsubclavian crushが生じ，外層（近位電極につながる）が断線している．内側穿刺の結果，リードは肋鎖靱帯を貫き，大きなストレスを受けていたものと考えられる．

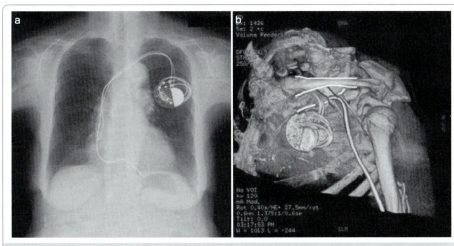

図2 subclavian crush phenomenon
a：胸部X線像では特に異常所見は認められないが，insulation failureを疑わせるインピーダンスの低下が認められた．
b：三次元CTでは，内側からリードが挿入されていることが確認された．鎖骨下静脈穿刺によってリードを挿入した場合，外側からの穿刺でも静脈刺入点はかなり内側になることがある．このため，肋鎖靱帯の通過を回避することは困難な場合もある．

肋骨上より鎖骨下静脈を穿刺する胸郭外穿刺法が用いられるようになってきた．リードにかかるストレスは，リードが肋鎖靱帯を直接通過しないため鎖骨下静脈穿刺法と比べ少ないと思われる．

また，断線の原因となるので，直接リードに糸をかけて固定してはいけない．必ずスリーブの上から結紮する．

2 複数リード挿入の場合の選択

複数本リードを挿入する場合，カットダウン法でも，1本の静脈に2本のリードを挿入することは可能である．単極リードの場合，1本入れば2本目も容易に挿入できることが多い．しかし，双極リードは太く，先端が固いため困難なことが多い．挿入できても1本のリードを動かすと他の1本のリードが動いてしまい操作性が悪い．リードとリードの間に隙間ができるため，そこから出血する．カットダウン法では，静脈とスリーブを同時に結紮することにより止血と強固な固定が可能となる．リードに直接糸をかけるのは断線の原因となるが，2本を同じ血管から挿入した場合は避けがたい．また，1本のリードにトラブルが生じた場合，他の1本も犠牲になる可能性がある．無理をせず，2本目以降のリードは胸郭外穿刺法で挿入したほうが無難であると考えられる．2本目のリード挿入を穿刺法で行った場合，重要と考えられる右室リードを橈側皮静脈経由とし，その他のリードを穿刺法にて挿入するのが一般的である．

洞不全症候群では心房リードを優先する考えもあるが，房室ブロックの進行の可能性と，将来の房室接合部に対するカテーテル焼灼術による房室ブロック作製の可能性を考えると，右室リードを橈側皮静脈から挿入しておいたほうが安全である．なお，冠状静脈洞より左室リードを挿入する場合，走行が大きく彎曲した橈側腕頭皮静脈のカットダウン法では操作性が著しく悪いので，穿刺法のほうがよい．

3 透視と実際の穿刺点がずれる理由

透視でイメージした点と実際の穿刺点がずれることを経験する．このことが穿刺法を困難にしたり，トラブルの一因ともなる．X線管球からX線は平行ではなく放射状に出る．そのため，周辺部にいくほど像にゆがみが生じる．垂直に立てた線状の物体は，本来は点として写るはずであるが，

Ⅱ 植込み手技の実際

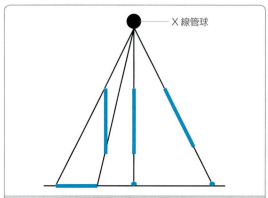

図3 透視と実際の穿刺点がずれる理由
X線は，管球から平行ではなく放射状に出るため，周辺部にいくほど像にゆがみが生じる．また，皮膚から深くなるほど大きなずれを生じることになる．

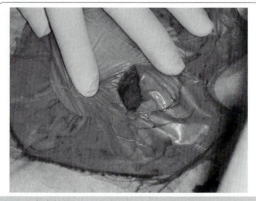

図4 皮膚切開
大胸筋三角筋溝を外側端とし，大胸筋三角筋溝と直角に皮膚切開する．大胸筋三角筋溝に平行に切開する方法と直角に切開する方法がある．

実際にそうなるのは管球からの垂線上の中心部だけである．その結果，皮膚から深くなるほど，ずれが生じることになる（図3）．

メルクマールと深さが異なると，同様にずれを生じる．血管造影を行って血管上と思われるところを穿刺しても，血管に当たらないことになる．確実なメルクマールがない穿刺法では，さらに問題を複雑化させる．特に，垂直に穿刺針を立てた場合には，実際の穿刺点が著しくずれる．

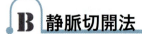

B 静脈切開法

1 橈側腕頭皮静脈切開法

a）皮膚切開

切開法は穿刺法と比較し，血管を直視下にて操作するために安全な方法であり，リードの固定が良好でリードに対するストレスが少ないためリードトラブルが少ないと考えられている．しかし，静脈系は奇形や走行異常などの個人差が大きく，細くて挿入困難な場合や，静脈が鎖骨の上面を走行していることもある．静脈切開法は初心者には難しく，トレーニングが必要であるが，慣れると穿刺法より容易であり，時間もかからない．

橈側皮静脈は大胸筋と三角筋の境界の脂肪組織内を境界線に沿って走行している．大胸筋と三角筋の境界は，高度の肥満がない限り，体表面より

認識可能である．皮膚切開（図4）には，大胸筋三角筋溝に直角に切開する方法と平行に切開する方法があり（図5），ポケットの作製方法の選択と併せて考える必要がある．

大胸筋三角筋溝と直角に皮膚切開する場合，大胸筋三角筋溝を外側端とし，皮膚切開を内側に延長してポケットを作製するためにポケットの位置が外側になりやすい．ペースメーカーのポケットの位置は外側および高位（鎖骨近く）にあるほど，手を動かしたときの影響が大きく，またペースメーカー本体が鎖骨や上肢と接触し，患者が違和感を訴えることがある．そのため，ポケットはなるべく身体の中心に近い部位に作製したほうがよい．三角筋と大胸筋の境界部に約1cmの小切開を行い，橈側腕頭皮静脈を確保し，ポケットは別に身体の中心部に近いところに作製し，皮下トンネルを作製しリードをポケットまで誘導する方法もある．

大胸筋三角筋溝に平行に切開する場合は，長めに皮膚切開し，そこから内側にポケット作製することが多い．そのため，ポケットの位置が外側になりやすい．

b）橈側腕頭皮静脈の確保

橈側腕頭皮静脈は大胸筋と三角筋の境界の脂肪組織の中を走行しているので，この脂肪組織を確認する（図6）．脂肪組織が確認できれば，同部位に麻酔を少量追加する．鉗子を用いて三角筋，

2 リードの挿入方法,静脈アクセス

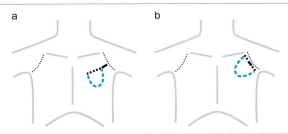

図5 橈側腕頭皮静脈カットダウンのための皮膚切開法
皮膚切開には,大胸筋三角筋溝(黒細点線)と直角に切開する方法(a)と平行に切開する方法(b)がある(黒太線).
a:大胸筋三角筋溝に直角に切開する場合,大胸筋三角筋溝を外側端とする.この切開創は短いが,皮膚切開を内側に延長して(黒太点線)ポケットを作製するためにポケットの位置が外側になりやすい(青点線).
b:大胸筋三角筋溝と平行に皮膚切開する場合は,視野を広めに確保できるが,実際の大胸筋三角筋溝からずれた場合,その後の作業が困難になる.皮膚切開を上下に延長して(黒太点線),そこから内側にポケットを作製するために,ポケットの位置が外側になりやすい(青点線).
ペースメーカーのポケットの位置は外側および高位(鎖骨近く)にあるほど,手を動かしたときの影響が大きく,違和感を感じることが多い.ポケットはなるべく身体の中心に近い部位に作製したほうがよい.そこで,いずれの方法でも,ポケットの皮切を中心部に分ける方法もある.
黒細点線:大胸筋三角筋溝,黒太線:カットダウンのための皮膚切開,黒太点線:ポケット作製のための皮膚切開,青点線:ポケット

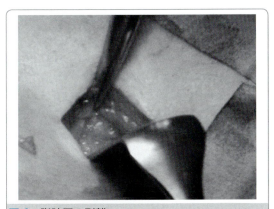

図6 脂肪層の剝離
脂肪層を鉗子を用いて血管の走行に沿って剝離を行う.

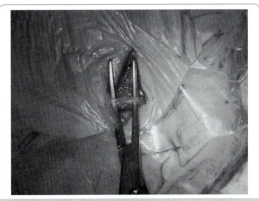

図7 橈側腕頭皮静脈の剝離
橈側腕頭皮静脈が確認されたら鉗子を用いてすくい上げる.

大胸筋の境界線に沿って剝離を行う.脂肪組織内,大胸筋辺縁に橈側腕頭皮静脈は認められる.静脈が確認できたら,鉗子を用いて静脈周囲の組織をさらに剝離し,静脈をすくい上げる(図7).静脈をうまくすくい上げることができれば,さらに静脈周囲を剝離して,余分な組織を外しておく.3-0ナイロン糸にて遠位端を結紮する(図8).近位端には同ナイロン糸を一重,または二重にして確保しておく.このとき糸は切らずに,鉗子にて確保しておく.近位端の糸は,出血するときにテンションをかけ,出血コントロールを行ったり,リードの固定に使用する.

c) リードの挿入

眼科用鑷子にて静脈の一部をつかんで引っ張ると,静脈が伸びるので,伸びた静脈の一部を眼科用角膜剪刀にて切開を行う.切開は血管の1/3程度で,血管の内膜が確認できる程度行う.切開部位より出血が認められるので確認できる.切開しすぎると,その後の操作で静脈が切れてしまい,切開が不十分だと挿入が困難となる.周辺の結合

II 植込み手技の実際

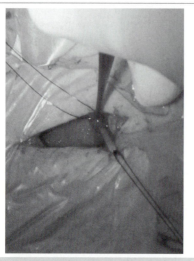

図8 橈側腕頭皮静脈の結紮と切開

橈側腕頭皮静脈の末梢側をナイロン糸にて結紮し，中枢側にもナイロン糸をかける．橈側腕頭皮静脈の一部を切開する．

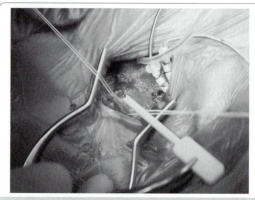

図9 ベインピックの挿入

ベインピック（ベインリフター）を利用して，橈側腕頭皮静脈の切開した部位よりリードを挿入する．ベインピック（ベインリフター）の先端を切開した橈側腕頭皮静脈に挿入する．

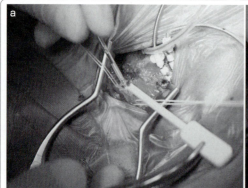
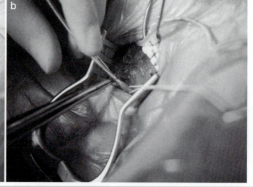

図10 リードの静脈への挿入

a：ベインピックを利用したリードの挿入．ベインピック（ベインリフター）に沿わせてリードを挿入する．末梢側にかけたナイロン糸を少し引きながら行うと入りやすい．橈側腕頭皮静脈にガイドワイヤーが挿入されると出血することがあるので中枢側のナイロン糸を引きながら出血のコントロールを行う．
b：リードの挿入．リードが橈側腕頭皮静脈に挿入されている．

組織の剥離が不十分だと，この作業が困難になる．

切開部位からベインピック（ベインリフター）の先端を静脈内に入れて（図9），末梢の静脈を結紮した糸とベインピックを反対方向に引くと切開部位が確認できるので，ベインピックに沿ってリードを静脈内に挿入する（図10）．

橈側腕頭皮静脈は大きく彎曲して鋭角に腋窩静脈と合流しているが，途中に弁が存在するため，リードが引っかかり腋窩静脈に進められないことがある．このときに無理をすると静脈に攣縮が起こり完全閉塞を起こし，攣縮が解除されるまでリード挿入が不可能となることがある．自然に攣縮が解除されるまで待つが，亜硝酸薬の注入が有効なこともある．攣縮の解除は切開からの出血や静脈に挿入した針の外筒からの逆流により確認できる．

カットダウン法にガイドワイヤー，シースを併用する方法は，リード挿入が容易となる．また，

2 リードの挿入方法，静脈アクセス

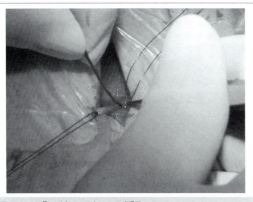

図11 ガイドワイヤーの挿入
ガイドワイヤーとシースを併用してリードを挿入する方法もある．この図では，眼科用鑷子にてつまみ上げてガイドワイヤーを挿入している．ガイドワイヤーの挿入には，まず先に挿入したエラスター針の外筒を利用して挿入すると容易である．

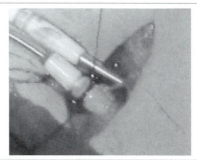

図12 リードの固定
ベインピック（ベインリフター）や眼科用鑷子を用いスリーブを血管内へ挿入し，血管とスリーブの上から結紮する．

このときに挿入したガイドワイヤーは，胸郭外穿刺時のメルクマールとなる．静脈の切開部よりエラスター19G針の外筒などを静脈内に挿入してから，0.035インチプラスチックコーティングのアングル型80cmのガイドワイヤーを挿入する（図11）．透視下にガイドワイヤーを下大静脈まで挿入する．ガイドワイヤー挿入時には血管に固定した外側のナイロン糸を軽く引きながら行うと，血管が伸びて挿入しやすくなる．その際には内側のナイロン糸は緩めておかねばならない．血管が細く，ガイドワイヤーの挿入が困難であったり，本幹に進まない場合には，19Gエラスター針や18Gサーフローの外筒を挿入してから行うとガイドワイヤーは比較的進みやすくなる．ガイドワイヤーはしばしば腋窩静脈に入ってから中枢側ではなく末梢側に進むことも経験する．頚部に進んでしまうこともある．このようなときはガイドワイヤーのアングルを利用して目的の方向に進める．

ガイドワイヤーは緩やかにカーブしているため，血管の外側に沿っており，造影しなくても血管の走行がわかるので，追加のリード挿入時の穿刺が容易となる．ガイドワイヤー挿入後に穿刺する場合は，透視下に行い，ガイドワイヤーの約1cm下の第1肋骨に穿刺針を当てると胸郭外で血管に挿入することができる．静脈の走行異常で，静脈が鎖骨上を通過するときがあるが，胸郭外穿刺の指標には利用できる．

ガイドワイヤー挿入後，リード挿入を行う．橈側腕頭皮静脈が太く，ガイドワイヤーもスムーズに挿入できた場合には，リードの直接挿入が可能である．ガイドワイヤーを持ち上げ，そのままリード挿入を行う．血管内にリードが入った後はスタイレットを少し引き，先端が硬くならない状態でリードを進める．リード挿入に抵抗がありスムーズに挿入できない場合には無理をしない．

橈側腕頭皮静脈が細く，直接リードが挿入困難な場合には，シースを用いる．橈側腕頭皮静脈が細く，シース挿入にて静脈が切れてしまうことや橈側腕頭皮静脈が大きく彎曲している場合は，シースがつぶれてしまうことがあるが，あらかじめダイレーターを彎曲させ，シースごと少し進めたり抜いたりしてからリードを進めるとうまくいくことがある．また，腕を外側に広げると彎曲が緩められることがある．

d）リードの固定

リード先端の固定が終了したら，ナイロン糸にて挿入部を固定する．橈側腕頭皮静脈が十分に太ければ，ベインピック（ベインリフター）や眼科用鑷子を用いスリーブを血管内へ挿入し，血管とスリーブの上からナイロン糸にて結紮する（図12）．スリーブを血管内へ挿入するときに，リードも奥に進んでしまうことがあるので，結紮するときには必ず透視にてリード全体のたわみを確認

Ⅱ　植込み手技の実際

する．静脈が細く，スリーブが血管内へ挿入できないときには，血管とスリーブを結紮する．血管が切れてしまった場合には，末梢側の静脈を結紮した糸でスリーブを結紮する．

e）同一の橈側腕頭皮静脈から2本のリードを挿入する方法

橈側腕頭皮静脈が十分に太い場合には，リードを2本挿入することが可能である．1本目のリードが入ったら，静脈を結紮した末梢側の糸を引きながらリードを反対側に持ち上げてできた隙間から2本目のリードを挿入することができる．また，先にガイドワイヤーを2本挿入する方法もある．ガイドワイヤーを2本挿入するときには，1本目のワイヤーを用いてシースを挿入し，シースの外筒とワイヤーを残して2本目のワイヤーを挿入すると容易である．その後シースを抜去すると血管内に2本のワイヤーが挿入された状態となる．1本目のリードを直接，またはシースを用いて挿入し，2本目のリードは1本目のリードと干渉してしまうため，シースを用いて挿入すると楽である．リードを動かす際も，リード同士が干渉してしまうため，シースは残したまま操作を行うとよい．リードの留置が終了したら，シースの抜去を行うが，抜去のときにシースと1本目のリードの干渉によりリードが抜けることがあるため，透視下にリードの位置を確認しながら慎重に行う．

リード2本挿入すると，血管と2本のリードの間に隙間ができ，出血が持続することがある．そのときには，中枢側で結紮せざるを得ないことがある．リード固定時に，スリーブと血管を強固に結紮することはできないことも知っておく必要がある．

f）橈側皮静脈を穿刺する方法

橈側皮静脈へガイドワイヤーを挿入する方法として，18Gサーフロー針を穿刺する方法もある．その場合には，穿刺しやすいように血管を充満させるため，遠位部では先に血管の結紮を行わず，糸をかけておく程度にすると行いやすい．血管を穿刺するときに，血管を突き抜けないように注意が必要である．穿刺し，血流の逆流を認めたら，外筒をゆっくり挿入し，内筒を抜去する．

その後，外筒よりプラスチックコーティングア

ングル型ガイドワイヤーを透視下に挿入していく．シース挿入時に抵抗を感じる場合には，穿刺部位をメスなどで広げると挿入がスムーズになることがある．

2　外頚静脈切開法

外頚静脈は，太く，皮膚の上から直接視認することが可能であるので，橈側腕頭皮静脈の切開法より，むしろ容易である．

外頚静脈を用いる場合の注意点としては，複数の血管が叢を形成しており，血管の方向を見失うことがある．局所麻酔施行後には確認しにくくなるので，走行を十分確認したうえで局所麻酔を行う必要がある．リードを前胸部のポケットに持っていくときに鎖骨の上か下を通過させる必要があること，リードは頭側から血管に挿入されるため，ヘアピンカーブが形成されリードトラブルの一因となることがある．

C　静脈穿刺法

1　鎖骨下静脈穿刺法

一時的ペーシングや一時的な静脈アクセスが目的の通常の鎖骨下静脈穿刺法と，永久ペースメーカー植込みのための鎖骨下静脈穿刺法は異なる．まず，カテラン針を用いて麻酔をかけながら，胸骨頚切痕上の方向に鎖骨下静脈を探る（図13）．この操作で気胸を作ることはまれであるが，何度も肺を刺すと気胸を作ることがある．

次に，生理食塩水などを入れたピストンに穿刺針をつけ，内筒を引きながら穿刺針を進めていく．この操作中には気胸を作る可能性がある．また，動脈穿刺をすると，血気胸を起こす危険がある．逆流が認められたらガイドワイヤーを挿入する．このとき，穿刺針が血管内に入った状態でワイヤーを不用意に引き抜くと，ワイヤーのコーティングが剥離したりワイヤーが穿刺針で切断され，断端が血管内に迷入する危険がある．

穿刺針を抜き，ダイレーターとシースを挿入する．複数のリードを入れる場合，1回の穿刺で複数のガイドワイヤーを入れてシースを挿入する方

54

法がある．この方法は気胸のリスクを減らせるが，1ヵ所の穿刺点より複数のシースが挿入されるので，リードの走行が重なり操作性が悪くなり，また静脈にダメージを与える可能性があるため勧められない．

　リード挿入時には，上大静脈に入るところ（シースの先端部）で，リード穿孔を起こす危険性があるので注意を要する．同部位は心外膜の折り返しより上部なので，心タンポナーデを起こすことはないが，縦隔血腫を作り大量出血を起こす危険がある．シースをあまり深く入れず，抵抗があったら無理せず，スタイレットを少し抜いてからリードを進める．リードが入ったら速やかにシースを抜く．

　リードの固定は，必ずスリーブの上から行う．リードに直接糸をかけるとその部分で断線を起こす危険性があるからである．手術終了直前にはリードの固定がきちんとなされているかを透視で確認することが必要である．

2　胸郭外穿刺法

　腋窩静脈は第1肋骨の上縁を越えて胸腔内に入り，鎖骨下静脈となる．この腋窩静脈に穿刺法でリードを挿入するのが胸郭外穿刺法である．胸郭外穿刺のメリットとしては，リードにかかるストレスが少ないためリードの生存率が高い．腋窩静脈は比較的太く，穿刺点をある程度コントロールできるため，複数本リード（CRTなど）植込みの際にはリード操作が容易である．また，気胸など

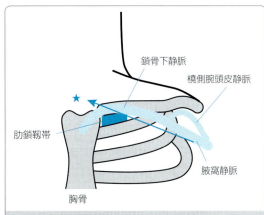

図13　鎖骨下穿刺法
可能な限り外側より胸骨頸切痕上の方向（星印）に向けて穿刺する．明確なメルクマールがないことも問題であり，本穿刺の前に，まずカテラン針を用いて麻酔をかけながら鎖骨下静脈を探る．こうして，鎖骨下静脈の位置を確認してから本穿刺を行う．

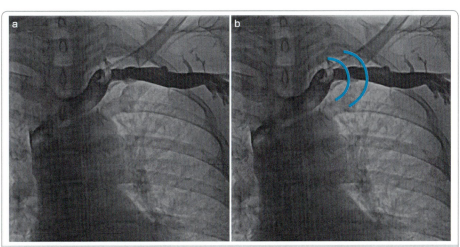

図14　腋窩静脈と第1肋骨の確認
a：腋窩静脈-鎖骨下静脈造影．腋窩静脈の走行を確認するとともに，閉塞，狭窄などの有無を確認する．
b：第1肋骨（青線）の確認．第1肋骨の内側縁を穿刺針が越えないように針を進める．外側縁と内側縁の間を目標とするが，針を立てすぎると，外側縁から肋骨の下に針が進むことになり，気胸の原因となるので注意が必要である．閉塞性肺障害などで肺が過膨張をきたしている場合には気胸に注意が必要である．

II 植込み手技の実際

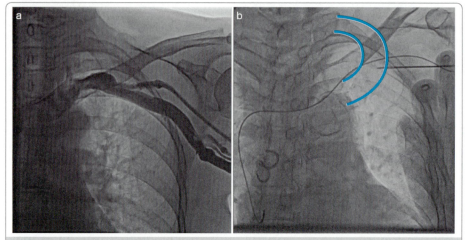

図15 胸郭外穿刺の穿刺点
静脈よりの逆血を認めたらガイドワイヤーを挿入する．なお，鎖骨は痛みなどで上方に移動することもあり，あくまで第1肋骨（青線）との位置関係をみる必要がある．橈側腕頭皮静脈より挿入されたガイドワイヤーと第1肋骨の交点がメルクマールとなる．

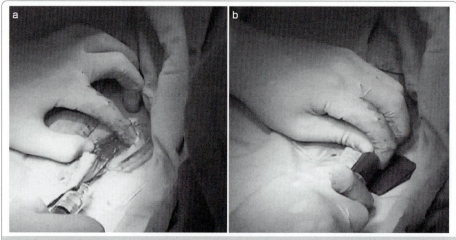

図16 胸郭外穿刺法
a：胸郭外穿刺針の挿入．穿刺針は立てすぎないように気をつける．
b：胸郭外穿刺．透視上の第1肋骨を目標に外側から針を進める．針が少し動いただけでもガイドワイヤーが進まなくなることもあるので注意が必要である．血液が十分に引ける点でしっかりと針を保持しておくことが必要である．

の合併症がほとんどないことなどが利点である．

　日本で最初に胸郭外穿刺が始められた頃，肋骨に向けて体に対して直角に針を進めていく方法が行われたことがあるが，この方法で穿刺をするとリードが穿刺点で直角に曲がってしまうため，リードに大きなストレスが与えられ，操作性も著しく悪くなるので，胸郭外穿刺法の利点が失われる．

　烏口突起と胸骨角中央を結ぶ直線と第1肋骨の交点が目安とされている[6]．静脈造影を行って腋窩静脈を確認してから穿刺をする方法ある（図14〜17）．造影を行うと，閉塞および狭窄，左上大静脈遺残などが事前にわかる利点がある．静脈ラインより造影剤を10〜20 mL投与する．静脈の走行のみならず，静脈弁の位置なども観察しておき，穿刺点を決定する（図18）．大きな静

2 リードの挿入方法，静脈アクセス

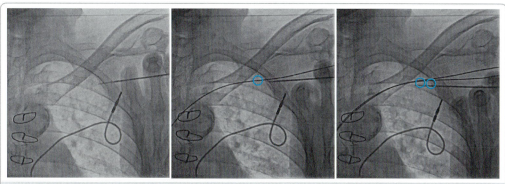

図17 胸郭外穿刺による複数リードの挿入

CRTの場合，同側より3本のリードの挿入が必要であるが，胸郭外穿刺であれば，血管刺入部を少しずつ変えることで，リードのストレスを軽減することが可能である．この例でも，3本ともに穿刺点が異なることがわかる．

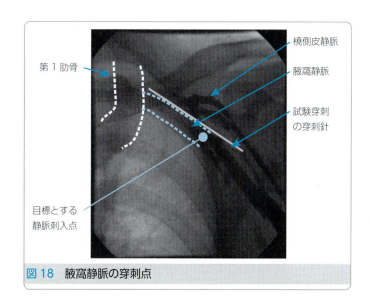

図18 腋窩静脈の穿刺点

脈弁が存在する場合，これより末梢で穿刺すると，ガイドワイヤーの通過が阻害されて中枢側に進まないことがある．造影所見をモニター画面の一部に映しておき，穿刺時のリファレンスにするとよい．また，造影所見を透視画像にsuperimposeできるroadmapなどの機能を利用すると，穿刺点の決定がより容易となる．

一般的にはポケットを作製後に穿刺するが，橈側腕頭皮静脈のカットダウンのために作った皮膚切開創から穿刺する方法もある．穿刺の角度としては鉛筆を持つ角度よりは浅い角度が望ましい．22Gのカテラン針で試験穿刺を行い（図19）穿刺角と深度を決定する．シリンジには局所麻酔薬を入れておき，皮膚表面，皮下に局所麻酔を行いつつ試験穿刺を行う．Burriらによれば，腋窩静脈は胸郭外縁で第2肋骨下縁と第3肋骨が交差する部位か，あるいはそのわずかに頭側を走行している（図20）[7]．

a) 細径の穿刺針とシースを用い腋窩静脈を穿刺する方法（マイクロパンクチャー法）

細径の穿刺針とシース（マイクロパンクチャー®イントロデューサーセット，COOK社）や，メディキットなどから市販されている細い穿刺針から細くフレキシブルなガイドワイヤーを挿入できるツールを用いると腋窩静脈穿刺は容易に施行できる．マイクロパンクチャー®イントロ

Ⅱ 植込み手技の実際

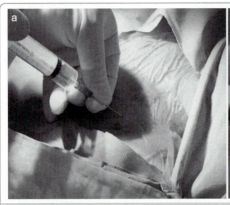
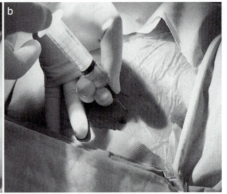

図19 22Gカテラン針による試験穿刺
a：局所麻酔薬を入れたシリンジで皮膚，皮下を局所麻酔しながら試験穿刺を行う．
b：穿刺針が腋窩静脈に達すると，シリンジ内に血液が逆流する．腋窩静脈は胸郭外縁で第2肋骨下縁と第3肋骨が交差する部位か，あるいはそのわずかに頭側を走行している．

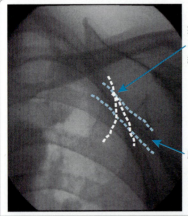

図20 解剖学的指標による腋窩静脈の部位の推測
腋窩静脈は胸郭外縁の第2肋骨下縁と第3肋骨の交点の付近を走行している．

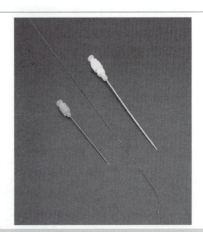

図21 マイクロパンクチャー®イントロデューサーセット（COOK社）
血管確保用に，21Gの静脈穿刺用の針，0.018インチのガイドワイヤー，および4Frのシースがセットになっている．

デューサーセットを図21に示す．21Gの静脈穿刺用の針，0.018インチのガイドワイヤー，および4Frのシースがセットになった血管確保用のツールである．この4Frシースは0.038インチまでの径のガイドワイヤーの通過が可能であり，リードイントロデューサーに付属したガイドワイヤーを静脈内に挿入するために使用する．まずマイクロパンクチャーの針で穿刺を行い，穿刺針の中から付属のガイドワイヤーを通してワイヤー上からマイクロパンクチャーシースを入れ，このシースの中から通常のリードイントロデューサー

付属のガイドワイヤーを挿入する．エコーガイド下静脈穿刺を行う場合も太い穿刺針より静脈が容易に穿刺されることを確認できる．

22Gのカテラン針で試験穿刺を行い（図19）穿刺角と深度を決定してから，付属の穿刺針で腋窩静脈の穿刺を行う．穿刺針を進めていく際，針のカット面を上に向けて行ったほうがガイドワイヤーは中枢側に進みやすい．この21Gの穿刺針はリードイントロデューサー付属の太い穿刺針に比較するとはるかに鋭利であるが，それでも静脈を押しつぶし，後壁を貫通するまで静脈血の逆流

2 リードの挿入方法，静脈アクセス

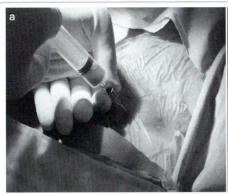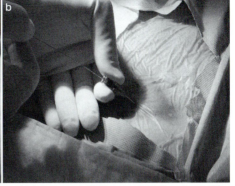

図22　マイクロパンクチャー®の穿刺針を用いた本穿刺
a：試験穿刺，造影所見を指標として腋窩静脈の穿刺を行う．
b：シリンジ内に血液が逆流したら，穿刺針よりワイヤーを静脈内に進める．

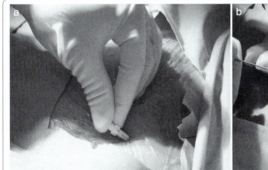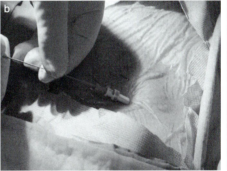

図23　マイクロパンクチャー®のシースと0.038インチガイドワイヤーの挿入
マイクロパンクチャー®のワイヤーを通じ，シースを挿入する．この図はワイヤーが抜去されたところを示している（a）．マイクロパンクチャー®のシースが入ったら，この中からリードイントロデューサーに付属した0.038インチのガイドワイヤーを挿入する（b）．

を認めないことがある．明らかに静脈を穿刺できている部位に針があるにもかかわらずシリンジ内に血液の逆流がない場合や，針を進めるのに伴って静脈の透亮像がみられた場合には，穿刺針が静脈を貫通している可能性を考え，ゆっくり穿刺針を引き抜いてくる．静脈血がシリンジ内に逆流したら，セットに付属した0.018インチのガイドワイヤーを，穿刺針を通して腋窩静脈内に進める（図22）．このとき，穿刺針が血管内に入った状態で決してワイヤーを引き抜いてはならない．不用意に引き抜くと，ワイヤーは穿刺針で切断され，断端が血管内に迷入する危険がある．ワイヤーが末梢側に進んだ場合，穿刺針を抜去してダイレー

ターのみを静脈刺入部から静脈内にわずかに進め，ワイヤーをダイレーター先端付近まで少しずつ引き抜きながら操作すると，ワイヤーが中枢側に進むことがある．0.018インチのガイドワイヤーが腋窩静脈から中枢側に挿入されたら，穿刺針を抜去し，マイクロパンクチャー®イントロデューサーセットのシースを血管内に進める．ダイレーターと0.018インチのガイドワイヤーを抜去し，シース内にリードイントロデューサーに付属した0.038インチのガイドワイヤーを進める（図23）．
　複数のリードを使用する場合，先に挿入された0.038インチのガイドワイヤーを指標として穿刺を繰り返す（図24）．本法で行う静脈穿刺の場合，

II 植込み手技の実際

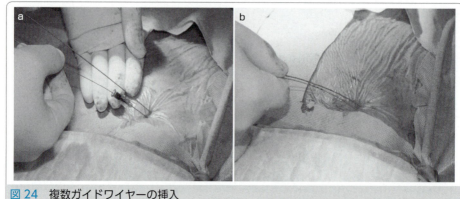

図24 複数ガイドワイヤーの挿入

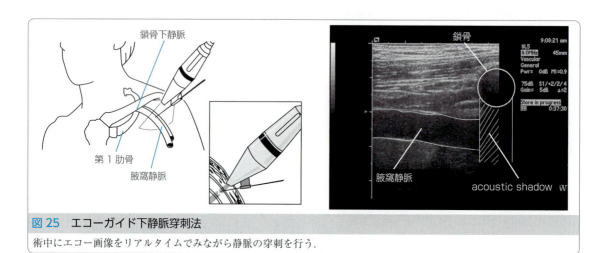

図25 エコーガイド下静脈穿刺法
術中にエコー画像をリアルタイムでみながら静脈の穿刺を行う．

心臓再同期療法（CRT）のように3本の穿刺が必要な場合でも，ほとんど制限なく腋窩静脈へのアクセスが可能である．

3 エコーガイド下静脈穿刺法：リアルタイムエコーガイド法

エコーガイド下静脈穿刺法とは，1996年にGayleらにより発表[8]された術中にエコー画像をリアルタイムでみながら静脈の穿刺を行う方法である（図25）．エコープローブは汎用のリニアプローブ（7.5～10MHz程度）でも施行可能である．滅菌したエコープローブを用いる場合には，エコージェルの代わりにポケット内に生理食塩水を満たすと観察が行いやすい．滅菌可能なプローブが使用できない場合は，不潔なプローブにビニール製の滅菌カバー（ペースメーカーチェック用端子を術野で使用する際に用いる傘の袋のよ

うなものなど）を被せて使用する．カバーの中にも生理食塩水を少量入れておくと画像がみやすくなる．エコープローブは，外科手術用の術中エコープローブのような小型のものがあれば使いやすい．大きなプローブしか使用できず，創も小さい場合は，穿刺針のみポケット内に置き，プローブを皮膚上から当てる．皮膚と皮下の厚みの分だけエコーの減衰が起きるため画像解像度が低下するが，十分施行可能である．

エコー下で静脈穿刺を行うことにより，静脈と動脈の位置関係を明瞭に知ることが可能となる．本来頭側深部に位置すべき動脈が，静脈の直下に存在していることがあり，盲目的穿刺および胸郭外穿刺法では静脈から動脈へ貫通してしまう危険性がある（図26）．呼吸性の変動や静脈穿刺困難となり得る静脈の虚脱も容易に把握できる．静脈の虚脱は，同側上肢より確保した点滴の速度を

2 リードの挿入方法，静脈アクセス

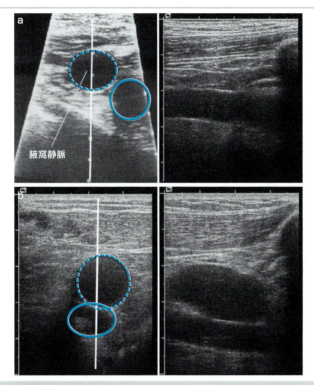

図26 腋窩静脈と動脈の位置関係
本来頭側深部に位置すべき動脈が（a），静脈の直下に存在していることがあり（b），盲目的穿刺および胸郭外穿刺法では静脈から動脈へ貫通してしまう危険性がある．

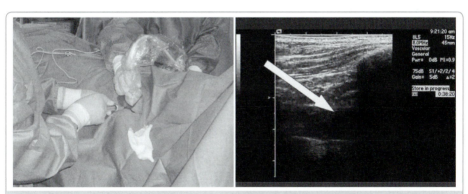

図27 皮膚の上から当てたエコープローブの遠位端から穿刺する方法
エコープローブ遠位端より静脈穿刺を行うと血管に対し45°くらいの角度で刺入することになる．穿刺針の静脈への刺入部位を目視確認することが可能である．エコーをみながらacoustic shadowから1cmくらい遠位箇所を目標に静脈を刺入する．

一時的に早めることで改善される．
　静脈造影法と同様に，術前に体表面からエコーで血管を観察し，マーキングしておくと参考になる．術野にイソジン®あるいは生理食塩水を塗り，

皮膚の上から当てたエコープローブの遠位端から穿刺する方法を図27に示す．エコープローブ遠位端より静脈穿刺を行うと血管に対し45°くらいの角度で刺入することになる．穿刺針の静脈への

Ⅱ　植込み手技の実際

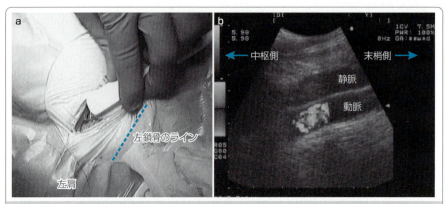

図28　エコーガイド下穿刺法．穿刺前の描出
a：エコープローブを鎖骨下静脈が長軸に描出できるようにポケット内に置く．写真は7.5 MHzのミニコンベックスタイプのプローブ．
b：動静脈が同一面に描出されている画面．動脈の確認は動脈穿刺を避けるためにも重要である．動静脈の識別にはカラードプラが有用．

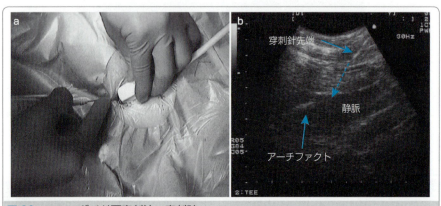

図29　エコーガイド下穿刺法．穿刺時
a：エコープローブの外側から長軸方向に沿って穿刺針を挿入する．
b：常にエコーで穿刺針とその先端を把握していることが理想である．このためにプローブを細かく動かすことも必要である．

刺入部位を目視確認することが可能である．エコーをみながらacoustic shadowから1 cmくらい遠位箇所を目標に静脈を刺入する．

　ポケットの作製を終了させた後，ポケット内に滅菌した（または滅菌カバーでおおった）エコープローブを置き鎖骨下静脈を観察する方法[9, 10]を図28に示す．プローブは鎖骨下静脈の長軸をできるだけ長く描出でき，かつ鎖骨下動脈や胸腔と同一面とならないように調節する．これは，穿刺針が深く入りすぎたときに合併症を起こさないようにするためである．この過程で，鎖骨下動脈や胸腔，肋骨などの周囲の構造物との位置関係を把握しておく．また，カラードプラを用いれば，動脈と静脈の識別の参考となる．静脈は，術側の上腕を握ることによってフローが得られることが1つの証明となる．プローブが調整できたらこれを動かさないようにし，プローブの長軸方向外側からエコー画面に針が視認できるようにしながら穿刺針を挿入する．細い針では視認性が低下するため，19 G程度のシースセットに付属している穿刺針を用いると施行しやすい（図29）．

　針を進め，針が静脈壁を押さえて変形するのが確認できたら，やや針を寝かせてからスナップを効かせて静脈壁を貫通すると内腔へ到達する．こ

のときに注意したいのは，静脈壁が押されて変形しているのが観察されても，それが静脈の中心ではない場合があることである．静脈の中心からのずれが大きい場合は，そのまま針を進めても静脈内腔に達しないため，エコープローブを少し動かしながら針の先端が静脈のどの位置にあるかをよくイメージすることが大切である．

文献

1) Fyke FE Ⅲ：Simultaneous insulation deterioration associated with side-by-side subclavian placemaent of two polyurethane leads. Pacing Clin Electrophysiol **11**：1571-1574, 1988

2) Fyke FE Ⅲ：Infraclavicular lead failure；Tarnish on a golden route, editorial comment. Pacing Clin Electrophysiol **16**：373-376, 1993

3) Jacobs DM et al：Anatomical and morphological evaluation of pacemaker lead compression. Pacing Clin Electrophysiol **16**：434-444, 1993.

4) Magney JE et al：Anatomical mechanisms explaining damage to pacemaker leads, defibrillator leads, and failure of central venous catheters adjacent to the sternoclavicular joint. Pacing Clin Electrophysiol **16**：445-457, 1993

5) Roelke M et al：Subclavian crush syndrome complicating transvenous cardioverter defibrillator systems. Pacing Clin Electrophysiol **18**：973-979, 1995

6) Magney JE et al：A new approach to percutaneous subclavian venipuncture to avoid lead fracture or central venous catheter occlusion. Pacing Clin Electrophysiol **6**：2133-2142, 1993

7) Burri H et al：Prospective study of axillary vein puncture with or without contrast venography for pacemaker and defibrillator lead implantation. Pacing Clin Electrophysiol **28**：S280-283, 2005

8) Gayle DD et al：A novel ultrasound-guided approach to the puncture of the extrathoracic subclavian vein for surgical lead placement. Pacing Clin Electrophysiol **19**：700, 1996

9) Orihashi K et al：Extrathoracic subclavian venipuncture under ultrasound guidance. Circ J **69**：1111-1115, 2005

10) 渡橋和政：恒久的ペースメーカー・ICD 植え込み術の実際．CIRC Up-to-Date **3** (1)：50-54, 2008

3 リードの選択とその操作

A リードの種類

リードには心内構造を利用して固定を行う passive fixation lead（タインドリード）と、積極的にリードを心内膜に固定できる構造を持つ active fixation lead（スクリューリードあるいはスクリューインリード）に分類される（図1）。passive fixation lead は、原則として固定時に接触している心内膜を保持するが、active fixation lead は心内膜を貫通して固定されるという大きな相違点がある。当然ながら、passive fixation lead では固定可能な心内構造は限られており、active fixation lead は任意の心内に原則的には固定可能である。両者の基本的操作は類似するが、特に active fixation lead では細かな使用上の注意点があり、passive fixation lead と比較して合併症も多いことが知られている。

B リードの構造

1 passive fixation lead

右心耳は心内膜側からみるとポケット構造を呈しており、相対する心内膜の距離が近いばかりではなく、先端部内面は肉柱が三次元的に交錯している。同様に右室心尖部も相対する自由壁側と中隔側はスリット状で、内腔は平滑ではなく肉柱が交錯することによって部分的に皺壁や陥凹を呈している（図2）。passive fixation lead は、リード先端部分をこれらの陥凹構造に挿入することで電極と心内膜の接触を保持している。passive fixation lead は、リード先端近くにタインあるいはフィンなどと命名された構造を持っているが、リード先端部がフィブリンにより固定するまでの間、リード先端部の心内膜との接触を保持するのに効果があると考えられる。この構造はメーカーやモデルごとに相違があるが、固定しやすさなどに若干の相違があるものと推測される。

2 active fixation lead

active fixation lead は最初に発売されたリードの構造を表したスクリューインリードという名称で呼ばれることも多い。active fixation lead は、1970年代に順天堂大学の中田八洲郎、阿部 亮が東京医科歯科大学医用器材研究所の戸川達男、豊島 健と共同研究を行っていたことはあまり知られていない[1,2]。臨床的にコマーシャルレベルで使用可能となった active fixation lead は、1977年に発売された Medtronic 6959（単極）であった。このリードは心室リードとして設計されたもので

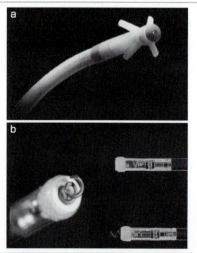

図1 passive fixation lead（a：SJM IsoFlex Optim 1948）と active fixation lead（b：Medtronic 5076）

passive fixation lead にはタインと呼ばれる羽がついており心内構造物でリード先端が保持されるようになっている。これに対して active fixation lead は、先端のスクリューを心筋内に刺入してリードの固定を図る。

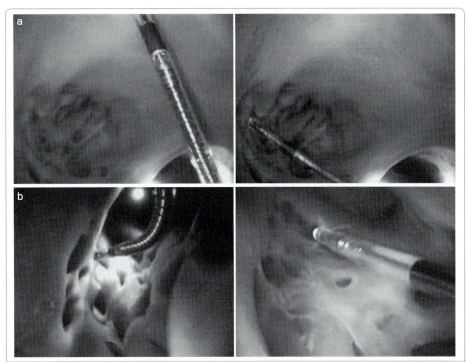

図2 右心耳と右室心尖部
a：右心耳．右心耳内腔は肉柱が交錯しており，passive fixation lead のタインが引っかかりやすい構造である．これを利用することで積極的な固定を行わなくても安定した固定が可能となる．リードが心耳先端まで十分に挿入されていないと脱落の原因となる．
b：右室心尖部．右室腔は狭小で，リード操作が困難な理由の1つと考えられる．右室心尖部には心耳と同様に肉柱が交錯しており，陥凹が随所に認められる．これにタインを押し込むイメージでリードの固定が完成する．

あったが，先述の中田らは1980年に心房リードとして臨床使用した．alternative pacing site の草分けである．active fixation lead の当初の目的は，植込み早期の dislodgement の予防であったが，発売後3年目には，留置が心内構造に依存しない特徴を用いて，AAI ペーシングを行った中田らの先進性には敬意を表すばかりである．1990年代半ばには，様々な alternative pacing site が試みられ始めた．爆発的に使用本数が増加したのは，CTOPP, MOST をはじめとする大規模臨床試験[3~7]が右室心尖部ペーシングのリスクを明らかにしたこととは無関係ではない．

active fixation lead は，リードを固定するヘリックス（スクリュー部分）はあらかじめ先端部分に格納されており使用時に伸展するものと，ヘリックスがリード先端に固定されており，ボディーそのものを回転させることによりリードを固定するものに分かれる．また，ヘリックスの伸展をリードのピンコネクターを回転することで行うものと，マイナスドライバー形状の特殊なスタイレットを挿入してヘリックスを伸展するタイプに分類される．さらに，ヘリックスが電極になっているものと，固定用にのみ使用するものにも分かれる．それぞれの使用方法に特徴があるため，使用には習熟が必要で，また固定目的部位によって使い分ける必要性がある．

a）ヘリックスが固定されているタイプ

Boston Scientific 社製（旧 Intermedics 社の製品も同様）の一連のリードがこれにあたる．血管内に挿入するときには，ヘリックス部分はマンニトールの結晶でできたキャップでおおわれている．この結晶は血管内で速やかに溶解してヘリックスが露出する．このヘリックスは，ヘリックスが格納できるタイプと比較して異なる特徴を持

II 植込み手技の実際

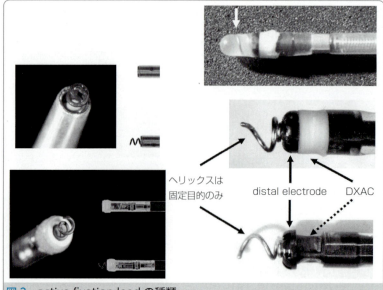

図3 active fixation lead の種類

左側（SJM 1488T：上段，Medtronic 5076：下段）の2本のリードはヘリックスが格納できるタイプであり，ヘリックスの伸展・格納にはコネクターピンをピンチなどでつまんで回すことで行う．これに対して右側の Guidant 447X はヘリックス先端が格納できないタイプである．血管内に挿入する時点では，ヘリックスはマンニトール結晶におおわれている（上段：シュガーチップ）．この結晶は血管内で速やかに溶解してヘリックスが露出する．ヘリックスピッチが一様でないことがわかる．

つ．ヘリックスが格納できるタイプでは，ヘリックス先端は外科縫合針のいわゆる角針のように2面あるいは cutting edge があり，鋭く研ぎ澄まされている．これに対して Boston Scientific 社製のリード先端は鈍端で，いわゆる外科の鈍針にあたる．ヘリックスが格納できるものは，一定の helical pitch を持っているが，Boston Scientific 社製のリードは，最初の pitch が極端に大きく，ヘリックス先端と相対する水平面との角度はヘリックスが格納できるタイプが15°前後であるのに対して約40°と大きな角度を持っている．先端部分のみは若干緩い角度に設定されている．さらに helical pitch は最初の1回転が大きく開いており，次の1回転は極端に狭く，全体のヘリックス巻き数は2回転終了している（図3）．

これらの形状について特に説明されていないが，次のような特徴を持つ．ヘリックスをねじ込むにはボディーの回転を行うため，トルクの損失が少なく先端に大きな圧力をかけられるため鈍針でも心内膜を穿通することが可能となっている．

ヘリックスは血管内では常に出ているため，cutting edge では血管内膜や心内構造を損傷する可能性があり，鈍針構造をとっているのであろう．また，このリードではヘリックスは固定のためのみに使われ，通常のリードと同様にリード先端が電極になっている．この電極の接触を保つためには，容易にヘリックスを刺入できるだけではなく，リード先端が心内膜に固定された状態を保持する必要がある．helical pitch が均一でない理由はここにある．固定時にリードを回転すると，急に抵抗を感じるところが，狭い helical pitch に至ったサインである．リードを押し付けすぎると穿孔の危険性がある点は，他のリードと同じである．

Medtronic SelectSecure™ Model 3830 はスタイレットルーメンを持たない 4.1 Fr のリードである．スタイレットによる操作ができない代わりに Model 10600 deflectable catheter を用いて目的の場所に固定する．ヘリックスは固定であるが，Boston Scientific 社製のものとは異なり，ヘリックス自体が電極であり，ステロイド溶出リードで

ある．まず，通常のリード挿入用のシースを血管内に留置し，10600 deflectable catheter をガイドワイヤー誘導下に心腔内に挿入する．右室留置の場合は，ガイドワイヤーを右室内に先行させておく．ここでイントロデューサーを抜去すると，カテーテルが自然に緩いカーブで屈曲するが，ハンドルを回転させることでさらに強い屈曲が可能となる．通常は自然な屈曲のままでガイドワイヤーを用いて三尖弁が通過可能である．留置部位にシースが近づいたら造影を行い，部位の確認と壁面までの距離を確認する．リードをシースに挿入しゆっくり壁面に近づける．抵抗を感じたらゆっくりリードボディーを時計回りに回転して固定する．通常は3回転で固定が終了するが，シースの屈曲が強い場合にはさらに回転が必要である．シースをコネクター部まで引き抜き，一般的な測定を行う．適正な値であればシースをスリッティングする．

　心房への固定も同様の方法で行うが，右心耳への固定は 10600 deflectable catheter の屈曲では困難な場合が多い．同様に右室心尖部への固定も自然な屈曲を持つ 10600 deflectable catheter では難しい．10600 deflectable catheter を用いた固定部位には低位心房中隔と右室流出路中隔が向いていると考えられる．このリードは 4.1 Fr であるため，穿孔リスクを忘れがちであるが，ボディを回転させてトルクを有効に伝えるために外側被覆は 55 D ポリウレタンである．多施設研究では穿孔あるいはタンポナーデが報告[8]されており，さらに死亡例[9]があることに注意が必要である．

b）ヘリックスを繰り出すことで固定するタイプ

　多くの active fixation lead がこれにあたる．Boston Scientific 社製のものとは異なりリード操作中はヘリックスが収納されているため，血管壁や心内膜を操作中に損傷する危険性は少ない．ヘリックスの繰り出し方法は，コネクターピンを回転させることで，コイル電極をトルクの伝達手段として用いるものと，特殊なスタイレット（スタイレット先端がマイナスドライバーになっている）を挿入して，このスタイレットを回転させることによってヘリックスを繰り出すものに分類される．コネクターピンを回転させるタイプでは，

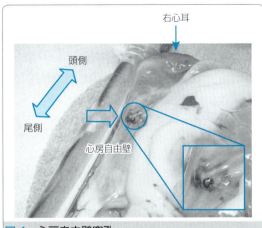

図4　心房自由壁穿孔
実験で認められた心房自由壁穿孔である．心囊内には出血はなく，拡大図でわかるように穿孔部にはフィブリンキャップで被覆している．

トルクを伝達するコイル銅線の性状や被覆素材との干渉によって，ヘリックスの繰り出し状態が異なる．当然，メーカーやモデルごとにも異なる．

　active fixation lead が passive fixation lead と最も異なる点は，留置部の心内膜を傷害するかどうかである．active fixation lead はヘリックスで心内膜を貫通することによって固定されるため，この行為自体が心内手術操作であることに注意を向ける必要がある．また，ヘリックス長が留置部組織厚よりも長い場合には，ヘリックスは組織を貫通する．心房自由壁や心耳では，ほとんどの場合にはヘリックスが組織を貫通することを認識する必要がある（図4）．しかし，多くの場合には合併症は生じない．合併症は留置されたリードを引くなど留置部へのストレスをかけることで留置部組織が破綻する場合，留置時に壁面にリード先端を押し付けることによってヘリックスが心外膜を貫通する場合，さらに心囊を貫通してさらに隣接する肺や胸膜に到達する場合に発生する．したがって，active fixation lead の固定時には細心の注意が必要である．

　留置目的部位に active fixation lead 先端が固定されたことを確認したら，留置操作に入る．このとき，留置部壁面にストレスをかけると（壁面にリードを押し付けることが最も大きいストレスである），穿孔の危険性が増加する．特に自由壁に

Ⅱ 植込み手技の実際

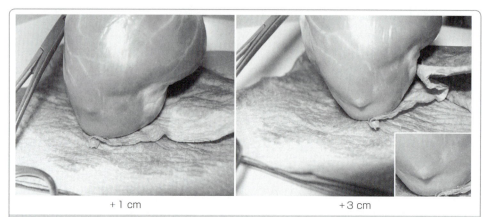

図5　右室心尖部自由壁の菲薄化
上大静脈をつけたままで摘出したばかりのブタ心臓（体重35 kg）の上大静脈よりペーシングリードを挿入し，右室心尖部自由壁に固定した．その状態で，ペーシングリードを徐々に挿入するとリードが固定された右室自由壁の菲薄化が観察された．わずか3 cm挿入するだけでヘリックスが透見できる．

留置する場合には，壁面を押すことによって壁が伸展して菲薄化が生じる．心房自由壁ではこの傾向が著明であり，右室心尖部自由壁でも同様の現象が実験的に確認できる（図5）．

　ヘリックスが露出しているタイプでは，先述のようにヘリックス先端が鈍針であり，固定にはある程度の先端圧が必要である．また，ヘリックスは電極ではなく固定のためだけに機能する．したがって，留置前に閾値や波高値の目安としての事前測定は困難である．リードの固定は，過剰に先端圧をかけないように注意しながら指先でリード本体を軽く回転させる．ヘリカルピッチは，固定されるに従い短くなっており，指先の抵抗感で固定状況が判断できる．したがって，固定時には指先の感覚に細心の注意を払う必要がある．

　ヘリックスを繰り出すタイプでは，繰り出しはゆっくり行う．これは，ヘリックスを伸展するトルク伝達を，不関電極につながるコイル状のリード線が担っているためである．急激なトルクの伝達はリードの屈曲部でトルクの溜まりを引き起こす．特に複雑な形状のスタイレットを挿入している場合にこの傾向は顕著となる．トルクの溜めを考慮しないでトルクを与え続けると，突然トルクが伝達されてヘリックスが飛び出す．ヘリックスと組織の角度が緩い場合には，ヘリックスの飛び

出しによってリードが弾かれることになる．1回でもリードが弾かれると，術者はリードを壁面に押し付けて弾かれないようにしがちであるが，この行為が合併症のリスクを増加させることに注意が必要である．また，メーカーによってもトルクの伝達には差があるため，特徴を事前に知っておく必要がある．

　リード先端は，心内構造物を利用して固定するように心がける．そうすればリードが弾かれる可能性が少なくなる．トルクの溜まりに注意しながらゆっくりとヘリックスを繰り出すが，このときにリードをできるだけ屈曲させないようにする．リードの体内挿入部でリードが大きく屈曲していると，ここにトルクが溜まっていることがある．複雑すぎるスタイレット形状や，スタイレットの曲率半径が小さい場合にもトルクの溜めを招きやすい．

　コネクターを数回回してもヘリックスが繰り出されない場合には，コネクター部の回転の追加を止めてリード線を叩くなどして溜まったトルクを吐き出させるようにする．ヘリックスが少しでも繰り出されることが確認されたときにも，一時回転を止めてリードを叩いてみると，ヘリックスの繰り出しが進むことが多い．ヘリックスが組織に刺入される時点が最も重要であり，先端が安定し

3 リードの選択とその操作

て組織に対峙している必要がある．ヘリックスが規定の回転数繰り出されたら，スタイレットを抜いてみることで固定を確認する．リードを引いて確認する行為は，固定部位へのストレスを増加させて合併症の一因となるため，避けなければいけない行為である．また，固定後にリード本体を回す行為も危険である．特に，心耳への留置では，リード本体に心耳組織が絡みつく可能性がある．

先述のように，active fixation lead 留置は心内手術操作であり，留置部の組織は傷害される．留置直後に閾値や波高を測定すると，障害電流の影響を受ける．したがって，留置直後の測定は目安にしかならない．閾値が高い場合もしばしば経験されるが，数分後には低下して安定する場合が多い．また，再固定を繰り返すと，リード固定部位組織が広く傷害される可能性がある[7]．

ヘリックスが繰り出されるタイプでは，ヘリックス伸展前に閾値や波高値が測定可能である．金属部分が露出していない多くのリードでは，リード挿入前にリード先端を生理食塩水中に浸漬してヘリックスの出し入れを行うことで測定が可能となることは意外に知られていない．この値は目安ではあるが，その部位を留置に用いるかどうかを決定するのに有用な情報である．また，リード抵抗値はリード先端と組織の密着度を確認するのに役立つ．組織の密着度を評価するために単極誘導でR波の上昇を確認するのがよいとの意見もあるが，R波の上昇をきたす場合にはリード先端圧迫が強いともいえる．R波が十分に上昇している状態は，過剰な先端圧がかかっている場合にも同様に観察されるからである．この手法については今後の検証が必要である．

文献

1) 阿部　亮ほか：ペースメーカー電極のねじ込み式固定法．心臓 3：1305-1313, 1971

2) Togawa T et al：Experimental and clinical evaluation of a screw-in electrode. CARDIAC PACING Proceedings of the Vth International Symposium. Reprinted from Excepta Medica International Congres Series No. 395, Excepta Medica, Amsterdam p. 527, 1976

3) Andersen HR et al：Long-term follow-up of patients from a randomised trial of atrial versus ventricular pacing for sick-sinus syndrome. Lancet 350(9086)：1210-1216, 1997

4) Skanes AC et al：Progression to chronic atrial fibrillation after pacing；the Canadian Trial of Physiologic Pacing. J Am Coll Cardiol 38：167-172, 2001

5) Wilkoff BL et al：Dual-chamber pacing or ventricular backup pacing in patients with an implantable defibrillator；the Dual Chamber and VVI Implantable Defibrillator (DAVID) Trial. JAMA 288：3115-3123, 2002

6) Sweeney MO et al：Adverse effect of ventricular pacing on heart failure and atrial fibrillation among patients with normal baseline QRS duration in a clinical trial of pacemaker therapy for sinus node dysfunction. Circulation 107：2932-2937, 2003

7) 中島　博：スクリューインリードの特性と使い方．心室中隔ペーシングの実際，安部治彦（編），メディカルレビュー社，大阪，p24-46，2007

8) Gammage M D et al：Multi-center clinical experience with a lumenless, catheter-delivered, bipolar, permanent pacemaker lead: Implant safety and electrical performance. Pacing Clin Electrophysiol 29：858-865, 2006. https://doi.org/10.1111/j.1540-8159.2006.00452.x

9) Zanon F et al：Safety and performance of a system specifically designed for selective site pacing. Pacing Clin Electrophysiol 34：339-347, 2011. https://doi.org/10.1111/j.1540-8159.2010.02951.x

ICD とリードの選択

ICD（植込み型除細動器）は，①single chamber ICD／dual chamber ICD，②single coil ICD lead／dual coil ICD lead に分類される．どのシステムとどのリードを選択するかによって4種類の組み合わせとなる．

A single chamber ICD vs. dual chamber ICD

徐脈性不整脈によるペースメーカー適応のないICD対象患者に dual chamber ICD を選択する目的は，上室性頻脈性不整脈による不適切作動を抑止することである．この点については当初より様々な議論があり，有用とする研究[1~3]と有用性を見出せないという研究[4]もあり，最適な設定を行えば有用とする研究[5]もあるといった状況で，MADIT－RIT研究[5]の結果が示されるまではICDの至適な設定とは何かという結論には至っていなかった．現在，ICDの不適切作動抑止方法で一定のコンセサスを得ている MADIT－RIT研究では，対象が dual chamber ICD あるいはCRT－D植込み患者であるにもかかわらず，200 bpm以上の high rate cutoff あるいは170 bpm以上の頻脈には治療の prolong delay が推奨されている．しかし，この設定は dual chamber ICD のみならず single chamber ICD でも可能である．

一方，S－ICDの不整脈検出能力を経静脈ICDと比較した研究[7]では，経静脈ICDとして single および dual の経静脈ICDが対象となっている．これらのすべての対象となったICDシステムの致死的心室性頻脈性不整脈選別能力に差はなかった．しかし，経静脈的ICDの上室性頻脈性不整脈の選別能力はS－ICDに劣るばかりではなく，ある特定の dual chamber ICD は，single chamber ICD と比較して極めて選別能力が低い

ことが示された．

そして，最近の研究[8,9]によれば dual chamber ICD は single chamber ICD に比較して合併症や植込み後の病院死亡が多いという報告もある．したがって，dual chamber ICD の選択には，理由のない不適切作動の回避が目的では選択理由とはならないであろう．経静脈リードの使用本数が増えることは，感染リスクや抜去リスクも増加[10~12]させてしまう．もし dual chamber ICD を選択するのであれば，それを選択する明確な理由が必要であろう．

B single coil ICD lead vs. dual coil ICD lead

従来より多くの研究がなされており，dual coil ICD lead は DFT において有利であるとされており，MADIT－CRT研究[13]でも同様であった．しかし，有用性，安全性は両群ともに変わらず，上室性頻脈性不整脈の選別や患者の予後についても同様であったと報告している．さらに，最も新しいメタ解析[14]でも，single coil ICD lead のショックの有効性は dual coil ICD lead と比較して臨床的には優位ではないという結果が示されている．もっとも，感染や抜去リスクの研究にはバイアスが認められるが，その複雑性からのリスクを想定すると，左側植込みの場合には single coil ICD lead の選択が推奨されるという結果であった．single coil ICD リードの歴史は古くなく，今後の survaival rate の推移が気になるところではあるが，通常の左側植込みではもはや dual coil ICD lead の選択はないであろう．

文献

1) Dorian P et al; ASTRID Investigators : Randomized controlled study of detection enhancements versus

rate-only detection to prevent inappropriate therapy in a dual-chamber implantable cardioverter-defibrillator. Heart Rhythm 1 : 540-547, 2004

2) Almendral J et al; DATAS Steering Committee; DATAS Writing Committee; DATAS Investigators : Dual-chamber defibrillators reduce clinically significant adverse events compared with single-chamber devices: results from the DATAS (Dual chamber and Atrial Tachyarrhythmias Adverse events Study) trial. Europace 10 : 528-535, 2008

3) Deisenhofer I et al : Do current dual chamber cardioverter defibrillators have advantages over conventional single chamber cardioverter defibrillators in reducing inappropriate therapies? A randomized, prospective study. J Cardiovasc Electrophysiol 12 : 134-142, 2001

4) Theuns DAMJ et al : Prevention of inappropriate therapy in implantable cardioverter-defibrillators: results of a prospective, randomized study of tachyarrhythmia detection algorithms. J Am Coll Cardiol 44 : 2362-2367, 2004

5) Ruwald MH et al : Influence of diabetes mellitus on inappropriate and appropriate implantable cardioverter-defibrillator therapy and mortality in the Multicenter Automatic Defibrillator Implantation Trial–Reduce Inappropriate Therapy (MADIT-RIT) Trial. Circulation 128 : 694-701, 2013

6) Friedman PA et al : Dual-chamber versus single-chamber detection enhancements for implantable defibrillator rhythm diagnosis: the detect supraventricular tachycardia study. Circulation 113 :

2871-2879, 2006

7) Gold MR et al : Head-to-head comparison of arrhythmia discrimination performance of subcutaneous and transvenous ICD arrhythmia detection algorithms: the START study. J Cardiovasc Electrophysiol 23 : 359-366, 2012

8) Dewland TA et al : Dual-chamber implantable cardioverter-defibrillator selection is associated with increased complication rates and mortality among patients enrolled in the NCDR implantable cardioverter-defibrillator registry. J Am Coll Cardiol 58 : 1007-1013, 2011

9) Peterson PN et al : Association of single- vs dual-chamber ICDs with mortality, readmissions, and complications among patients receiving an ICD for primary prevention. JAMA 309 : 2025-2034, 2013

10) Herce B et al : Risk factors for infection of implantable cardiac devices: data from a registry of 2496 patients. Europace 15 : 66-70, 2013

11) Kapa S et al : Complication risk with pulse generator change: implications when reacting to a device advisory or recall. Pace 30 : 730-733, 2007

12) Sohail MR et al : Risk factor analysis of permanent pacemaker infection. Clin Infect Dis 45 : 166-173, 2007

13) Kutyifa V et al : Clinical impact, safety, and efficacy of single- versus Dual-Coil ICD leads in MADIT-CRT. J Cardiovasc Electrophysiol 24 : 1246-1252, 2013

14) Sunderland N et al : Outcomes with single-coil versus dual-coil implantable cardioverter defibrillators: a meta-analysis. Europace, 2017. doi:10.1093/europace/euw438

5 リードの留置・固定・ポケット内処理

I. リードの留置

A 心房リード

1 右心耳

心房リードは通常，右心耳に留置される．リードには，J型 passive fixation lead もしくは active fixation lead が用いられる．

a) J型 passive fixation lead

J型 passive fixation lead は，リード形状がJ型に保持されるような構造となっており，最も一般的な心房リードである．このリードを血管内に挿入するためには直線状のスタイレットを先端まで挿入して，リード形状を直線にする必要がある．あらかじめリードにスタイレットを出し入れすることで，リード形状の変化を確かめておく（図 1）．

左側留置の場合，シース先端が下大静脈方向を向いていることを確認する．

先端までスタイレットを挿入して直線状にしたリードを挿入する．左側留置の場合には，スタイレットを徐々に引き抜くとリード先端は通常，前方を向く．リード先端が右心耳あるいは付近の右房自由壁に接触すると，リード先端は左右にワイ

パー運動が誘発される．リード先端が右心耳の奥に留置された場合，心室電位が大きく記録され far field sensing の危険性が高まるが，リード先端が右心耳の奥深くに留置されることはまれであり，多くの場合，右心耳の入り口付近に留置される．

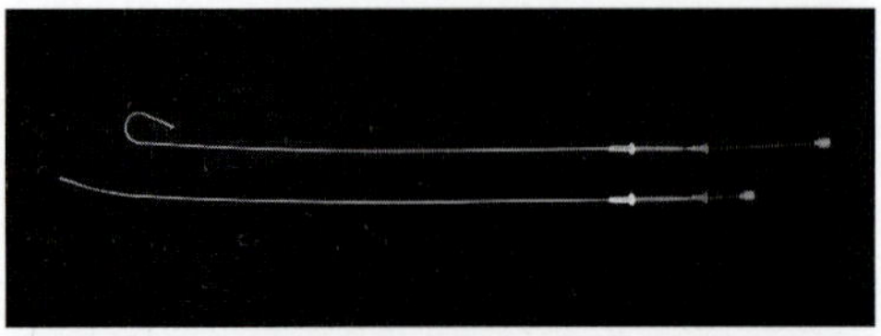

右心耳へのアプローチには上大静脈側から徐々にJ型を形成しながら右心耳入口部にアプローチする方法と，右房内あるいは先端を右室に入れてJ型を形成してから引き上げつつ右心耳入口部にアプローチする方法がある．引き上げるといかにも簡単に右心耳入口部に入るようなイメージは間違いである．なぜなら，右心耳内膜面は筋稜が放射状に配置しており，リード先端は筋稜が形成する陥凹にとらわれながら移動することになる．実際に心耳に留置するためには，心耳入口部付近でスタイレットを出し入れしながら，リード先端が入口部より心耳内に入るように調整しなければならない．したがって，上大静脈から心耳入口部であろう部位にリード先端が位置したら，スタイレットを徐々に抜いてリード先端を前方に向けていくほうが，心房内でJを形成してから引き上げるよりも手順が省けて短時間で留置が可能である．

b) active fixation lead

active fixation lead とはスクリューインリードとほぼ同義であり，リード先端のらせん状の構造物（ヘリックス）を心筋にねじ込む，すなわちスクリューインすることによって心筋に固定する．以前はJ型にプリシェイプされスクリューインリードがあったが，高齢の小柄な日本人女性では穿孔の危険性が高く，現在，日本では市販されていない．直線状の active fixation lead を右心耳に固定するためにはJ型に曲げたスタイレットを準備する必要がある（図 2）．リードを右心房下部まで挿入しておいてJ型スタイレットを挿入する

図 1　**心房用 J 型タインドリード**

J型にプリシェイプされているが，スタイレットを挿入することで直線状になる．J型のカーブはスタイレット位置によって変わる．

5 リードの留置・固定・ポケット内処理

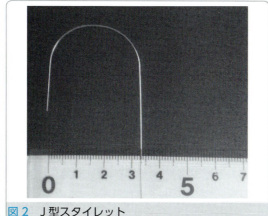

図2 J型スタイレット
SJM 1688-Tであらかじめ準備されているJ型スタイレット．スタイレットが準備されていない場合には，自分で作製する必要がある．

が，このスタイレットの挿入には慣れが必要である．スタイレットをリードが体外に出ている部分まで挿入した後，スタイレットを無理に進めずにリードごと体内に押し入れる．リード先端まで挿入するためには，リードが十分に右房に到達している必要がある．

リードがJ型を形成するにはJ型passive fixation leadではスタイレットを引き抜くが，active fixation leadの場合にはスタイレットを押し込むという逆の操作が必要である．リードの曲がり具合をみながら，リード先端が心耳に入り込むようにスタイレット，リード位置，リードの回転を調節する．リードがどちらを向いているかは，PA像でも，リードの動きで確認可能であるが，より確実性を求めるには深いLAO像でリードが前方（脊柱の反対側）に向いていることを確認する．

2 右房自由壁

心房自由壁に固定するにはactive fixation leadが必須である．心房自由壁は壁厚が薄く，通常はヘリックスが穿通すると考えるべきである．右側気胸を起こした例も報告されている[1]．植込み型除細動器（ICD）植込みの初期において，far field sensingを避けるために右房自由壁への留置が推奨されたこともあるが，現在では推奨されていない．この部位を選択する必要がある場合には粗暴な操作や，留置後にリードを引くなど留置部位に力を加える操作は，心房自由壁のtearを引き起こすことがある．

留置方法
1) 心房までの挿入は右心耳固定と同じである．
2) 高位心房自由壁の右心耳基部は構造的に脆弱である．また，裂けやすい部位でもある．この部位に裂傷が生じると心タンポナーデの可能性が高いため，少し位置を下げて心耳内へのアプローチを試みるべきであろう．
3) 低位心房自由壁は，心臓手術後などで心耳が結紮されている場合に用いることが多い．留置には，大きな曲率のスタイレットを用いる．左側アプローチでは，通常このスタイレットを用いるとリードは中隔方向あるいは三尖弁輪方向に向く．そこでスタイレットを徐々に時計回転し，リード先端が前方を向くようにする．
4) リード先端を上下左右に少しずつ動かして，リード先端が固定する場所を探す．
5) リード先端が固定されたら，少しリードを押し込んで，リードが自由壁に垂直よりやや下方から接するように調節する．
6) 波高値，刺激閾値を測定して，留置部位として良好かどうかを判断する．

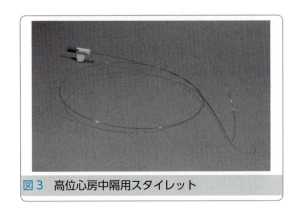

図3 高位心房中隔用スタイレット

7) ヘリックスの伸展はゆっくり行う．心房自由壁は，リード先端の固定が心拍動で動きやすい．そこでスタイレットを保持する必要があるが，ヘリックスが出たままのリードではこの位置でリードを回転させてねじ込むことができる．

3 心房中隔ペーシング

従来は心房ペーシング部位としては，右心耳が一般的であった．これは，手技が比較的容易で，長期安定性に優れ，電気的にも良好な閾値を得ることができたためである．しかしながら，右心耳ペーシングでは心房内伝導遅延や右房-左房間のmechanical dyssynchronyの改善が得られず，心房細動の十分な抑制効果が得られない可能性がある[1~3]．最近，スクリューインリードの改良に伴い，心房内の様々な位置にペーシングリード留置が可能となった．これにより，心房中隔からのペーシングが可能となった．心房中隔をペーシングする方法にはいわゆるBachmann束近傍をペーシングする高位心房中隔ペーシングと，Kochの三角付近をペーシングする低位心房中隔ペーシングがある．

a）高位心房中隔

高位心房中隔へのリード留置は，左右心房筋を連絡するBachmann束の近傍をペーシングすることにより左右心房間伝導時間を短縮することを目的としている．この部位をペーシングすることにより実際にBachmann束を捕捉し得るかについては議論のあるところであるが，高位心房中隔ペーシングでは洞調律や右心耳ペーシングに比較して左右心房間伝導時間が短縮し，P波の幅も短縮し[2~5]，右心耳と比べ持続性心房細動の発生を有意に抑制したという報告がある[2]．

高位心房中隔にリードを留置する場合，上方の比較的狭い右房内でリードの先端を後方の中隔に向ける必要がある．したがって高位心房中隔では先端ができるだけ柔軟なスクリューインリードを選択すべきである．高位心房中隔へのリード留置には狭い部位での操作性と先端の軽さの点で優れたnon-retractable typeのスクリューインリードを使用すると手技が容易であるが，最近発売されるようになった先端の柔軟性に優れたretractable typeのスクリューインリードでも留置が可能である．

高位心房中隔へのリード留置では強く屈曲したスタイレットを複数回リードに出し入れする場合がある．このため，リード固定が終了するまで止血弁付きのシースを留置したままで操作を行うほうが容易である．

スクリューインリードに付属したJ型のスタイレットの形状は高位右房の前方に位置する右心耳にリードを向けることを前提としたものであり，右房の後方に位置する心房中隔へ先端を向けるのに適した形状ではないために，高位心房中隔にリードを向けることは困難であることが多い．

したがって，高位心房中隔へのリード留置には，リード先端を高位右房で後方に向けるための立体的な形状をしたスタイレットを形成する必要がある[5]．高位心房中隔へのリード留置に用いるスタイレットの一例を図3に示す．スタイレットのカーブの形成には，リード先端が後方の心房中隔

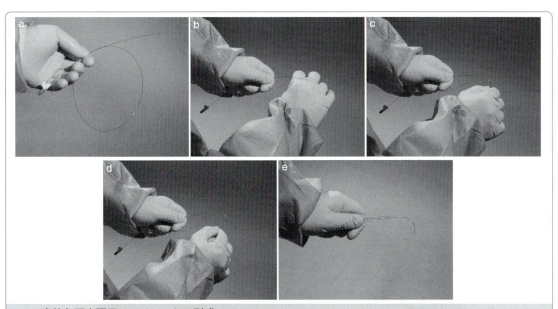

図4 高位心房中隔用スタイレットの形成
ストレートのスタイレットを大きく巻き，先端が後方を向くように右巻きに手前方向に直径3～4cm程度のカーブを形成する．

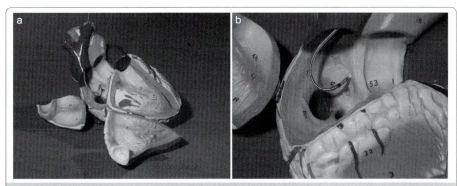

図5 高位心房中隔用スタイレットを入れた際のリードの走行
形成したスタイレットを広げてリードに入れると，リード先端が自然に後方の高位心房中隔に向かうカーブとなる．

に向かう形状をつけることを意識して行う．まずストレートのスタイレットを大きく巻いておき，これに急峻な直径3～4cm程度のカーブを，先端が後方を向くように形成する（図4）．これを広げると静脈からリードを右房内に進めた際に自然に高位心房中隔に向うカーブとなる（図5）．

ストレートのスタイレットをリードに挿入し，リード先端を右房に進める（図6a）．non-retractableのスクリューインリードでは，しばしば先端が左腕頭静脈-上大静脈合流部で血管壁に直角に当たるなどしてスタックすることがあるが，この場合はスタイレットを少し引き抜いたり，あるいはシースを少し抜くなどにより，リード先端が血管壁に強く当たらない操作を心がける．

右房に進めたリードからストレートのスタイレットを引き抜き，あらかじめ作製しておいた高位心房中隔用スタイレットに交換する（図6b）．高位心房中隔用スタイレットがリード先端まで進んだら，スタイレットに反時計回転方向のトルクを加えてリード先端を後方に向けながら，徐々に

II 植込み手技の実際

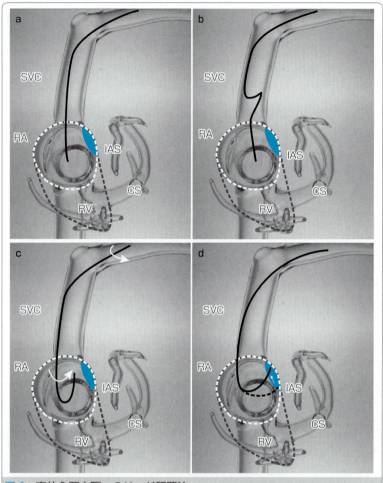

図6 高位心房中隔へのリード留置法
a：ストレートのスタイレットを入れてリードを右房に進める．
b：高位心房中隔用のスタイレットをリード先端まで挿入する．
c：スタイレットに反時計回転方向のトルクを加え，リード先端を後方に向ける．
d：スタイレットに反時計回転トルクを加えつつリードを軽く引き，先端が引っかかった部位が高位心房中隔である．
SVC：上大静脈，RA：右房，IAS：心房中隔，CS：冠状静脈洞，RV：右室．
青色の部分は高位心房中隔領域を表す．

上方にリードを引き上げてくる（図6c）．この操作によりリード先端は卵円窩付近から心房中隔を滑りつつ，高位心房中隔に向かってくる（図6d）．リード先端の滑りが少なく，引っかかる感触の得られる部位があったら，その部位への固定を考慮する．ここで，リード先端が確実に後方に向いていることをX線透視のLAO像により確認する（図7）．

リード先端が中隔に位置することが確認できたら，電位波高，刺激閾値を計測する．このときに先端電極で単極電位を記録することにより，リードと心筋の接触の程度がわかる．心房電位のST部分が適度に上昇している場合，リード先端と心筋の接触は十分であり，リード固定に適した接触圧であると判断してよい．ST上昇がみられない場合，リード先端と心筋の接触は不十分であり，リードの固定は困難である．ST低下がみられた場合，リード先端が穿孔している可能性がある．特に心房は壁厚が薄いため，不用意な操作により容易に穿孔する可能性があることに注意する．

5 リードの留置・固定・ポケット内処理

　リードが適切な位置に置かれたら，スクリューを操作してリード先端を固定する．スクリュー固定がなされたら，深吸気や立位になった際のたわみを考慮してリードを結紮固定する．特に，左腕頭静脈が上大静脈に直角に近い角度で合流する場合，リードのたわみが合流部で上方にとられて先端部分に余裕がなくなることがあるので注意する．左側植込み例，右側植込み例の術後Ｘ線写真を図8に示す．

　高位心房中隔ペーシングの問題点として，高位心房中隔の前方には大動脈が存在する（図9）．心房壁と大動脈壁の厚さと，スクリューインリードのヘリックスの長さ（1.6〜1.8 mm）を考慮すると大動脈への穿孔・穿通の可能性は少ないとする意見もあるが，リード固定時の先端の接触圧やスクリュー操作の仕方によっては保証の限りでは

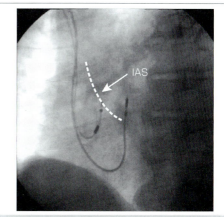

図7　高位心房中隔に留置したリード位置の確認［左前斜位像（LAO）］

IAS：心房中隔．

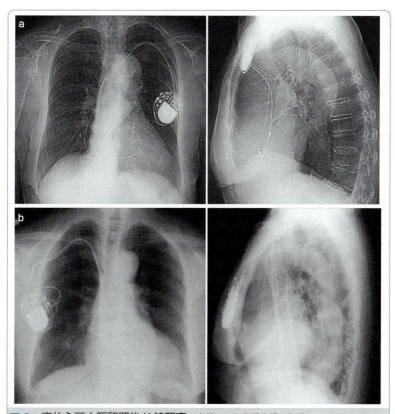

図8　高位心房中隔留置後Ｘ線写真（文献6より許諾を得て転載）
a：左側植込み例．心房リードは non-retractable type の Intermedics 社製 ThineLine を使用した．
b：右側植込み例．心房リードは retractable type の Biotronic 社製 Setrox を使用した．

ない．大動脈穿孔を回避するため，スクリュー固定の前に，リード先端が後方に向いていることを必ず透視（LAO像）にて確認しなければならない．大動脈損傷の結果は甚大である．

高位心房中隔へのリード留置は屈曲の強いスタイレットを使用する必要があるため操作性がやや悪いが，右房側壁がsupporting pointとなるため中隔へのスクリューインが確実になされ固定性が良好となる．一度良好な固定が得られれば，dislodgementはむしろまれであるという意見もある．

b) 低位心房中隔

最近，心房細動予防の観点および手技の容易さより，Kochの三角部の低位右房中隔ペーシング

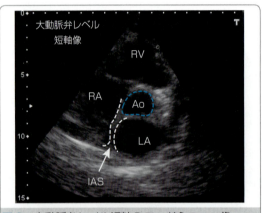

図9 大動脈弁レベル短軸Bモード心エコー像
高位心房中隔にリードを留置する場合，大動脈の位置する前方にリードを向けてはならない．
RV：右心室，RA：右房，Ao：大動脈，LA：左房，IAS：心房中隔

の有効性が期待されている[7, 8]．低位心房中隔は，比較的壁厚も厚く保たれているため，スクリューインリードを用いても穿孔の危険性はない．また，右心耳近傍では，心房筋の変性が進行し良好なペーシング閾値が得られないことがあるのに対し，低位心房中隔領域では心房筋の電気的反応が最後まで残存していることが多い．さらに，右心耳ペーシング時には，心房レート上昇に対してPQ（AV）時間が延長し，AV intervalを延長しても心室がfusion beatとなりやすいのに対し，低位心房中隔ペーシングではAV時間が比較的短縮するため，自己心室波を温存できる利点がある．図10, 11に低位心房中隔ペーシングを行った場合の12誘導心電図と胸部X線写真を示した．

低位心房中隔ペーシングの手術手技としては，J型のスタイレットを応用する方法とストレートのスタイレットを曲げて使用する方法と曲率可変型のスタイレット［Locator™，Abbott社（St. Jude Medical社）］を用いる方法がある．

低位心房中隔ペーシングを行うにあたってはスクリューインリードを使用する．ガイドワイヤー挿入後，右房入口部までロングシースを挿入する（図12）ことにより，サポート性が高まり，スクリューしやすくなる．ロングシースの先端は右房入口部直下に固定できるように調節し，シースはリードより1 Fr大きめのサイズを使用するほうがリードの操作性がよくなる．通常のスクリューインリードに心房用Jタイプのスタイレットの先端約1 cmを90°に屈曲させてリード先端まで挿入する（図13）．あるいは，スタイレッ

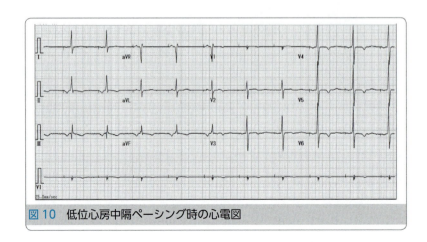

図10 低位心房中隔ペーシング時の心電図

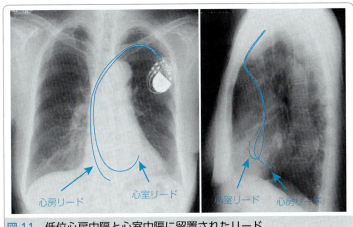

図11 低位心房中隔と心室中隔に留置されたリード

トの先端を90°に屈曲させるのではなく，全体的に緩い三次元カーブを作る方法がある．スタイレット形状を心耳留置のスタイレットよりも広く曲率半径の大きなJ型に成形する（図14）．この際，ストレートのスタイレットを曲げる方法と，心房用J型のスタイレットに曲げる方法がある．プリシェイプされたスタイレットの形状は強固に記憶されるが，後から用手的に作られたカーブは記憶されない．また，大きな曲率のカーブと比べ，小さな曲率のカーブは記憶されない．曲率可変型のスタイレット［Locator™, Abbott社（St. Jude Medical社）］は，三次元のカーブはつけられないが，慣れると使いやすい．

まず，ロングシースを通してリードを心房内に進め，リードおよびあらかじめ準備しておいたスタイレットを微妙に操作して，リード先端を低位心房のKochの三角部に向ける．リード先端がシースから右房内に出て心房下部まで進めたところで，スタイレットをリードの先端からシース先端近くまで徐々に引き抜く方法もある．このときリード先端はスタイレットが抜けているために柔らかいが，J型スタイレット先端が後方に屈曲されているため，リード先端も心房の後方を向くこととなる．これらの方法でリード先端が下位心房中隔に向かない場合には，まず直線状のスタイレットでリード先端を下大静脈へと進める．次にスタイレットを交換する．冠状静脈洞に進入した場合と同様に形状を作ったスタイレットを挿入す

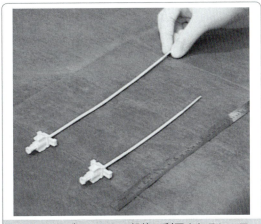

図12 ロングシースと一般的に利用されるシース

るが，リード先端は下大静脈内に保持する．スタイレットが先端まで挿入されたら，冠状静脈洞の場合と同様に，スタイレットに反時計回転のトルクを軽くかけながらゆっくりと右房内に引き抜く．

低位心房中隔に確実に留置するためには，透視像（LAO view 50°）でリード先端が後方を向いていることを確認する必要がある．また，スクリューインの前に，心房センシングおよびペーシング閾値を測定する．このとき，ペーシング時のP波の極性を心電図にて確認することは有用である．II，III，aVf誘導で陰性P波（I誘導で±あるいは陰性P波），aVrで陽性P波，V6の陰性P波が得られれば低位心房中隔に位置していると

79

II 植込み手技の実際

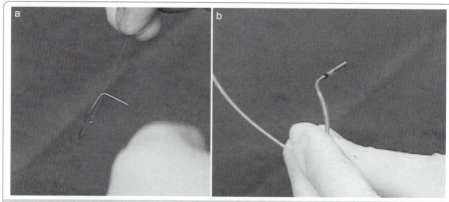

図13 低位心房中隔ペーシング時のスタイレットの形状とリード
a：低位心房中隔植込み時に利用するスタイレット
b：スタイレットを挿入した後のリード

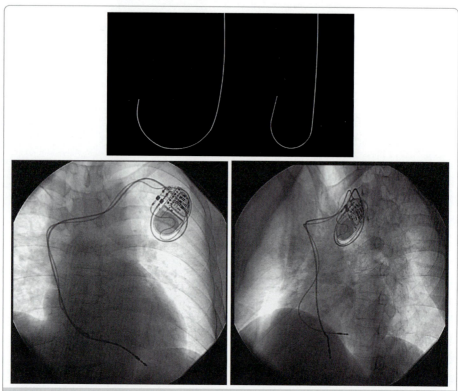

図14 スタイレット形状とリード位置

直のスタイレット先端をJ型に成形する（上右側）．上左側はリードに添付されているJ型スタイレット．低位心房中隔留置にはこれより広いRがよい．ひらがなの"し"をイメージすればよい．留置位置は心尖部に留置されたリードと正面像では重なるような位置にある．しかし，LAO 50°で後壁に向いていることを確認することが必要である．

考えられる．しかし，透視像にて実際の位置を確認する必要がある．心房ペーシングスパイクから自己QRSまでの房室伝導時間は，右心耳ペーシングと比較して短いことが多い．センシング，ペーシング閾値に問題なければ同部位でリードを固定する．低位右房に留置した場合でも，ペーシング閾値，センシング閾値ともに右心耳ペーシング時と同等であり，低位右房が右心耳より特に不利であることはない．

ヘリックスで固定後，リード先端が脱落しないようにJ型スタイレットをシース内まで注意深く引き抜く．リード先端が固定された状態でJ型スタイレットがシース内に入れば，J型スタイレットを直線スタイレットに入れ替えて，ロングシースを抜去する．深呼吸に合わせて十分な心房リードのたわみが心房内でついていることを確認した後で，再度心房センシング感度とペーシング閾値を確認しリードを固定する．

ヘリックス固定後，リード先端とJ型スタイレット先端までの右房内で十分なリードのたわみがないとスタイレット抜去時にdislodgementをきたしやすいので，リードのたわみが重要である．立位で横隔膜が下がった場合に脱落しやすい（図15）．低位心房中隔にリードを留置する場合はリードおよびスタイレットのカーブと右房側壁が離れて，右房壁がsupporting pointにはならなくなってしまい，スクリューインが不確実になり，dislodgementを起こすことがある．

リード留置後の注意点は，心耳に留置した場合と同様に，呼吸によるリードの伸展が大きいため，術中に患者に深呼吸を促し，リードの伸展具合を確認することである．心室に近い位置にリードが留置されるため，術中・術後ともにfar field sensingの測定は必ず行い，far field R波 sensingを避けるために，適切なPVAB（post ventricular atrial blanking）を設定すべきである．

B 右室リード

1 右室心尖部ペーシング

右室心尖部はリードを留置しやすく，閾値，心内電位波高，リードの安定性も良好で，これまでは右室リードの標準的な留置部位であった．しかし，血行動態上からは中隔のほうが望ましいという意見がある．しかし，ショックリードや心臓再同期療法（CRT）を行う際の右室リードは右室心尖部に留置するのが標準的であり，右室心尖部

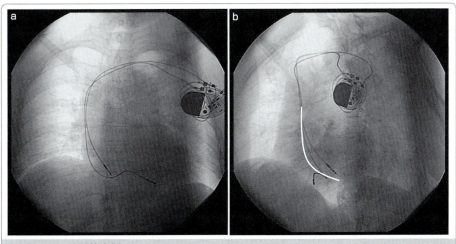

図15 リード脱落症例
正面像（a）ではたわみがあるようにみえてもLAOでは少ないことがわかる．LAO 50°（b）で十分なたわみ（白線）をとるように調節する．

II 植込み手技の実際

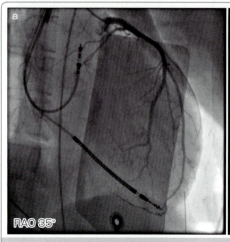
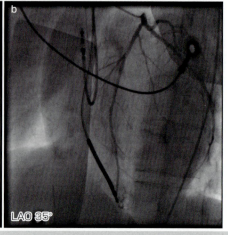

図16 右室心尖部と左冠動脈前下行枝
右室心尖部は左冠動脈前下行枝と極めて近い．リードを押し付けると，冠動脈の移動が妨げられるため，ヘリックスで冠動脈を傷つけてしまう恐れがある．このような場合には，急激な閾値上昇やR波高の低下が起こることが予想される．通常の留置では，ヘリックスの進行に応じて冠状動脈は移動するため，大きな問題にはならないと推測される．

へのリード留置手技は現在でも植込み型心臓デバイス治療を行ううえで必須である．右室心尖部といっても，必ずしも真の心尖部に留置しているわけではない．以前は安定性の問題より側面，左前斜位で前方を向けたほうがよいとされていたが，先端を後方，中隔側を向けたほうがよいとする意見がある．

右室心尖部で認識しておかなければいけない解剖に冠状動脈がある（図16）．右室心尖部は左冠状動脈前下行枝末梢と極めて近いことに注意が必要である．通常，強く押しつけるなどの操作を加えずにヘリックスを伸展した場合には，ヘリックスは冠状動脈を避けて刺入される（図16でも冠状動脈がshiftしている状態が確認できる）．

心尖部にリードを留置する方法には右房から三尖弁を経て直接右室心尖部を目指す方法と，最初に肺動脈にリードを上げておき，下に落としながら心尖部に先端を向かわせる方法の2種類があるが，いずれの方法もスタイレットのカーブを自分でシェイピングして操作を行う．自在なスタイレット・リード操作を行うためには，スタイレットにスムーズなカーブをつけるよう心がける必要がある．

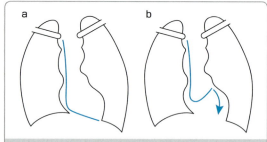

図17 右室心尖部へのリード留置
彎曲したスタイレットを心室リードに挿入し，リードの先端が三尖弁輪を越えたらリード先端を右室心尖部まで進める（a）．あるいはまず，流出路近傍まで進めて，引きながらリード先端を右室心尖部に落とす（b）．

心尖部にリードを留置する方法

1) スタイレットを引き延ばしながら曲げて，右室心尖部まで届くようなJ型とする．
2) 彎曲したスタイレットを心室リードに挿入し，リードの先端が三尖弁輪を越えたらリード先端を右室心尖部，あるいは流出路近傍まで進める（図17）．
3) もし，左前斜位像で，心室中隔よりも左室方向にリード先端を認める，あるいは側面像でリード先端を心臓後方に認める場合には冠状静脈洞内にリードが入っている可能性が高く，いったん右房まで引き抜いて再

度，右室挿入を試みる．また，右室にリードが入ると通常，心室期外収縮が起きるが，もし右室と思われる部位に挿入しても期外収縮が発生しない場合には，冠状静脈洞にリード先端が入ってしまった可能性が高い．

4) リード先端が右室心尖部に進んだら，柔らかいストレートの，あるいは彎曲の弱いスタイレットに入れ替えてリード先端を左下方に向ける．もし，リードの先端が右室壁に強く当たっているようであれば，この操作により，右室穿破の可能性があるため，リードをやや引きながら行う．

5) リード先端が心尖部に進んだらスタイレットを抜きながらリードを少し心尖部に押しつける．理想的な右室心尖部の位置は正面像では先端が左下方に，側面像では前方に向かっており，深吸気により心臓全体が下方に移動したときにリードの先端が移動しないように若干のたわみがあるほうがよい．最近，先端が後方，中隔側を向いたほうがよいとする意見もあるが，エビデンスがあるわけではない．

心室内でリードを操作する際，押すときにスタイレットをリード先端まで入れていると，壁に強く当たった場合には心室穿孔を起こす可能性がある．スタイレットを2〜3cmほど引き抜き，リードの先端が柔らかい状態で透視下に壁に当たる状態を観察しながら操作することが望ましい．

C 心室中隔ペーシング

手技の容易さ，リードの安定性，留置の安全性や電気的特性から元来，心室リードは右室心尖部への留置が一般的であった．しかしながら，右室心尖部ペーシングの心機能への悪影響に対する懸念から，近年，右室中隔ペーシングが注目されている．

心室中隔ペーシングといっても，リード留置部位は大きく4ヵ所に分類され，それぞれに中隔部と自由壁が存在する［Ⅰ章-3．植込みに必要な解剖学的知識（p.28）を参照］．右室流出路，右室高位中隔，右室中位中隔，右室低位中隔である．

右室リードと三尖弁

三尖弁の構造は複雑で，同じ房室弁の僧帽弁と大きく異なる点は弁葉が右室壁の複数の乳頭筋に検索で連結されている点である[9]．

リードの三尖弁通過によって，三尖弁は何らかの影響を受けるが，時に重症の三尖弁閉鎖不全を引き起こす[9,10]．もしリードが三尖弁を通過する際にリード先端から通過すると，三尖弁に付着する腱索を巻き込む可能性がある．巻き込みは多かれ少なかれ三尖弁逆流の原因となる．また，active fixation leadでは，弁葉を心内膜に誤って固定してしまう可能性すらある．これを防止する1つの方法は，三尖弁をリードボディーから通過することである．電気生理やアブレーションでは，同様の方法でカテーテルを逆行性に大動脈弁を通過させる．この方法は巡行性であっても，構造が複雑な房室弁通過に有効な方法と考えられる．

容易に三尖弁通過をリードボディーから行うために最も簡単な方法はリードに付属するJスタイレットを用いる方法である．柔らかなJスタイレットを心房内で挿入した後，リードを押し込んでいくと多くの場合にはリードは自然にリードボディーから心室内に侵入する．十分に侵入したところでスタイレットを一気に抜去する．ゆっくり抜去するとリードによる三尖弁逆流で心房に押し戻されてしまう．この方法に特に危険な点は見出せないが，唯一Jスタイレットを抜去してストレートスタイレットに入れ替える時間に，心室内のリードが壁面に接触してVTを誘発することである．危険と感じた場合にはリードを躊躇なく心房まで引き戻すことが必要であり，当然準備されていると考えられるが，いうまでもなく体外式除細動器の存在は確認しておいたほうがよい．心尖部留置を目的とする場合にはストレートスタイレットに入れ替えるが，その他の部位を目標とする場合にはあらかじめ必要なカーブのスタイレットを作製しておき，入れ替える．

Ⅱ 植込み手技の実際

右室流出路の解剖学的な定義が曖昧であり，過去の報告例では右室流出路自由壁ペーシングや流出路中隔ペーシングが混在している．また，実際には右室流出路中隔側の範囲は狭く，解剖学的にも右室流出路中隔領域の壁構造は平滑であり留置が困難であることも知られている．最近では，手技の容易さ，リードの安定性，留置の安全性や電気的特性から，右室高位〜中位中隔ペーシング留置を目指すことが一般に多いようである．右室中位中隔ペーシングでは，paced QRS duration に関しても比較的短縮した QRS 波形が得られることが多い．

リードの留置部位に関しては，心室中隔に確実にリードを留置し，自由壁を避ける必要がある．自由壁にリード先端が留置されると paced QRS 幅は延長し，短縮は得られないことが多い．また，術中の透視で確認する際は，LAO 40°はリードの向きを判断するには十分ではなく，LAO 60°以上でリード先端が後方を向いていることを確認すべきである．右室中隔ペーシング時の胸部 X 線写真と 12 誘導心電図（図 18, 19），右室自由壁に心室リードが留置された症例の胸部 X 線写真と 12 誘導心電図をそれぞれ示す（図 20, 21）．右室中隔ペーシング時には胸部 X 線写真の側面像

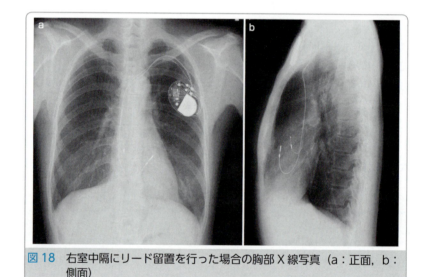

図 18　右室中隔にリード留置を行った場合の胸部 X 線写真（a：正面，b：側面）

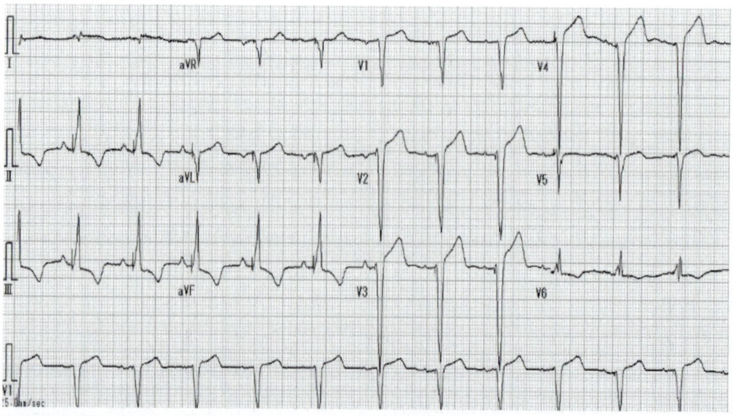

図 19　右室中隔ペーシング時の 12 誘導心電図

でリード先端が中心から後方を向いており，四肢誘導第Ⅰ誘導で paced QRS 波が±となっており，比較的幅の狭い paced QRS となっているのに対して，自由壁ペーシング時には胸部 X 線写真側面像でリード先端が前方を向いており，四肢誘導第Ⅰ誘導で高い R 波となっており，paced QRS 幅も広い．

ペーシング部位と心電図 QRS 波形についてある程度基礎知識を得ておくことは，実際の手術を行ううえで非常に役立つ．McGavigan らは右室流出路ペーシングと心電図波形について，透視上の前後像，右前斜位（RAO 40°），左前斜位（LAO 40°），さらには側面像を用いてリード留置部位と心電図上の paced QRS 波形の特徴について 150 人の患者で詳細に検討している[11]．右室流出路に心室リードを留置できた 132 人の患者を検討した結果，右室流出路中隔側に留置できたのは 81 人で，51 人は右室流出路自由壁であった．右室流出路中隔に留置できた患者群では，右室流出路自由壁留置群に比し，12 誘導心電図上の paced QRS 幅は有意に短縮していた（134 msec vs. 143 msec, p<0.02）．さらに，第Ⅰ誘導心電図の QRS 波が陰性の場合，リード留置部位が中隔側である陽性適中率は 90 ％であったと報告している．側面像で，リード先端が後方を向いている場合には，100 ％中隔側であることも報告している．一方，

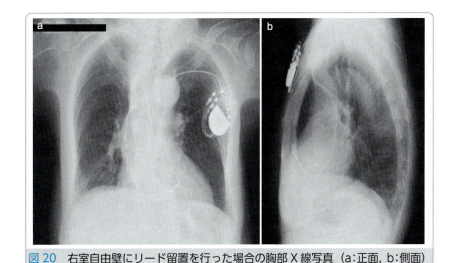

図 20 右室自由壁にリード留置を行った場合の胸部 X 線写真（a：正面，b：側面）

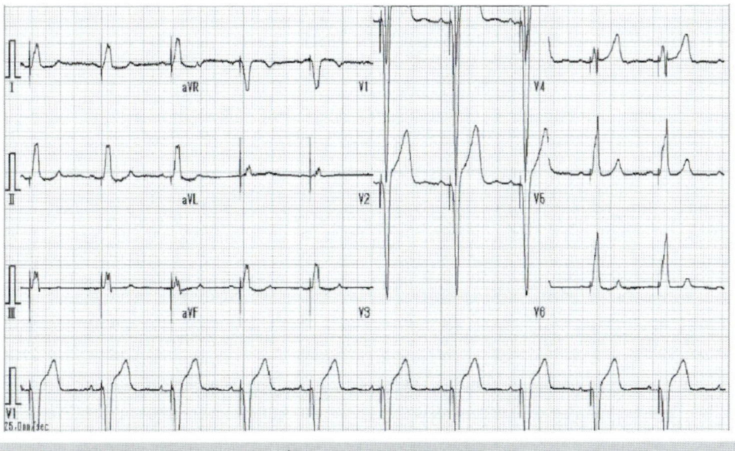

図 21 右室自由壁ペーシング時の 12 誘導心電図

リード先端が右室流出路自由壁にある場合には，四肢誘導Ⅱ，Ⅲ，aVfでQRS波にnotchingを認めたとも報告している．手術時に側面像でリード先端部位を確認し，後方に位置していることを確認することが，中隔留置を確実に確認する手法としては最も理想的であるが，実際の手術現場では非常に困難なことも多い．カテーテル室でのペースメーカー植込み手術では可能かもしれないが，手術室での植込み手術では透視で側面像を撮ることができないからである．しかし，心電図のみならず透視の両者で確認することが最も理想的であり，その場合，透視はLAO 60°以上でリード先端が後方を向いていることを確認すべきである．

安部らは，active fixation lead（スクリューインリード）を用いて右室中隔ペーシングを2003年からペースメーカー植込み患者全症例に対して施行しており，ペーシング部位による閾値，心電図の違いを評価している．この報告では，右室中隔ペーシング初期植込み30症例での中隔へのリード留置成功率は93.3%であった．また，平均手術時間も1時間以内であり，右室心尖部留置時の手術時間とほとんど同じであった．表1に示すように，植込み時のペーシング閾値，心室R波高には両部位で明らかな相違を認めなかった．また，図22と図23に示すように，右室心尖部と右室中隔ペーシング時のpaced QRS幅は明らかに右室中隔ペーシングで有意に短縮していた（右室心尖部 165.5 ± 18.0 msec vs. 右室中隔ペーシング 127.1 ± 9.9 msec; p<0.001）．このように，同一患者で行った検討でも右室中隔ペーシングによりペーシング閾値や心室R波高の違いを認めることなく，paced QRS幅の有意な短縮が認められる．

リードが確実に中隔に留置されているかの判断

表1 右室中隔ペーシング時の測定データ

	植込み直後	植込み1週間後
センシング閾値	13.1 ± 6.2 mV	11.4 ± 4.7 mV
ペーシング閾値	1.0 ± 0.4 V (0.5 msec)	0.9 ± 0.2 V (0.5 msec)
心室リード抵抗	811.6 ± 136.7 Ω	687.1 ± 146.2 Ω

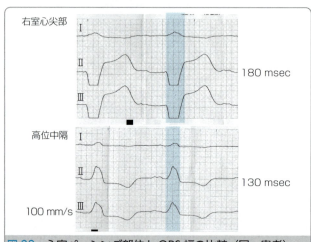

図22 心室ペーシング部位とQRS幅の比較（同一患者）

同一患者において，右室心尖部ペーシングと高位中隔ペーシングを行ったときに記録された体表面心電図（第Ⅰ誘導，第Ⅱ誘導，第Ⅲ誘導）を示した．同一患者であっても，右室心尖部ペーシング時にはQRS幅が180 msecであったのに対し，高位中隔ペーシングではQRS幅は130 msecと明らかにQRS幅が短縮しているのがわかる．

5 リードの留置・固定・ポケット内処理

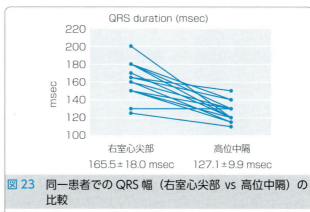

図 23 同一患者でのQRS幅（右室心尖部 vs 高位中隔）の比較

右室心尖部ペーシングと高位中隔ペーシング時のQRS幅．右室心尖部ペーシング時の平均QRS幅が 165.5 ± 18.0 msec であるのに対し，高位中隔ペーシング時の平均QRS幅は 127.1 ± 9.9 msec と約 40 msec 弱短縮している．このことからも高位中隔ペーシングが推奨されることがわかる．

は非常に難しい．心電図学的な特徴が得がたいことや術中透視（RAO 30°，LAO 40°）での中隔留置の確認では確実性がなく，心室中隔に留置したつもりでも側面像で確認するとリード先端が右室自由壁に留置されていることがある．その場合には心室穿孔の危険性も出てくる．心室中隔部に確実にリードを留置することは必ずしも容易ではないことを認識しておく必要がある．

心室中隔ペーシングを行う際に，リード先端を一度，肺動脈近くまで上げてから目的の部位まで下げていく方法と，リード先端を目的の部位まで直接，下方から上げていく方法がある．いずれの方法であっても，右室自由壁に留置したのでは血行動態上のデメリットが大きく，穿孔の危険性もあり，心尖部より劣るペーシング部位であることを銘記すべきである．また，右室流出路，中隔にこだわるあまり，植込みに長時間をかけることも問題である．

1 上からの中隔へのアプローチ

心室リードを挿入する前に，心室リードに十分な曲がりをつけるためのスタイレット（肺動脈挿入用）と直線に近い軽めのカーブをつけたスタイレット（心室中隔固定用）の2本のスタイレットをあらかじめ準備しておくとよい（図 24）．心室中隔ペーシングを行うにあたってはスクリューインリードを使用する．肺動脈挿入用に作製した強めのカーブのスタイレット（図 25）を挿入した心室リードを血管内に挿入し，リード先端を肺動脈まで押し進める．心室リード先端を左右肺動脈の分岐点まで十分押し進める（図 26）．そこでいったん曲がりのついたスタイレットを抜き，今度は比較的カーブの緩い（直線に近い程度に緩やかなカーブをつけたソフトタイプ）スタイレットに入れ替える（図 27）．このスタイレット入れ替え時に心室リード先端が肺動脈からずれ落ちて，リード先端が右心室に落ち込まないように透視で確認しながら気をつけてスタイレットを入れ替える必要がある．直線に近い軽い曲がりのついたスタイレットをリード先端部まで挿入したままの状態で，透視下で徐々に心室リードを引き抜きながら肺動脈弁直下まで下ろしてくる（図 28）．リードを徐々に引き，リード先端が右室流出路から心室中隔中位でリードを若干押し進めてみて，心室壁への抵抗を感じリード先端が肺動脈に滑り上がらない場所を探す．目標としては，中隔円錐（septomarginal trabecula）近傍でのリード留置を試みる．paced QRS duration の短い narrow QRS 波形が得られることが多い．また，肺動脈からリードを徐々に引き抜く際には，軽く 90° 程度までカウンタークロックワイズ（反時計回転）に回しながら引き戻すとリード先端が中隔側に向

Ⅱ 植込み手技の実際

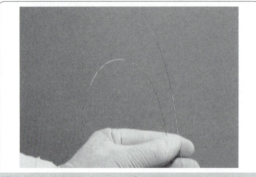
図24 心室中隔ペーシングに利用するスタイレット

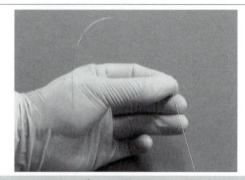
図25 肺動脈アプローチ用スタイレット

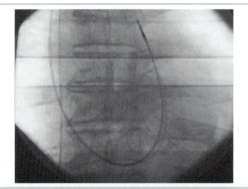
図26 肺動脈分岐部へのアプローチ時の透視像

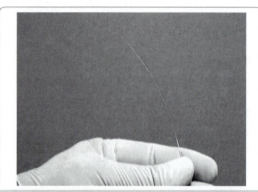
図27 右室中隔固定用スタイレット

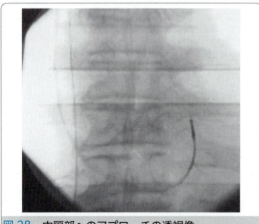
図28 中隔部へのアプローチの透視像

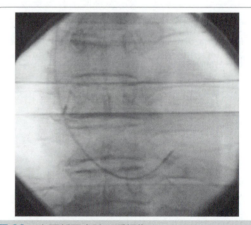
図29 中隔部固定時の透視像

く場合が多い．

　リード先端が固定されたら，まずその部位で心内R波高，心室ペーシング閾値の測定を行ってみる（図29）．心室ペーシングを行いながらそのときのpaced QRS波形の極性とQRS幅も観察する．右室流出路中隔でのペーシングでは第Ⅰ誘導のQRSは陰性を示すが，QRS幅はあまり短縮しない．mid-septumでは第Ⅰ誘導のQRSは陽性となるが，QRS幅はかなり短縮する．もしQRS幅が延長している場合には必ず中隔側にリードが位置しているかを透視かエコーで確認する必要がある．そして，これらを確認した後に初

5 リードの留置・固定・ポケット内処理

めてスクリューを出し，リードを心室壁に確実に固定する．その後，再度心室ペーシングならびにセンシング閾値の測定を行い，ペーシング閾値が1 V以下であることを確認する．また，リード固定後には，10 V前後の高出力でペーシングを行い，前胸部肋間筋刺激がないかどうかについてもチェックしておくとよい．肋間筋刺激が認められる場合には，リード先端が右室自由壁に固定されていることが予想されるからである[12]．また，右室心尖部ペーシングの場合には，三尖弁ならびに右房で十分な心室リードのたわみが必要であった．なぜなら，患者が立位になると心室リードが伸びてしまいdislodgementの原因となることがあり得るからである．しかしながら，右室中隔ペーシングの場合，立位になっても心室リードが伸びてたわみが消失することは少ない．

これらの手技操作においては，特殊なスタイレットの形状作製や特殊な技能はいっさい必要とせず，通常の手術手技で容易に行うことができる．しばしばリードが滑って肺動脈に滑り抜けることもあるが，リード先端が固定され引っかかる部位を探すことにはさほど労力を使うことは通常ない．徐々に高位から中位に位置をずらして探していけばよいのであって，必ずしも右室流出路や高位中隔にこだわっていたずらに時間を消費すべきではない．どうしても適切な留置部位を得ることができない場合には，特殊なスタイレット［Abbott社（St. Jude Medical社）製Mond Stylet™］を使用することで心室中隔留置が可能となることもあるので試してみるのも一方法である．ただこのスタイレットでは，右室流出路中隔あるいは高位中隔への留置は非常に容易に行えるが，mid-septumやlow-septumへのリード留置には困難を伴うことも知っておくべきである．通常のやり方でまずmid-septumをターゲットにペーシングリード留置を試み，どうしても留置が困難な場合やnarrow QRS波形が得られない場合には，次の方法としてMond Stylet™を使用して右室流出路中隔か高位中隔へ確実に留置するのがよいのではないかと思われる．

2 下からの中隔へのアプローチ

心室リードを留置する場合，いったん肺動脈にリードを上げてから徐々に流入路に引き抜いて，落ちてきた場所から心尖部を目指す方法を行うのが，従来の教科書にも記載されている方法である．しかし，この方法で流出路中隔より下位の中位心室中隔留置を目指すには問題があることが指摘されている．中位心室中隔の至適留置部位は右脚走行部である中隔縁柱が目標とされる[13]．この部位はリング状を呈しており，三尖弁を越えたリードを中隔に沿って流出路まで上げると必ずリードの先端が引っかかることで構造を確認できる．

リードをいったん肺動脈に上げた場合，中位中隔を目指そうとする場合によく用いられるのが，大きな曲がりをつけたアンプラッツ型の三次元構造をもったスタイレット［Abbott社（St. Jude Medical社）製Mond Stylet™］である．これを肺動脈に進めたリードに挿入すると図30のようにリード先端は左側に向く圧力を受ける．特に先端部の折り曲げが長ければこの傾向が強い．この部分はPA像では自由壁と中隔との判別は困難で

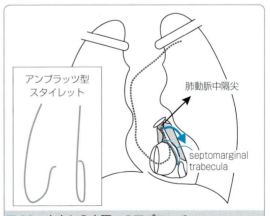

図30　上方から中隔へのアプローチ

肺動脈レベルまで上げたリードにRをつけたスタイレットを挿入していくと，リード先端は左側に力を受ける．右室流出路中隔からseptomarginal trabeculaにかけての心室中隔の表面は平滑で，リード先端が固定されにくい．流出路中隔の左側は肉柱が発達しており，陥凹が多く存在する．アンプラッツ型のスタイレット（左図）では，一度リードが左側に向けられると，この肉柱や陥凹にとらえられて操作が困難となる．また，この流出路左側は自由壁である．

ある。自由壁には陥凹構造があり、active fixation lead を固定しやすく、またこの陥凹にリード先端が捕捉されやすくもある。さらに位置が下がると、中隔縁柱外側の肉柱に入り込んでしまう。中隔と自由壁の接合部に入り込みやすく、この部位の自由壁には冠状静脈が走行している。当然、前下行枝の枝も分布する（図31）。左側を向くような圧力を受けるのは、右室流出路径と折り曲げ部分の長さとの関係による。このようなスタイレットを挿入しつつ反時計回転にトルクをかけすぎるとリード先端は突然大動脈方向に向く。この部位には右冠尖が面しており危険である。したがって、心室中隔アプローチでは肺動脈から引き抜く方法を行う場合には、安部らが示したように、単純な曲がりをつけたスタイレットのほうが安全かもしれない[14]。

このように、肺動脈からリードを引き抜く方法以外に、リードが三尖弁を通過した後に直接（下方より）中位心室中隔にアプローチする方法がある。

1) スタイレットは大きな曲がりをつける。カーブの半径は冠状静脈洞を狙う程度の大きさとするが、より"J"字型に近いように成形する（図32）。カーブが適切かどうかは、三尖弁を容易に通過するかどうかで調節する。

2) リードが上大静脈に入ったら、このスタイレットを挿入する。スタイレットを挿入していくとリード先端は右室方向に向く。ここではスタイレットは保持せずにリードのみを持って操作することが重要である。徐々にリードを挿入し、リードが三尖弁を通過したと思われる部位で、一度リードから手を離す。このことでリード先端は背側（中隔方向）を向く。リードが向いた方向を把握しておき、さらにリード全体を進めると、リード先端が中隔に当たる。

3) ヘリックスを出さずにリード先端の固定性を確認する。心室内に浮遊しているようであれば周辺で固定が確実にできる場所を探す。

4) リード先端（電極部）の固定を確認後、ヘリックスを出さないままで、R波高と刺激閾値を大まかに測定する。R波高が 6 mV 以上で、2 V、0.5 msec の刺激で心室捕捉ができれば、ペーシング時の QRS 幅を測定する。この値は議論がある部分であるが、160 msec 以上の幅広いペーシング QRS であれば、別の部位を探したほうがよいと考えられる。

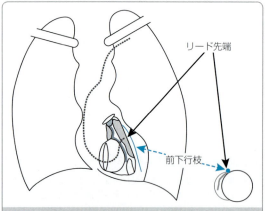

図31 中隔と自由壁の境界部への留置
リード先端は一見中隔に留置されているようにみえるが、自由壁との境界部に留置されている。この左室側には左冠状動脈前下行枝とその分枝が分布している。実験的にはこの枝をヘリックスが貫通して、血腫の形成が確認されている。

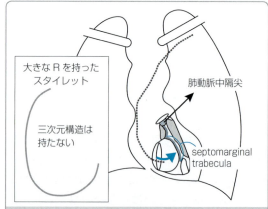

図32 下方から中隔へのアプローチ
三尖弁を越えるとリード先端は上方に起き上がってくる。リードを進めると septomarginal trabecula に下方から当たる。この部分は適度に陥凹や肉柱があり、リード先端の固定は良好である。

5 リードの留置・固定・ポケット内処理

心室中隔ペーシングの優位性？

心室中隔ペーシングの優位性はいまだに十分なエビデンスが得られていない．中隔ペーシングの効果についての多くの報告があるが十分なエビデンスを示すには至っていない．そこでこれらの研究を含めたメタ解析が行われ，LVEF は中隔ペーシングのほうが良好であると結論づけられた[15]が，一方では解析に付する十分なパワーを持った研究が必要であるとも結論づけている．中隔ペーシングの研究が困難な理由として，「心室中隔」側には，①留置部位の解剖学的分類の混乱，②留置部位確認方法の golden standard の欠如が考えられ，一方の「右室心尖部」も留置部位に対する解剖学的な定義が不明確である点が推測される．したがって，一部の study では結構動態的に不利な右室自由壁留置症例が混入している可能性は否定できない．たとえば留置部位についてよく使用される high-mid-low の分類であるが，この分類には解剖学的な指標が加えられていない[16]ことが多く，追試の難しさを醸し出している．

中隔の同定についても様々な方法が提唱されているが[16〜18]，決定的な方法は見出されていないのではないかと考えられる．確実な同定法として右室造影を行う方法は最も確実な同定法である[19]．この研究は Select Secure® Model3830（Medtronic 社）［「Ⅱ章−3．リードの選択とその操作」（p.64）参照］を用いた研究である．このリードはスタイレットルーメンを持たないリードで，カテーテルによって留置部位にデリバリーされる．そこで，リードの留置前に造影を行って留置部位を確認することができる．この研究は randomized, prospective, single-blind 多施設研究で英国，オーストラリアそしてニュージーランドの 18 施設が参加した．最終的には心尖部 85 名，心室中隔 83 名が 2 年間の観察期間で評価されたが，LVEF の変化率には有意差がなかった．このように中隔ペーシングに negative な結果を示す報告も少なくない[19〜21]．

5) 条件を満たす位置でヘリックスをゆっくり伸展する．リードの固定が不良な場合は，スタイレットを引き抜いたときに固定部位から脱落することで，容易に見極められる．

D シングルリード VDD リード

シングルリード VDD リードは心室リードの途中にセンシング専用の心房電極を装着したリードである（図33）．DDD ペースメーカーと比較してシングルリード VDD ペースメーカーの利点は，1本のリードを使用するのみであるために手術時間が短くなり，コストが若干安価になることである．

VDD リードの心房電極は心房内に浮いた状態となっているため，この電極によって得られる心房電位は通常の心房リードに比べて小さい．体位，呼吸，右房容量，運動などにより心房電極の位置が変化し，感知される心房電位も大きく変動することが予想され，心房センシングレベルの設定によっては感知されない可能性がある．心房波を感

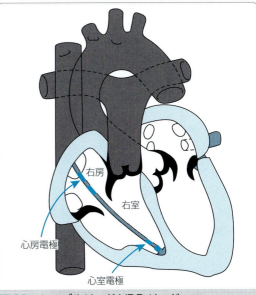

図33 シングルリード VDD リード

心室リードの途中にセンシング専用の心房電極を装着したリードである．VDD リードの心房電極は心房内に浮いた状態となっているため，この電極によって得られる心房電位は通常の心房リードより得られるものと比べて小さい．体位，呼吸，右房容量，運動などにより心房電極の位置が変化し，感知される心房電位も大きく変動する．

知できない場合（心房アンダーセンシング），植込み後に洞機能不全症候群が顕在化した場合，心房性の頻脈性不整脈や一過性心房細動出現時，それに対し抗不整脈薬による洞不全症候群が出現した場合などでは房室同期（AV synchrony）が維持できないこともある．また，心房センシングレベルを下げすぎると心房電位以外の電位，あるいはノイズをオーバーセンシングする可能性も出てくる．さらに，リード内に心房・心室用の計4本の電極導線が入る複雑な構造をしているため，長期的なリード寿命も不明である．高齢者には心房細動の合併が多く，確実な心房ペーシングと心房センシングが求められる．若年者や高齢者にシングルリードVDDが勧められることがあるが，シングルリードVDDペースメーカーよりもDDDペースメーカーを用いるほうが好ましいとする意見が多い．

シングルリードVDDの心房電極として，通常一対のリング電極を一定の距離を置いて配置しているリードが多いが，ハーフリング電極を対角に配置したDAB電極（diagonally-opposed atrial bipolar electrodes）を使用しているリードもある．心房電極間隔はリードにより5〜30mmと様々であるが，10mm前後のリードが最も多い．心房電極間距離が大きすぎると心房電位以外の電位を誤ってセンシング（far field sensing）する可能性が高くなる．

リードの選択にあたって最も注意しなくてはいけないのはリード先端から心房電極までの距離であり，リードの先端を右室に位置させたときに心房電極が右房近くに位置しなくてはいけない．もし，この距離が大きすぎても小さすぎても，右房壁−電極間の距離が大きくなり，心房センシングに支障をきたす．シングルリードVDDの心房電極の位置を決定するのは，先端の位置と，リード先端から心房電極までの距離とたわみのみである．現在使用されているリードのリード先端から心房電極間中央までの距離は9.6〜16.5cmであり，13.5cm前後のリードが多く使用されているが，体格や心臓の大きさを考えて選択しなくてはいけない．ただし，何cmが個々の症例で最適かを術前に知ることは困難である．右房内のリード

のたわみによって心房電極位置をある程度調整することが可能であるので，短かすぎないほうがよいと思われる．しかし，たわみをつけすぎると，リード穿孔を起こす危険性があるので注意が必要である．また，国内で発売されているVDDリードにはactive fixation leadがないため，心室中隔ペーシングができないことが最大のデメリットである．

E　左室リード

1　ガイディングカテーテルの冠状静脈洞への挿入

ガイディングカテーテルを用いて，冠状静脈洞経由で左室側壁〜後側壁付近の分枝に左室リードの留置を行う．したがって，左室リードの留置はまずガイディングカテーテルを冠状静脈洞に挿入することから始まる．

挿入の方法にはdirect cannulationとsupportive cannulationがあるが，ほとんどの症例はdirect cannulationが可能である．direct cannulationは，ガイディングカテーテルのみで直接冠状静脈洞に挿入する方法である．冠状静脈洞起始部は低位右房の中隔後方に存在するため，右房底部にカテーテルを置いてやや押し気味に反時計方向にゆっくり回転させると挿入できる．あるいは，右室にいったん挿入し，反時計方向回転のトルクをゆっくりかけながら右房まで引いてくると三尖弁を越えたあたりで突然冠状静脈洞に入ることも多い．冠状静脈洞本幹からすぐにmiddle cardiac veinやlateral cardiac veinが分岐している症例や，挿入時に冠状静脈洞本幹に静脈解離を生じることもあるため，冠状静脈洞に入ったと思われたら確認造影を行い，冠状静脈洞本幹であることを確認する．

direct cannulationができないときにはsupportive cannulationを試みる．冠状静脈洞の右房開口部位が高位にある症例や右房拡大が著明な症例などでは，通常のカテーテル操作では挿入困難なことがある．各社それぞれ多様なカーブのカテーテルがあるが，それでも入りにくいときはイ

ンナーカテーテル（いわゆる子カテ）を利用するとよい．冠状静脈洞高位開口では，冠状静脈洞開口部が中位右房にあり，なおかつ下向きに走行しているため，右房底部からのアプローチではカテーテル先端が上に向くため挿入しにくい．そのようなときは診断カテーテルのAL-1などを用いて子カテにし，Radifocus®（Terumo社製）などのガイドワイヤーを先行させて試みるとよい．また右房拡大が著明な場合はカテーテルの首の長さが足りず冠状静脈洞にカテーテル先端が届かないため，首の長さを延長する目的で，同様に子カテを用いてワイヤーで挿入を試みるとよい．また，電極カテーテルに慣れていれば，冠状静脈洞用の電極カテーテルを用いるのもよい方法である．

術前に冠状静脈洞開口部の位置や解剖学的に理想的な血管がわかれば，手術の助けになる．CRT術前に虚血性心疾患の有無を確認するために冠状動脈造影を施行する場合には，左冠状動脈造影の遅延像（静脈相）を記録しておけば，冠状静脈洞および分枝の解剖の概要を把握することが可能である．最近ではCT angiographyにより確認することもできる．

これまでは，バルーンで冠状静脈洞を閉塞させて，冠状静脈洞造影を行うことが推奨されてきた．しかし，この方法では冠状静脈洞の造影が不明瞭であったり，バルーンが冠状静脈洞の枝の開口部を塞ぐことがあった．また，冠状静脈洞の解離を起こす原因にもなっていた．冠状静脈洞の枝は末梢で何重にも手をつないでいる．インナーカテーテルの先端を心尖部方向に向けながら，冠状静脈洞開口部方向に引いていき，Radifocus®などのガイドワイヤーを先行させて，冠状静脈洞の枝にインナーカテーテルを挿入する．そこから直接冠状静脈洞を造影することにより，明瞭な冠状静脈洞全体の造影を得ることができる（図34）．このとき，最初にガイドワイヤー，インナーカテーテルが挿入されるのは，lateral veinもしくは前後の枝であることが多いので，その枝自体が第1選択の枝である確率が高い．その前後に，より適した枝を確認した場合は，その枝にガイドワイヤー，インナーカテーテル，そしてガイディングカテーテルを挿入する．冠状静脈洞からの分岐角

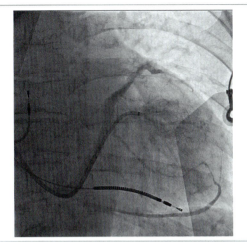

図34 インナーカテーテルからの冠状静脈の選択的造影

Radifocus®（Terumo社製）ガイドワイヤーを先行させて冠状静脈洞の枝に挿入したインナーカテーテルより造影することにより，明瞭な冠状静脈洞全体の造影を得ることができる．

度が45°未満の枝や，3 mm以上の太さのある枝への留置は容易であるが，分岐角度が45°以上の急峻な枝や，3 mm未満の枝への留置は難しくなる．静脈に強い蛇行・屈曲がある症例もリードの留置が困難である．そのような場合，インナーカテーテルを利用して蛇行・屈曲を越えるまでガイディングカテーテルを深く静脈内に挿入することで留置可能となる．ガイディングカテーテルをいかに冠状静脈洞の枝の奥深くまで挿入できるか（いくつの静脈の彎曲を越えられるか）により，良好な位置への留置成功率が異なってくる．側壁領域へは，postero-lateral veinやlateral veinだけでなく，middle cardiac veinやantero-lateral veinからも挿入可能であることが多い．

解剖学的に良好な位置で，閾値がよく，横隔神経刺激を認めない位置に留置し，ガイディングカテーテルのスリッティングを行う．

2 リードの選択

最近では左室リードの選択肢が豊富になったため，初期に比較してリード留置はたいへん容易になった．血管の形状に合わせて，多くの種類のリードが用意されている．しかし，左室リードの固定

Ⅱ 植込み手技の実際

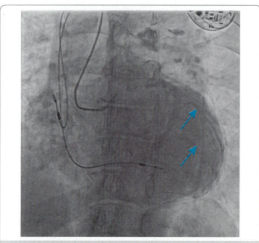

図35 症例1.冠状動脈造影の遅延像
矢印：lateral vein

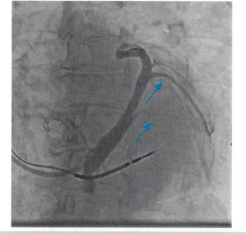

図36 症例1.冠状静脈洞造影
矢印：lateral vein

性と血管通過性は相反することを念頭に置いてリードを選択するのがよい．すなわち，血管通過性が悪いリードはひとたび留置されれば抜けにくく，通過性がよいリードは留置は容易だがdislodgeしやすいという傾向にある．各リードにはそれぞれ特性があり，ガイディングカテーテルも，スリッティングの方法を含めて若干の特性の違いがある．それぞれの術者が使い慣れたリード，ガイディングシステムを使用するのがよいと思われる．慣れたシステムにて，各症例の解剖学的特徴を考慮して，デバイスを選択していくのがよい．

3 CRTの実例提示

CRTを施行した実例を以下に示す．

a）症例1（図35，36）

図35では冠状動脈造影の遅延像にて冠状静脈洞が造影されている．LAOとRAOで造影を行い，走行を確認する．lateral方向に2本分枝がみえる．おそらく留置可能であろうことが術前に予想される．術前に冠状静脈洞の解剖を確認することにより，手術に必要となる器具を準備することが可能となる．

図36は上記症例の冠状静脈洞選択的造影である．冠状静脈洞への挿入は容易でdirect cannulationが可能であった．postero-lateral cardiac veinの遠位部が低形成であったため，lateral

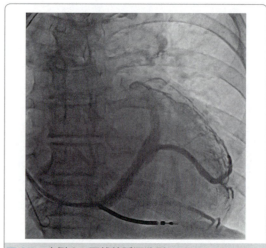

図37 症例2.冠状静脈洞造影

veinの分枝を選択した．

b）症例2（図37）

スタイレットタイプの左室リードでも十分に留置可能である．閾値，横隔神経刺激，除細動閾値（DFT）に問題がなければ，Medtronic社製Attain® 4194などを用いて短時間で手術を終了させることができる．

c）症例3（図38）

スタイレットタイプの左室リードでも十分に留置可能である．閾値，横隔神経刺激，DFTに問題がなければ，Medtronic社製Attain® 4194を

94

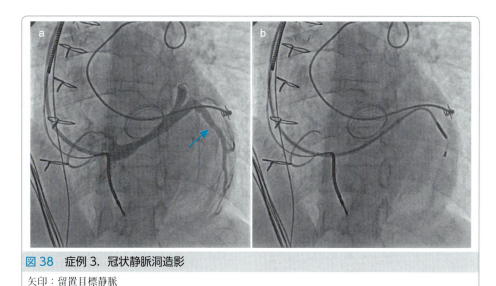

図38 症例3. 冠状静脈洞造影
矢印：留置目標静脈

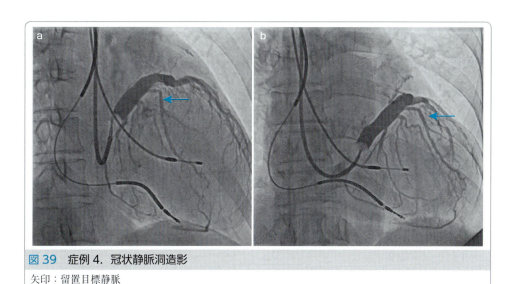

図39 症例4. 冠状静脈洞造影
矢印：留置目標静脈

用いた．なお，本症例では前施設にて左室心筋リードが植込まれていたが，一般的に心筋リードより経静脈左室リードのほうが，リードデータが良好であることが多く，将来の感染などへの対処を考慮すると，たとえ開心術と同時であっても，CRTを目的にあらかじめ心筋リードを左室に留置するのは決してよい方法とは限らない．心筋リードの左室への留置は，経静脈的なリード留置が困難な症例に行う手段であると考えられる．

d）症例4（図39〜42）

還流域の大きなlateral vein分枝は，冠状静脈洞本幹からの分岐角は比較的鋭角だが，分岐の入口部が確認しにくく，径も2mm程度である．その他の分枝はリード留置には不適なサイズおよび走行のようである．次に，インナーカテーテル（Medtronic社製 Select II）を用いて選択的造影を行った（図40）．左室リードは，インナーカテーテルを通してover the wire systemにて留置した（図41）．保持力を得るため，ガイドワイヤーは，冠状静脈洞分枝末梢の静脈吻合を介してposterior cardiac veinから本幹まで挿入されている．図42はover the wire systemによるリー

Ⅱ 植込み手技の実際

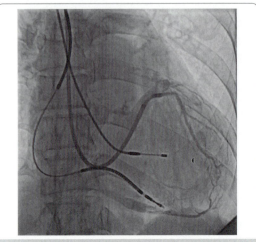

図40 症例4. 留置目標静脈のインナーカテーテルによる選択的造影

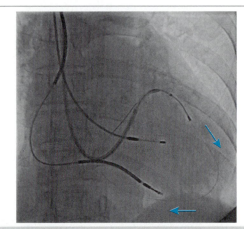

図41 症例4. インナーカテーテルを通じたover the systemの留置
矢印：ワイヤー

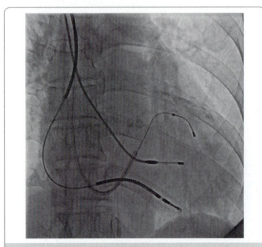

図42 症例4. リード留置後

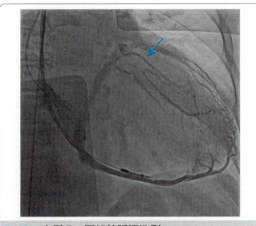

図43 症例5. 冠状静脈洞造影
矢印：lateral vein

ド（Attain®4196, Medtronic社）留置が完了したところを示している．なお，本症例ではより遠位部への挿入を試みたが，挿入不能であった．この位置での閾値は2.0 Vであり，横隔神経刺激を認めなかった．

e）症例5（図43～46）

側壁領域への分枝は存在するが，冠状静脈洞本幹からの直接のアプローチは困難を極めた．矢印の枝を目標としたが，閾値が6.5 Vで横隔神経閾値が4.8 Vであったために断念した（図43）．over the wire systemおよびインナーカテーテルを使用するも，これ以上遠位にはリードが進まな

かった（図44）．やむを得ず，posterior cardiac veinから，静脈吻合を介してlateral areaをover the wire systemにて選択したが，リード挿入は困難であり，図45の位置にて終了とせざるを得なかった．この間の操作によりposterior cardiac veinの遠位部に静脈解離を生じたが自然軽快し（図46），タンポナーデなどは認めなかった．

F ショックリード

ショックリード（ICDリードあるいはhigh voltage leadともいう）は，構造的にも物性的に

5 リードの留置・固定・ポケット内処理

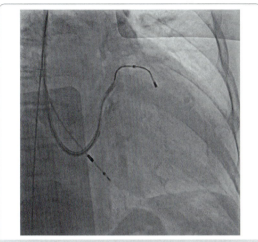

図44 症例5．lateral vein へのリード留置

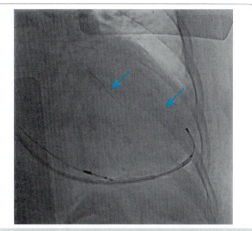

図45 症例5．posterolateral vein からのリード留置
矢印：ワイヤー

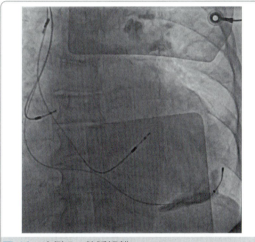

図46 症例5．静脈解離

も通常のペーシングリードと異なる．それは，DCショックを放出するために，リードにコイルが装着されていることである．最低限必要なコイルは右室（RV）コイルであるが，以前はDFTが高い場合を想定して上大静脈（SVC）コイルも装備したdual coil system（図47）が使用される傾向が強かった．しかし，SVCコイルは上大静脈壁に強固に癒着し，抜去を困難にする．ショックリードは，通常はペーシングリードよりも太く，複雑な構造を有するばかりでなく，RVコイルによって大きな慣性モーメントを有している．さらに，ショックリードの中でもactive fixation lead

は，多くの合併症が報告されており[22, 23]，その取り扱いには注意が必要である．また，感染が起こった場合にはコイル部分の癒着が抜去を困難にする．特にSVCコイルの癒着は，抜去を著しく困難にしている．

感染時のリード抜去の問題から，RVコイルのみのsingle coil system active fixation leadの使用を推奨する意見もある．タインドリードのショックリードでは留置位置が右室心尖部付近に限定される．そこで，①DFTが高いと想定される場合，②Brugada症候群のようにT波の波高値が問題となる場合，③右室心尖部付近でのR波高値が低い場合，④右室心尖部のR波高値が低い場合には留置位置を選べるactive fixation leadの使用が検討されるべきである．

DFTが高いと想定される場合にはdual coil lead systemが使用されることが多い．この場合，SVCコイル位置によってリードのたわみが大きくなる場合があり（図48），active fixation leadでは穿孔の危険性がある．active fixation leadではリード留置部位が右室自由壁とならないように特に注意が必要である．コイル間距離が選択可能な場合には，日本人のほとんどの体格では短いコイル間距離で適合する．これによって，SVCコイル部分を押し込むことが少なくなる．

最近，日本でもリード抜去が行われるようにな

II 植込み手技の実際

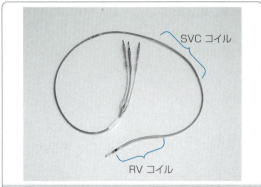

図47 dual coil system
RV coil 以外に SVC coil を装備する．心臓全体にわたって高い電流密度を得られるため，DFT が高い場合には有利であると考えられている．

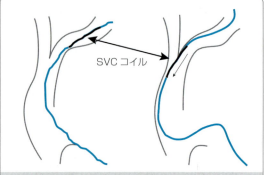

図48 dual coil system による過剰なリードのたわみ
dual coil system では SVC コイルの位置調整を厳密に行おうとすると過剰なたわみをつけやすい．これがリード穿孔につながる可能性がある．

り，感染を意識したシングルコイルリードの使用が増加しているが，single coil ICD リードの歴史は長いわけではなく，今後の survival rate の推移が気になるところでもある．このように ICD リードの選択は患者の予後にとって非常に重要である．様々なエビデンスも構築されつつあり，ICD リードの選択には「II 章-4．ICD とリードの選択」(p.70) を参照されたい．

リード操作は原則的にはペーシングリードと同じである．しかし，リード本体が太いため，静脈内挿入には注意が必要である．可能であれば静脈切開法がリード寿命には有利である．穿刺法を選択する場合でも，胸郭外穿刺を心がけ，subclavian crush を避ける必要がある．ペーシングリードでは，リード損傷はペーシング不全として症状が現れる場合が多いが，ICD リードではノイズによる不適切作動を起こす可能性があり，より注意が必要である．

通常の心臓では，リードを右室内に誘導することは難しくない．右室に誘導が困難な場合には，リード自体の重量や硬さを考慮してペーシングリードより強いスタイレットのカーブを用いるとうまく誘導できることが多い．

active fixation lead では，リード穿孔を予防するために留置位置を中隔に向けることが望ましい (図49)．ただし，スタイレットのカーブを用いて無理に中隔方向へ向けるために反時計方向にトルクを加えたままで三尖弁通過を試みると，三尖弁中隔尖の腱索にリード先端が引っかかって，操作が困難となることがある．リードが三尖弁を通過して心室期外収縮が確認できた時点で，リードを少し引き抜いてからリードから手を離すと，リード先端はリードの重みで中隔方向に向く．Abbott 社（St. Jude Medical 社）製 Durata® リードのようにプリシェイプされているリードではこの傾向がより強く，容易に中隔方向にリード先端を向けることが可能である．ゆっくりとリードを右室心尖部に向けて押す．多くの場合には，この操作はスタイレットを先端から引き抜いた状態でも可能である．リード先端が固定されたかどうかを透視で確認する．リード先端が固定されていれば，ほとんどのリードでは大まかな波高値やペーシング閾値の確認が可能である．あらかじめ生理食塩水内でヘリックスの出し入れを行っておけば，測定はより確実で容易である．

リード本体が太いために大きな先端圧がかかる場合がある．ヘリックス伸展時にリードを押してはいけない．リード先端が固定されていれば，仮にスタイレットを先端から5cm以上引き抜いてもヘリックスの進展とリード固定は可能である．ヘリックスの繰り出し時にリード本体を押すと，自由壁の場合には穿孔の可能性が高くなる．

ICD 症例の多くはペーシングに依存しておらず，血行動態に与える配慮はあまり意味がなく，DFT は心尖部のほうが有利である．しかし，心尖部にコイルを押し込んだ場合には心筋障害が大

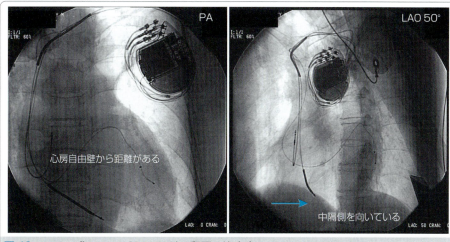

図49 active fixation ICD リードの留置の注意点

たわみは，心房自由壁からリードボディーが離れているようにする．立位での dislodgement を防止するために，十分な深呼吸を行わせて横隔膜の移動を確かめる必要がある．先端は中隔側を向けてヘリックスを伸展させる．SVC コイル位置を厳密にするとリードのたわみが強くなるので注意が必要である．

きいというシミュレーション結果がある[24]．ちなみに，この論文では右室流出路や中隔に沿ったショックリードの留置も心筋障害が大きい結果となっている．

ショックコイル電極とペーシングの陽極電極を共有する integrated bipolar lead（構造が単純という利点がある）では，コイル電極が心房にはみ出て心房電位を拾ってしまう危険性があるので，コイル位置には注意が必要である．

G 心筋電極およびアプローチ法

心筋電極の使用は，何らかの理由で経静脈的にペーシングできない場合や，小児例，開心術と併行してペースメーカー植込みを行う場合に選択される．心筋電極として現在使用できるものは，Medtronic 社製の suture on タイプと，Enpath Medical 社製のスクリュータイプがある．

心筋電極の利点は，心外膜側の脂肪が少ないところであれば，どこにでも装着することが可能なことである．心筋表面の固定法によってリードの寿命が異なるが，概して寿命は心内膜リードより短い．また，心外膜上のわずかな脂肪織などによって刺激閾値が決定され，これも心内膜リードより

劣ることが多い．さらにスクリュータイプでは閾値の上昇という問題がある．この点については，Medtronic 社製の suture on タイプの出現によって改善が認められてきたが[25]，長期成績が問題となる小児領域では，やはり心内膜リードの優位性が示されている[26]．

装着には注意が必要で，リードの長さが通常の経静脈リードと比較して短く，ポケットの位置とリードの長さに注意が必要である．特に，開胸CRT 施行時には，リードは肋間を通じて前胸部ポケットに誘導することになる．術後に抗凝固薬の投与が必要な症例では，肋間を中心とした血腫形成が生じる可能性があるので注意が必要である．心外膜リード不全の不具合のほとんどを断線が占める．装着部が屈曲しないようにリードの取り回しを考えなければいけない．

以下に各心筋電極ごとの留置のポイントを記す．

1 Medtronic 社製 CapSure® EPI, Model 4968

Medtronic 社製 CapSure® EPI には二股に別れたバイポーラタイプとユニポーラタイプがあり，バイポーラタイプの陰極（マイナス極）は電極の

根元の部分に白いマーカーが存在する（図50）．これに対して，対局のプラス極はマーカーが存在しないことで極性が判別できるようになっている．ペーシング電極は，シリコン製のheadに，心内膜タインド電極と同様のステロイド徐放性電極がついており，headにある縫合糸を固定する小さな穴と溝を利用して心外膜表面に縫合固定する．縫着時に心筋表面の損傷を恐れて緩く縫合すると，電極と心外膜の接触が緩くなり，オーバーセンシングの原因になる．縫着時には心外膜面に押し付けられて，少し埋もれたような状態になっていることを確認することが必要である．バイポーラタイプでは，両極間の縫着部位を離しすぎると陽極刺激を誘発することがあり注意が必要である．反対に，積極的に陽極刺激を行って，多点（右室，心筋電極陰極，心筋電極陽極の3点）同時ペーシングを行うことが可能である．開胸CRTでは，Medtronic社製CapSure®EPIバイポーラタイプの陰極を左室に，陽極を右室に縫着してペーシングを行う．このとき，右室ペーシングを有効とするためには，高エネルギー刺激で，両室が捕捉されていることを確かめることが必要である．

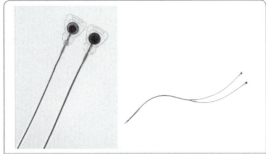

図50 Medtronic社製CapSure®EPI, Model 4968

バイポーラタイプとユニポーラタイプがあり，バイポーラタイプの陰極（マイナス極）は電極の根元の部分に白いマーカーが存在する．ペーシング電極は，シリコン製のheadに，心内膜タインド電極と同様のステロイド徐放性電極がついており，headにある縫合糸を固定する小さな穴と溝を利用して心外膜表面に縫合固定する．

2 Medtronic社製Model 5071（ユニポーラ）

このリードはスクリュータイプで先端のコイルが電極となっており，心筋にねじ込んだうえ，周囲のポリエステル部分を心筋表面と縫合して使用する（図51）．リード径が細いこと，単純な構造となっていることもあり，成人よりも小児，新生児領域で用いられることが多い．構造が単純だけに耐久性の面では有利と考えられるが，2年でのリード生存率は92.6%と，心内膜リードよりも低く[27]，2010年にClass Ⅱリコールとなっている[28]．

3 Enpath Medical社製MYOPORE®（販売：日本ライフライン社）

このリードはスクリュータイプでありながらバイポーラ特性という複雑な構造をしている（図52）．関電極と不関電極が近接しているため，狭

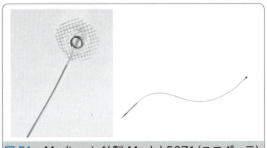

図51 Medtronic社製Model 5071（ユニポーラ）
スクリュータイプで先端のコイルが電極となっている．

い領域のピンポイントのペーシングが可能であるという特徴を持ったリードであるが，適切なセンシングが常に可能かどうかという不安がある．現在のところ，動作上の問題は指摘されていない．薄い心筋に使用する場合には，ヘリックスが心筋を貫いて心腔内に突出する可能性があること，術後刺入部位に血腫形成が生じて一時的に電気的特性が悪化をきたすことに注意を要する．事前にリード留置予定部位の心筋厚を，エコーを用いて測定することが望ましい．このリードの陰極，陽極が近接している．ペンホルダータイプのアタッチメントにリードが装填されており，心筋に垂直に当ててホルダーを3回転させホルダーをつまむとリードとホルダーが外れるようになっている．表面に薄いメッシュが付いているため，リードを

5 リードの留置・固定・ポケット内処理

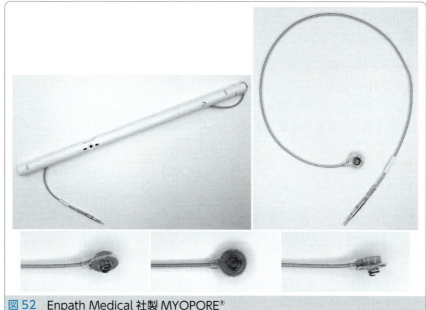

図52　Enpath Medical 社製 MYOPORE®
スクリュータイプでありながらバイポーラである．ペンホルダータイプのアタッチメントにリードが装填されており，心筋に垂直に当ててホルダーを3回転させホルダーをつまむとリードとホルダーが外れるようになっている．

心筋に固定後，そのメッシュを2〜3ヵ所の心表面に縫合固定をすると心拍動による心筋の挫滅が予防可能である．

H パッチ電極，アレイ電極

ICD，CRTD で DFT が高く，通常の経静脈コイル電極で除細動できない場合に用いられるシステムである．しかし，デバイスの高出力化，経静脈コイル電極面積の拡大などの進歩により，最近ではほとんど使用されることがなくなった．このパッチ，およびアレイ電極を局所麻酔で挿入するのは困難である．

1 パッチ電極

パッチ電極は図53に示すようなポリ塩化ビニルにコイルが埋め込まれた形態となっており，Medtronic 社では心臓の大きさに合わせて3種類が用意されている．

小児例で ICD を使用せねばならないときには必要となることがある．また，敗血症を有するなど，経静脈的にショックリードが挿入不可能であ

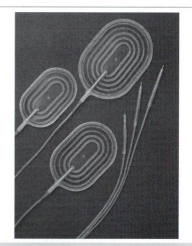

図53　パッチ電極
パッチ電極はポリ塩化ビニルにコイルが埋め込まれた形態となっており，サイズは3種類用意されている．

る場合にも用いられる．このパッチ電極は，心基部と右室心尖部付近から心室を挟み込むように縫着する場合が多い．

除細動効率はその心臓の大きさと接触するパッチ電極の面積に規定されるため，パッチ電極では経静脈ショックリードよりもやや DFT が高くな

101

2 アレイ電極

アレイ電極（Boston Scientific 社製）は経静脈的ショックリードで DFT が高い場合に用いる．心尖部近くの左胸壁，肋骨上の皮下に電極を留置してデバイスと接続するが，皮下を電極が走行するため，圧迫壊死や感染が問題となる．現在，ICD システムの発達により，このような追加電極が必要な症例は極めてまれであり，現在，販売が終了している．

II．リードの固定

経静脈リードではまずリードのたわみを確認する．passive fixation lead では，たわみによって留置初期の電極と心内膜の接触を確保する必要があるため十分なたわみが必要である．しかし，active fixation lead では，体位による横隔膜移動で dislodgement を起こさない程度のたわみで十分である．過剰なたわみは穿孔リスクを高めるので，LAO 50°でたわみの強さを評価する必要がある（図 54）．

すべてのリードは被覆損傷を避けるためにスリーブを用いて固定する．スリーブの固定方向とリード走行が一致しないと，スリーブの断端とリード被覆との間で干渉が起こる．スリーブによる固定方向とリード走行を透視で確かめておく．ポケットは肩の動きに依存して大きく動く．また，スリーブ固定も締め付けの具合や固定する数によっても影響を受ける．リード固定が関与する合併症で知っておかなければならないものとして ratchet syndrome [29] がある．スリーブを２点で固定し，その固定力が異なる場合に起こり得る合併症で，肩の動きが繰り返されることでリードがポケット内に引き戻されてしまう．twiddler's syndrome [30] や reel syndrome [31] がデバイスそのものの回転によってリードが巻き取られるメカニズムとは異なる．そのメカニズムを理解するには，導線露出現象のメカニズムを再現した Lau の実験が参考になる [32]．この現象を防止するには３点以上でスリーブを固定すればよいと考えられる．

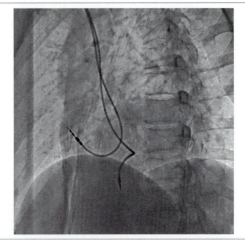

図 54　LAO 像でのたわみの強さの確認

リードのたわみは PA 像では評価できない．LAO 像で心室内を長軸方向に眺めることでたわみの強さがわかる．この写真ではリードが心室内をらせん状に走行している．このような走行は非常に強いたわみを意味している．この view は，LV リードのたわみを確認する手段としても使える．LV リードでは，体位によるリードの自然抜去を避けるためにも十分なたわみが必要であり，LAO 像でリードがらせん状に走行することを確かめる．

最近のスリーブは３点固定が主流であり，すべての溝で固定を行う．いまだに２点固定のリードでは締め付けに細心の注意が必要である．

III．リードのポケット内処理

リードの長さは，ポケット内で１ループができる程度が最適な長さであるが，必ずしも理想通りの長さのリードが供給されているわけではない．余分なリードはポケット内にループを作って収納する．しかし，このループを小さく作って複数のループがポケット内に存在することには問題がある．リードの外部被覆にはシリコンが使用されている場合が多い．このシリコンはリード同士あるいはデバイスの角で磨耗する．St. Jude Medical Product Performance Report 2017 First Edition [33] によると，Riata™ ST Models 7010 & 7011 のリード対リードあるいはリード対本体による被覆損傷は clavicular crush 発生率の 10 倍以上であることが示されている．ポケット内のリードがデバイスと干渉しないように透視で確認する必

要がある．また，multilumen 構造の ICD リード
は強い屈曲を避けなければいけない．同リードの
導線損傷はポケット内発生率が最も高い．これは，
同軸構造のペーシングリードとは異なり，本質的
に屈曲・短縮ができない non-coiled conductor に
強い負荷をかけ，さらに被覆との干渉も増す．ス
リーブでしっかり固定されていると仮定すると，
それぞれの導線の経路差をコネクターまでの間で
余裕を持って吸収できる距離はない．DF−1 リー
ドは，ヨークからコネクターまでの間でリード同
士が干渉する機会が多くなる．できるだけリード
の重なりを起こさないように注意する．コネク
ター部の過剰な屈曲は断線の誘因であり避けなけ
ればならない．

文献

1) Oginosawa Y et al：Right pneumothorax resulting
from an endocardial screw-in atrial lead in an
implantable cardioverter defibrillator system. Pacing
Clin Electrophysiol **25**：1278-1279, 2002
2) Bailin SJ et al：Prevention of chronic atrial
fibrillation by pacing in the region of Bachmann's
bundle: results of a multicenter randomized trial. J
Cardiovasc Electrophysiol **12**：912-917, 2001
3) Padeletti L et al：Worldwide ASPECT Investigators.
Combined efficacy of atrial septal lead placement and
atrial pacing algorithms for prevention of paroxysmal
atrial tachyarrhythmia. J Cardiovasc Electrophysiol
14：1189-1195, 2003
4) Padeletti L et al：Randomized crossover comparison
of right atrial appendage pacing versus interatrial
septum pacing for prevention of paroxysmal atrial
fibrillation in patients with sinus bradycardia. Am
Heart J **142**：1047-1055, 2001
5) 須賀　幾：ペースメーカー療法により心房細動の予防
はどこまで可能か？　不整脈診療のコツと落とし穴，
小川　聡（編），中山書店，東京，2004
6) 須賀　幾：心房 Alternative Site Pacing. Ther Res
31：178-184, 2010
7) Padeletti L et al：Interatrial septal pacing: A new
approach to prevent recurrent atrial fibrillation. J
Interv Card Electrophysiol **3**：35-43, 2004
8) Padeletti L et al Atrial septum pacing：A new
approach to prevent recurrent atrial fibrillation.
Pacing Clin Electrophysiol **27**：850-854, 2004
9) Novak M et al：Autopsy and clinical context in
deceased patients with implanted pacemakers and
defibrillators: Intracardiac findings near their leads
and electrodes Europace **11**：1510-1516, 2009
10) Al-Bawardy R et al：Tricuspid regurgitation in
patients with pacemakers and implantable cardiac
defibrillators: A comprehensive review. Clinical

Cardiology **36**：249-254, 2013
11) MacGavigan AD et al：Right ventricular outflow
tract pacing. Radiographic and electrocardiographic
correlates of lead position. Pacing Clin Electrophysiol
29：1063-1068, 2006
12) Oginosawa Y et al：Right ventricular outflow tract
endocardial pacing complicated by intercostals
muscle twitching. Pacing Clin Electrophysiol **28**：476-
477, 2005
13) 井川　修．右室流出路ならびに心室中隔の解剖．心室
中隔ペーシングの実際，安部治彦（編），p.18-23，メディ
カルレビュー社，大阪，2007
14) 安部治彦，河野律子：心室中隔ペーシングの手術手技
の実際．心室中隔ペーシングの実際，安部治彦（編），
p.57-63，メディカルレビュー社，大阪，2007
15) Shimony A et al：Beneficial effects of right
ventricular non-apical vs. apical pacing: A systematic
review and meta-analysis of randomized-controlled
trials. Europace **14**：81-91, 2012
16) Mond HG et al：The Right Ventricular Outflow
Tract: The Road to Septal Pacing. <http://www.
iranep.org/Articles/Pace RVOT PACE 2007.pdf.>［参
照 2017-5-21］
17) Kaye G et al：Search for the optimal right
ventricular pacing site: design and implementation of
three randomized multicenter clinical trials. Pacing
Clin Electrophysiol **32**：426-433, 2009
18) Osmancik P et al：The insufficiency of left anterior
oblique and the usefulness of right anterior oblique
projection for correct localization of a computed
tomography-verified right ventricular lead into the
midseptum. Circ Arrhythmia Electrophysiol, 2013.
doi:10.1161/CIRCEP.113.000232.
19) Kaye GC et al：Effect of right ventricular pacing
lead site on left ventricular function in patients with
high-grade atrioventricular block: results of the
Protect-Pace study. Eur Heart J **36**：856-862, 2015
20) Prinzen FW et al：Left ventricular septal and left
ventricular apical pacing chronically maintain cardiac
contractile coordination, pump function and
efficiency. Circ Arrhythmia Electrophysiol **2**：571-
579, 2009
21) Janoušek J et al：Permanent cardiac pacing in
children: Choosing the optimal pacing site: A
multicenter study. Circulation **127**：613-623, 2013
22) Danik SB：Increased incidence of subacute lead
perforation noted with one implantable cardioverter-
defibrillator. Heart Rhythm **4**：439-442, 2007
23) Turakhia M：Rates and severity of perforation from
implantable cardioverter-defibrillator leads: a 4-year
study. J Interv Card Electrophysiol **24**：47-52, 2009
24) Yang F, Patterson R：Optimal transvenous coil
position on active-can single-coil ICD defibrillation
efficacy: A simulation study. Ann Biomed Eng **36**：
1659-1667, 2008
25) Beaufort-Krol GC：Comparison of longevity, pacing,
and sensing characteristics of steroid-eluting
epicardial versus conventional endocardial pacing

leads in children. J Thorac Cardiovasc Surg **117**：523-528, 1999

26) McLeod CJ：Epicardial versus endocardial permanent pacing in adults with congenital heart disease. J Interv Card Electrophysiol, 2010 [Epub ahead of print]

27) 5071 Screw-in：Medtronic CRHF Product Performance eSource〈http://www.medtronic.com/productperformance/model/5071-screw-in. html〉[参照 2018-1-19]

28) Class 2 Device Recall Medtronic, Sutureless, unipolar, myocardial, screwin pacing lead.〈https://www.accessdata.fda.gov/scripts/cdrh/cfdocs/cfres/res.cfm?id=89309〉[参照 2018-2-3]

29) Von Bergen N H et al："Ratchet" syndrome, another etiology for pacemaker lead dislodgement: A case report. Heart Rhythm **4**：788-789, 2007

30) Bayliss CE et al：The pacemaker-Twiddler's syndrome: a new complication of implantable transvenous pacemakers. Can Med Assoc J **99**：371-373, 1968

31) Munawar M et al：Reel syndrome: a variant form of twiddler's syndrome. J Arrhythmia **27**：338-342, 2011

32) Lau EW：Differential lead component pulling as a possible mechanism of inside-out abrasion and conductor cable externalization. PACE **36**：1072-1089, 2013

33) St. Jude Medical . Product Performance Report 2017.〈https://www.sjmglobal.com/en-int/professionals/resources-and-reimbursement/technical-resources/product-performance-report?alert=DeepLinkSoftAlert&clset=92f57278-460e-4300-b7fe-89e52a04194f%3acadddb93-fcc4-47f2-8ceb-fd88f01ca17f〉[参照 2017-5-21]

⑥ シース・デリバリー・リードシステム

　従来のリードはリードの中央にあるスタイレットルーメンに通したスタイレットを利用して，目的の部位に留置していた．この方法では，特定の部位（中隔壁やヒス束など）への留置は必ずしも容易ではなかった．スタイレットルーメンを廃し，シースでリードをデリバーするシステムを用いることにより，任意の場所にリードを留置することが可能となったばかりでなく，スタイレットルーメンがなくなったことにより，細く構造の単純なリードを作ることを可能とした．このことにより，リードの耐久性寿命にも有利に働くことが期待される．一方で問題となる合併症が穿孔である．穿孔の予防と起こった場合の速やかな対応が重要である．

A シース・デリバリー・リードシステム（SelectSecure™）の構造

　現在使用可能なシース・デリバリー・リードシステムは Medtronic 社製 SelectSecure™ システムのみである．SelectSecure 3830™ リードの構造を図1に示す．リード先端に固定用の screw が装着されている．デリバリーカテーテル（シース）にはデフレクタブルタイプ（図2）とプリシェイプタイプ（表1）がある．

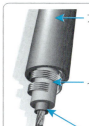

図1　SelectSecure 3830™（Medtronic 社）の構造

アウター−ポリウレタン（55D）
◆実績があり滑りやすい絶縁材
◆デフレクタブルカテーテル（C304）を用いた植込みに適している
インナー−シリコン MED 4719
◆実績があり耐圧性に優れたシリコン
◆クリープ（ずれ）の軽減
ケーブル
◆ETFE コーティング
◆優れた絶縁材であり，化学的にも安定している

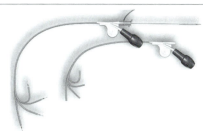

デフレクタブルカテーテル
内径：1.9 mm（5.7 Fr）　外径：2.8 mm（8.7 Fr）
C304S5906：30 cm
C304L6906：40 cm

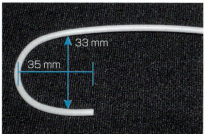

C304S5906
33 mm
35 mm

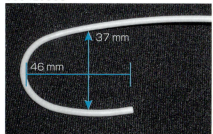

C304L6906
37 mm
46 mm

図2　デフレクタブル・デリバリーカテーテル C304 の構造

Ⅱ 植込み手技の実際

表1 プリシェイプ・デリバリーカテーテル C315 の仕様

C315 形状	有効長	3830 リード適合長	留置部位例
H20	20 cm	59 cm, 69 cm	・Apex ・Triangle of Koch for smaller patients
J	30 cm (J-shaped)	59 cm, 69 cm	・Bachmann's bundle ・High atrial septum ・Lateral free wall ・RA appendage
S4	30 cm (4 cm reach)	59 cm, 69 cm	・Bachmann's bundle ・High atrial septum ・Low atrial septum
S5	30 cm (5 cm reach)	59 cm, 69 cm	・Bachmann's bundle ・high atrial septum ・low atrial septum
S10	40 cm (10 cm reach)	69 cm	・Right ventricular outflow tract ・Mid ventricular septum
H40	40 cm	69 cm	・Apex ・Triangle of Koch
HIS	43 cm	69 cm	・Bundle of His ・High ventricular septum

B 静脈アクセス

　静脈アクセスは一般のリードの挿入と変わりはない．アウターシース使用の利点と欠点を表2に示す．血管損傷，穿孔を防ぐために，ガイドワイヤーを必ず先行させることが重要である．

C 心腔におけるデリバリーカテーテルの操作

　シース先端を心腔壁に強く押し付けたり，位置を変えるためにガイドワイヤーを先行させることなくカテーテルを回してはいけない．心腔壁を確認するために，造影剤を用いることも可能である．デリバリーカテーテルの先端をターゲット部位に近づけ，心腔壁から2～3 cm離れた位置に保持する（図3）．次に，リードが心腔壁に触れるまで徐々にリードを進める．デフレクタブルカテーテルの場合，カテーテルを曲げてからリードを進めるのは困難である．リードをカテーテル先端の手前まで進めてから，カテーテルを曲げる．

D リード先端の固定 (screw-in)

　リード本体を回すことでscrew-inする．リードのチップ－リング間は曲がらない構造になっているので，リング電極がデリバリーカテーテル内

表2 アウターシース利用の利点と欠点

利点	欠点
留置およびスリッティング時のカテーテル操作を容易にできる．	より大きな静脈穿刺を必要とする．
スリッティング時の動脈系と静脈系の間の相互作用を低減できる．	静脈が細い患者では，カテーテルの動きが抑制されることがある．
位置のずれが生じた場合に静脈アクセスを利用できる．	静脈アクセスを維持するために第3のガイドワイヤーの留置を要することがある．

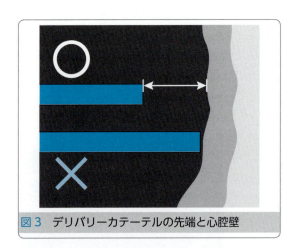

図3 デリバリーカテーテルの先端と心腔壁

推奨回転数を超える回転は組織損傷の危険性を高める．透視上で回転数を判別するのは難しいので，スーチャースリーブのウイングやリードのラベルを目印として回転数を数える．

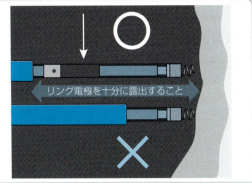

図4 リード固定時のリング電極の位置
リードのチップ–リング電極間は曲がらない構造になっているので，リング電極がデリバリーカテーテル内にある状態でリードを心腔壁に押し付けてはいけない．

にある状態でリードを心腔壁に押し付けてはいけない（図4）．リードの固定（screw）を開始してもいけない．リードが心腔壁に触れる際，リードの曲がり（リードバックル）をみて確認する．リード固定は片手で行ってはいけない．一方の手でデリバリーカテーテルとバルブおよびリードを，もう一方の手でリードのコネクター付近を持って操作する．デリバリーカテーテルの曲がりが強いほど，回転が先端に伝わりづらくなる．一般的には，心室の固定には3〜4回，心房の固定には4〜5回時計方向に回転させてscrewする．

E リード固定の確認

デフレクタブルカテーテルの場合，リード牽引前にデリバリーカテーテルのカーブを緩める．リードを軽く押した状態でデリバリーカテーテルを少し引き戻してから，リードを軽く牽引して，リードが固定されていることを確認する．

F デリバリーカテーテルのスリッティング

アンカリングスリーブを一番手元まで引き戻し，スペースを十分に確保してからスリッティングする．リードのdislodgementを予防するため，デフレクタブルカテーテルの場合，カーブを緩めながらスリッティングを開始する．

G 留置位置の変更

閾値，心内波高，抵抗値を測定する．留置位置を変更する場合は，リード本体を反時計方向に回転させて外してから，再留置する．

7 ポケットの作製方法

　ポケットは，①大胸筋筋膜上，②大胸筋筋膜直下，③大胸筋筋肉内，④大胸筋下のいずれかの層に作製する（図1）．このうち，③，④は手技が煩雑で出血も多いため，第1選択部位としては推奨しがたい．感染後，あるいは小児例などの特殊な場合に作製が検討される．

A ポケット作製の基本

　局所麻酔が効いていることを有鉤摂子などで圧痛確認後に手術を開始する．切開予定線に沿ってメスで皮膚を切り（図2），皮下に分け入る．皮膚からの出血は意外に多く，この時点で十分に止血を行っておくと後から血液がポケット内に溜まってくることを防ぐことができる（図3，4）．止血と剥離に電気メスの使用は有効であるが，バイポーラではつかめないもの（面的なもの）は止血が困難であり，モノポーラタイプ（対極板が必要）のほうがよい．電気メス，あるいはペアン鉗子，モスキート鉗子などで出血部を把持すると止血が容易になる．皮下脂肪層を切り開いていくが（図5），創の両端部に注意する．創がよく開いていない状態で電気メスで切開を広げると創の両端が熱傷を生じ，創治癒が遷延するので，創の両端はメッツェンバウム（Metzenbaum）尖刀などの尖刀で切開を行う．創の中央部は視野と操作性がよく深層に入ることは容易であるので，端部は随時，中央部に深さを合わせなくてはならない．図6は，大胸筋の筋膜直上まで皮下組織を剥離したところであるが，創内の大部分で筋膜がみえることから，深さが創全体でほぼ均一になっていることがわかる．

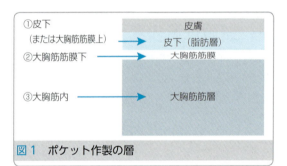

図1　ポケット作製の層

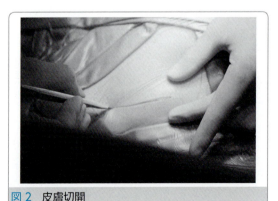

図2　皮膚切開
左手で切開線を軽く開くようにして切開をする．

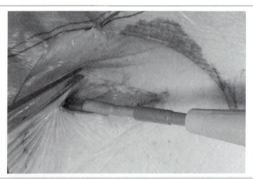

図3　皮下の剥離と止血
皮膚からの出血が最も多いので，この時点で皮膚（最下層の脂肪組織との境に血管が多い）の止血を十二分に行うことが，以後の手術で術野をクリアに保つコツである．

7 ポケットの作製方法

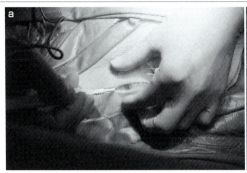
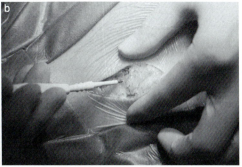

図4 電気メスによる切開と止血
a：電気メスで熱傷を生じさせないように創を徐々に大きくしていく．
b：創を左手で開いた状態で電気メスで止血する．創は皮膚直下の脂肪組織である．

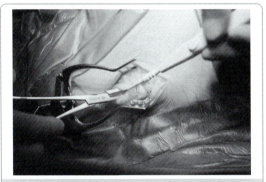

図5 皮下脂肪層の切開
ペアン鉗子を用いて脂肪組織をすくいあげ，電気メスで切開し深層に入っていく．

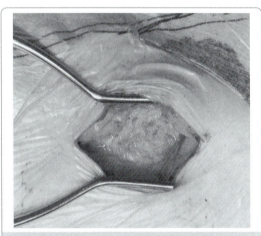

図6 皮下組織の剥離と大胸筋筋膜面の露出
大胸筋筋膜を目安としてこれを広く露出することで，創の深さを全体に均一にすることができる．

B 大胸筋筋膜上ポケット

　皮膚の直下では皮膚の血行障害による圧迫壊死が起こりやすく，ポケットはある程度の深さに作製することが必要である．皮下組織，脂肪組織の厚さが概ね7mm程度以上ない場合には，大胸筋筋膜下あるいは大胸筋内ポケットが推奨される．一般的にいう皮下ポケットは，深さのリファレンスが求めにくいため，深さが不均一で，脂肪内の小血管からの出血を招きやすい．特に，深さを意識しないで，ペアンなどの器械による鈍的剥離でポケット作製を行う場合にこの傾向が強いため，深さを意識して注意深い作製が必要である．
　大胸筋筋膜上ポケットは，大胸筋筋膜を深さの指標としてポケットを作製するために，皮下から

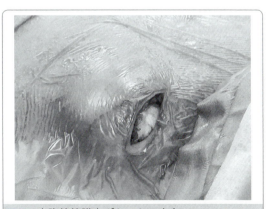

図7 大胸筋筋膜上ポケットの止血
作製したポケット内にガーゼを挿入して止血をしておく．

109

II 植込み手技の実際

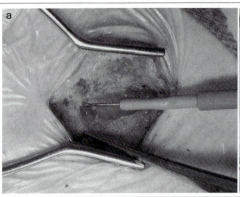
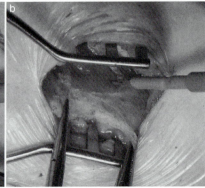

図8　大胸筋筋膜の切開と筋肉からの剝離
a：大胸筋筋膜を切開し始める．筋膜の厚みも個人差が大きい．一般に男性で比較的若年者であれば筋膜は厚いが，高齢女性では薄い．
b：筋膜切開の尾側をモスキート鉗子でつかみ，持ち上げる．以降の剝離は，筋膜を持ち上げながら行うと比較的行いやすい．

の深さは一様となる．作製時には大胸筋筋膜を破らないように注意して剝離を行う必要がある．用手的に乱暴に剝離をすると，筋膜が破れて露出した大胸筋からの出血が多くなり止血に難渋することもある．術後ポケット血腫を避けるためには，この段階で止血を確実に行っておく必要がある．また，創の鎖骨方向にも剝離を広げて，さらにペースメーカーのスリーブを固定する部位も同様に剝離する．電気メスでポケットを作製すると，ほぼ完全な止血が得られるが，ポケット内にガーゼを詰めておいて次の穿刺の作業に移る（図7）．

一方，用手的にポケットを作製する場合，大胸筋筋膜まで切開を行い，出血した部位は鉗子（ペアン鉗子，モスキート鉗子など）を用いて止血をしておき，脂肪組織と大胸筋筋膜上を尾側に向けて用手的に剝離を行う．この時脂肪組織内には先にも述べたが，極力ポケットを作製しないような配慮が必要である．少なくともデバイスの大きさよりもやや一回り大きめのポケットを作製し，出血が多い場合には鉗子を用いて出血点をつまみ止血を図る．それでも止血できないときには電気メスを用いて止血をするべきである．

最近のペースメーカーは比較的薄くなってきており，以前のように神経質になる必要性はないものの，植込み型除細動器（ICD）あるいは両室ペーシング機能付き植込み型除細動器（CRTD）などペースメーカーに比べて大型なデバイスは厚みの

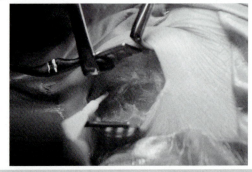

図9　大胸筋筋膜直下のポケット作製
筋鉤を用いてポケットを作製している．深さ，アングルの異なる筋鉤を用いると容易に作製でき，電気メスを併用することで止血も容易である．

分，体表面側へ張り出すことになるため大型のデバイスは特に注意をしておいたほうがよい．

C 大胸筋筋膜下ポケット

皮膚からの細菌侵襲や物理的外力に強く，リードを含めたポケット内への納まりのよさから，大胸筋筋膜直下のポケット作製を行っていることが多い．大胸筋の筋膜直上まで皮下組織を剝離した後，電気メスで大胸筋筋膜を切開する．切開した筋膜端（尾側）をモスキート鉗子，筋鉤などを用いて持ち上げるようにして，電気メスの先で筋肉を筋膜から剝がすようにして（時には電気メスで切開しながら）広げていく（図8, 9）．筋膜切

7 ポケットの作製方法

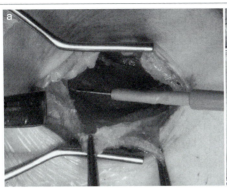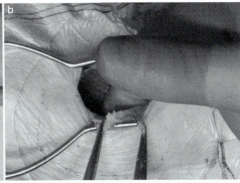

図10 用手的ポケット作製
a：筋膜は，予定線までしっかりと切り込む．これが狭いとポケットへの収納が困難になるが，逆に広げすぎると，筋膜縫合の際にやや難しくなる．
b：筋膜筋層間の疎性結合組織は用手的に比較的容易に剥離できる．

開を少しずつ上下に広げながら筋肉の剥離を進めていき，筋膜切開が十分な長さに達したところで，用手的な剥離に切り替え，マーキングを参照しながら十分な大きさのポケットを得る（図10，11）．筋膜と筋層の間は疎性結合織がほとんどであるため，用手的にも十分に剥離が可能であり，かつ結合織内には血管も多くはないので，出血もさほど多くはない．また，筋−筋膜間には小血管が存在するが，発見が容易なことがほとんどであるため，直視下に電気メスなどで止血可能である．

十分な広さのポケットが確保できたら，ポケット内を含めて止血を確認しておく．筋鈎などを用いて筋膜側の止血も十分に確認しておく．筋層側の出血は比較的みつけやすいので，これも一緒に止血する．リード操作に移る前に十分止血しておくと，術野の清潔が保たれ，この後の操作が行いやすくなる．

D 大胸筋筋内・筋下ポケット

筋内，筋下に到達するには，大胸筋の上腕骨停止と肋間停止の間より作製し，出血も少なく容易である．この部位を起点として筋間，筋下に剥離を進め作製していく．局所麻酔でも作製することは患者の十分な理解が得られていれば可能であるが，疼痛もはなはだしく筋などの血流豊富な組織に局所麻酔をすると局所麻酔中毒を生ずる可能性もあるので注意が必要である．大胸筋は高齢者，

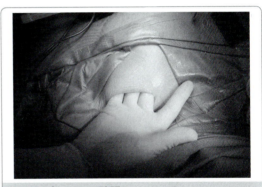

図11 ポケットの確認

筋ジストロフィーの患者などでは萎縮が生じていることもあって層がはっきりしないこともある．筋間でポケットを作製する場合には，筋組織を注意しながら上腕骨停止と肋間停止の間より大胸筋の裏側に回り込み，適切なサイズのポケットを確保する．このとき筋下に入らないように注意をし，必ず周囲が筋組織でポケット作製ができていることを確認する．

筋下ポケットの場合は，外肋間筋上に作製することになるが，筋下に進入するところは先の大胸筋上腕骨停止と肋間停止の間からである．外肋間筋層と大胸筋下面との間は，疎な結合織で連続しているので牽引することだけで容易に剥離が可能であるが，長胸動静脈，長胸神経などがポケットに対して直交して走行しているため，血管を損傷すると甚だしい出血をすることがあるので，止血

Ⅱ 植込み手技の実際

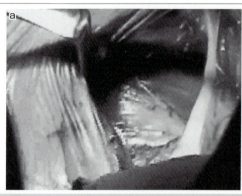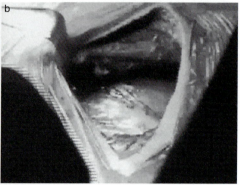

図12 大胸筋下ポケットの作製
a：筋鉤で大胸筋を吊り上げてペアン鉗子で剥離している．ポケット中央にみえる胸壁に存在する動静脈．
b：大胸筋下にポケットができたところ．

用のクリップ（サージカルクリップ）などを用意しておくと安心である（図12）．

　大きなデバイスの場合，大胸筋下にポケットを作製すると外観上デバイスが目立たなくなり，圧迫壊死は避けられcosmeticには有利であるが，デバイス交換手技時にはどうしても深層にあるためデバイス取り出しやリード部分の癒着剥離に難渋することもある．また，リードを大胸筋筋膜付近より鎖骨下静脈，あるいは橈側皮静脈を用いて血管内に挿入した場合，筋層の厚さにより段差が生じることもあるため，破損しないような取り回しを考慮する必要がある．しかしながら，アクセスする際に長胸静脈を用いてリードを挿入することも可能であり，場合によっては直接鎖骨下静脈からも挿入可能となることがあるので，手技の煩雑さはあるものの有用な方法であると考えられる．デバイスによっては筋内，筋下挿入を推奨していない機種もあるので事前の確認が必要である．

E リードが先か，ポケットが先か（穿刺手順とポケット作製）

1 はじめに皮膚から穿刺法を行う場合，小切開で橈側皮静脈切開法を行う場合

　ポケット内からの穿刺と，前胸部皮膚からの穿刺では，穿刺の深さや感覚に相違がある．ポケット内からの穿刺に慣れていない場合には前胸部皮膚からの穿刺を先に行う場合がある．その場合，万が一リードの挿入が困難な場合には，対側前胸部への穿刺部位変更が容易である．皮膚切開後，あるいはポケット作製後に穿刺が成功しない場合には，閉創が必要となり余計な時間を要する．また患者にも，無用な創を作るという点で負担を強いることになる．

　前胸部穿刺をはじめに行った場合には，ポケット作製部位はリード挿入部位に依存しない（次頁「F．ポケットの位置をリード挿入部位と分ける方法」参照）．この方法を応用して，小皮膚切開から静脈切開法でリード挿入を行うことができる．ポケット内から静脈切開法を行う場合，ポケットが外側に位置してしまいがちであるが，この方法で静脈切開法を行えばポケット位置の問題は解決できる利点がある．

　皮膚から穿刺を行った場合，ガイドワイヤーを挿入した後にポケット作製を行うことになる．このときに注意が必要な点は，ポケット内にガイドワイヤーを引き込む深さである．皮膚切開はガイドワイヤー挿入点とやや離して置く．通常の皮下組織の剥離を行い，大胸筋筋膜上まで十分剥離を進める．この時点でガイドワイヤーを探索する．深さは大胸筋筋膜直上で，通常は筋膜に沿って指を用いてガイドワイヤー方向に剥離すると，容易に触れることができる．この時点で，ペアンなどを使用してポケット内にガイドワイヤーを引き込む．決して脂肪層の中をガイドワイヤーが通過し

てポケット内に引き込まないように注意が必要である．

2 リード操作とポケット作製

　リード操作よりポケット作製を先に行った場合には，止血の状態を比較的長時間観察できるばかりではなく，作製したポケットにガーゼを充填しておくことで圧迫止血を行える特徴がある．穿刺はポケット内から行うために，穿刺創周囲の出血状態の確認も容易である．しかし，多くの症例を経験している内科医でも，リード操作に加えてポケットの止血管理が十分できているかという問題がある．ポケット内の止血が不十分であれば，ポケット内に血液が貯留するばかりではなく，感染の原因となる．これを防止するためには，デバイス収納前にポケット内を十分に温生理食塩水で洗浄すればよい．洗浄は感染防止のみならず，止血の確認方法としても優れている．

　一般的に抗凝固療法を継続している場合やICDなど大きなポケットを作製しなければならない場合には，ポケットをあらかじめ作製しておいたほうが止血の確認が行いやすい．抗凝固療法中の場合には，一度止血した部位の再出血など短時間での十分な止血確認が困難である．また，ICDなどの大きく深いポケットでは，直視下に止血を確認することが困難であり，洗浄時の止血確認は優れた手段である．ポケットをあらかじめ作製した場合には，ポケット内からの出血に注意する．特にガーゼをタンポンにしてある場合には，出血に気がつくのが遅れることがある．術者はリード操作に気をとられており，出血の管理は助手の重要な仕事である．

　一方，ペースメーカーなどの小さなポケットであれば，リード操作後にポケット作製を行うこともある．この方法は感染予防には有利であり，デバイスにリードを接続する前に，再度閾値などの確認が可能である．

F ポケットの位置をリード挿入部位と分ける方法

　穿刺法の場合，一般的には，ポケット内から穿刺をすることが多い．皮膚切開線の長さは短くすることが可能であるが，穿刺を優先するため，ポケットの位置は鎖骨のすぐ下方かつ外側になる．橈側腕頭皮静脈カットダウンの場合，皮膚切開線を延長してポケットを作製することが多い．この場合，皮膚切開線を長くしないと，ポケットの位置は鎖骨のすぐ下で，外側になる．

　ポケットの位置を鎖骨のすぐ下に置くと，腕の動きの影響を強く受ける．また，外側ほど組織が粗であり，ポケットの位置が外側になりやすい．そして，ペースメーカーは外側に動きやすい．したがって，ポケットは鎖骨より下方かつ内側に作ったほうが安定している．また，体動感知型のセンサーを使用する場合，内側で鎖骨から離れた位置のほうが安定性が高い．

　何らかの事情により，ペースメーカーの植込みを反対側に変更せざるを得なくなった場合，先にポケットを作ってしまうと，反対側にポケットを作り直さねばならなくなる．

　これらの問題は，リードのアクセスが完了してから，ポケットをリード挿入部とは分けて鎖骨より下方かつ内側に作製し，皮下トンネルにリードを通すことで避けられる（図13）．穿刺を行う場合，ポケット作製部位にこだわるために難しくなることがある．ポケット作製部位にこだわらなければ，穿刺しやすい部位から容易に行うことができる．

　この方法の問題としては，皮下トンネルに通すとき，リードに損傷を与える可能性があるが，リード挿入部とポケットの位置はそれほどは離れてい

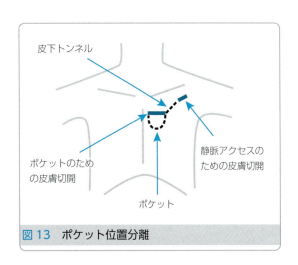

図13　ポケット位置分離

ないので，皮下にペアンを通してから広げて皮下を十分に剥離し，リードが通過するときの抵抗を少なくすることで避けられる．

G デバイス植込み部位：右側か，左側か

1 解剖学的特徴による差異と電磁干渉による差異

ICDでは，植込み側によって除細動閾値に影響を与えるといわれている．さらには，AEDの除細動パッド貼付時にも，除細動後のデバイス作動に大きな影響を与えかねない注意点が存在することがあるため注意が必要である．

a）解剖学的差異

左上大静脈遺残が存在した場合には，リード挿入が困難で，挿入不能となる危険性がある．正常心左側植込みの場合，鎖骨下静脈造影を行わずにリード挿入前にポケット作製を行ってしまうと，多大な時間の浪費を伴うばかりではなく，患者にも大きな負担を強いることになる．

現在においても利き腕と反対側にポケットを作製するのが一般的な判断であるが，これはペースメーカー本体が現在のICDに匹敵する大きさであった1980年代初頭の常識が引き継がれていることによるものでもある．利き腕側にデバイスを挿入すると，デバイスの大きさによる皮膚の盛り上がりによって，患者が利き腕の可動範囲を意識的に制限することを防ぐ目的であった．しかし現在でも穿刺法でリードを挿入する場合には，subclavian crush syndromeを軽減する目的で利き腕と反対側ポケット作製が推奨されている．

左側植込みの場合には右側と比較してリード挿入部位から上大静脈合流部までの距離が長い．また，左無名静脈は大動脈弓によって圧排されることもあり，リード留置が契機となって完全閉塞する場合がある．リード植込み以前に，左鎖骨下静脈経由で中心静脈カテーテルが長期留置されていた場合や，血液透析用ダブルルーメンカテーテル挿入が行われていた場合には，必ず鎖骨下静脈造影を行って開存を確認しておく必要がある．

一般的に右腕頭静脈と上大静脈の分岐角は左無名静脈と比較して急峻である．この角度は，上下方向のみならず前後関係においても急峻であることが多い．急峻な分岐角度は分岐部におけるトルクの伝導に障害をもたらす．この障害はリードの操作性のみならず，active fixation lead（スクリューインリード）の場合には，ヘリックス（スクリュー部分）のスムーズな伸展を阻害することになる．

b）電磁干渉

植込み型デバイスが変動磁界に曝露されると，リードシステムを1回巻きコイルに換算した起電力が発生する．この起電力がデバイスの心電増幅回路に侵入すると，ノイズとしてシステムに干渉を及ぼす．変動磁界が及ぼす干渉の大きさはリードが作る投影面積に比例すると推測されるが，正常心で右側植込みの場合にはリードが右側に形成する面積と左側に形成する面積の差分が実効投影面積となるため，左側植込みと比較して実効投影面積が小さくなる[1]．デバイス新規植込み患者で変動磁界に被曝する可能性が大きい職業環境などに従事する患者では，右側植込みを検討してもよい[2]（図14）．

c）電気的除細動

電気的除細動のように過大な入力がデバイス回路に侵入すると過大入力保護回路が動作することで回路は保護されるが，デバイス本体の金属とリードの電極は電気的に導通状態となる．その結果，断面積の小さな刺激電極に電流が集中して流れて周辺の心筋組織を加熱，刺激閾値の一時的あるいは恒久的上昇を生じる可能性がある．これを防止するには，除細動器の2つのパドルを結ぶ線と，デバイス本体および刺激電極を結ぶ線が直交するように配置すべきとされている．一方，電気的除細動時には一方のパドルを上前胸部胸骨右縁に，もう一方のパドルは心尖部付近に置くのが一般的であり，AEDなどの貼付用パドルにもそのように図示されている．右側植込みの場合にこの位置で除細動を施行すると，最もリードに電流が流れやすくなる配置となり，閾値上昇などの問題が高率に生じる可能性がある．AEDの使用説明時には，デバイス本体から10 cm離すように指導されているが，右側植込みの場合にはこの方法

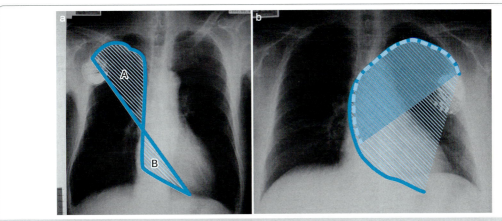

図14 右側と左側の植込み部位による，単巻コイル投影面積の違い
右側植込み（a）では，実効投影面積はA，B面積の差分となる．またbの点線のように心房リードが作る実効面積は心室リードよりかなり小さなものとなる．

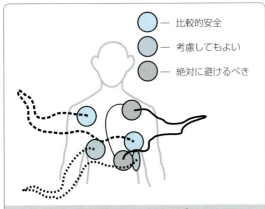

図15 体外式除細動を行う場合のパドル位置
リードと平行となるパドル位置は避けなければならない．リードに過大な電流が流れるため，電極先端の心筋は変性し，閾値上昇によるペーシング不全や感知不全の可能性がある．

を用いるとさらにリードに過大電流が流れる危険性がある[3]（図15）．

d）ICDの除細動閾値

通常ICD植込みには左側が選択される．しかし，右側を選定しなければならない場合が想定されるが，右側植込みでは除細動閾値が高いという報告がある[4]．

2 植込み側が別の要因で限定される場合

血液透析シャント造設がされている場合は，原則的には反対側を植込み部位とする．理由は，出血量が少なく，シャント閉塞の危険性がなく，またblood accessによるリード感染の契機増加も防げるからである．しかし，シャント側の静脈穿刺は容易であることからシャント側からの植込みが第1選択という考え方もある．

血管異常，閉塞によって植込み側が限定される場合がある．閉塞している場合には，造影を行わなくてもポケット周囲の静脈の状態，外頸静脈のはり具合と左右差などで，狭窄が推定できる場合も少なくない．すでにリード挿入がされていて，アップグレードを行うときには，鎖骨下静脈の閉塞に注意する必要がある．アップグレードの際に，先行手術が鎖骨下静脈穿刺法であった場合には，橈側皮静脈が利用できるかどうかを事前に検討する．橈側皮静脈を利用できると判断される場合は，比較的安全に前回挿入側と同側を選択できる．前回穿刺が胸郭内穿刺で，リード挿入部に狭窄が認められる場合には，リード挿入に難渋する可能性がある．鎖骨下静脈より中枢側で上大静脈合流部までに狭窄が認められる場合には反対側を選択するほうが安全である．

乳腺拡大根治術後の場合で小胸筋も切断されている場合には，皮下は胸郭そのものとなる．剥離は困難で，またポケット部の血行を維持するのが難しい．この場合は反対側を選択する．まれに両

II 植込み手技の実際

側拡大根治術が施行されている場合がある．この場合には，腋窩ポケットなど，通常位置から大きく逸れた部位にポケットを作製せざるを得ない．内科医の場合は，形成外科などの外科医と協議のうえ，手術方法を検討する必要がある．

文献

1) Nakajima H et al：Quantitative analysis of electromagnetic interference in cardiac-pacemaker in human-body. EuroPace 2001, Monduzzi Editore S. p.A.-MEDIMOND Inc., Milano, p95-98, 2001

2) 中島　博：ペースメーカー患者における電磁干渉．生体内植込デバイス患者と電磁干渉．日本不整脈学会（監），安部治彦，豊島　健（編），p.117-159，メディカルレビュー社，大阪，2007

3) ペースメーカ，ICD，CRT を受けた患者の社会復帰・就学・就労に関するガイドライン．循環器病の診断と治療に関するガイドライン（2006-2007 年度合同研究班報告）．班長：奥村　謙. Cir J **72** [Suppl. IV]：1133-1174, 2008

4) Friedman PA et al：Defibrillation thresholds are increased by right-sided implantation of totally transvenous implantable cardioverter defibrillators. Pacing Clin Electrophysiol **22**：1186-1192, 1999

8 S-ICD（完全皮下植込み型除細動器）

A S-ICD とは

　植込み型除細動器は紆余曲折を経て現在のICD（trans-venous ICD：TV-ICD）に進化したが，除細動コイルを備えたICDリードを心室ペーシングリードと同じように右心室に留置する必要がある．したがって，ある種の先天性心疾患術後などでは，ICDが必要となっても解剖学的問題によってリードを挿入できない場合がある．S-ICDは従来のICDとは異なり，リードを含めたすべての除細動システムを体表面に植込む除細動システムである（図1, 2, 表1）．

　TV-ICDで最も大きな問題は感染である．TV-ICDシステムが一度感染を起こすとリードを含めたシステムの全抜去が必要となる[1,2]．しかし，リード抜去にはリスクが伴う．Wazaniらはリード抜去に伴う重大な合併症は0.7～1.9%に達すると報告している[3]．しかし，全システムを体表面に置くS-ICDは，たとえ感染が起こっても抜去は容易であり，全身感染の危険性も極めて低いと考えられる．

　TV-ICDシステムにはICDリードが不可欠である．しかし，ICDリードの信頼性が常に問題とされてきた．多くのICDリードの信頼性についての文献で必ず引用されるKleemannの報告[4]は，ICDリードの信頼性に大きく疑問を投げかけるものであった．S-ICDシステムのリードは体表面に置かれており，スタイレットルーメンを持たないなど強靱な構造となっている．TV-ICDリードが絶え間なくさらされている心拍動

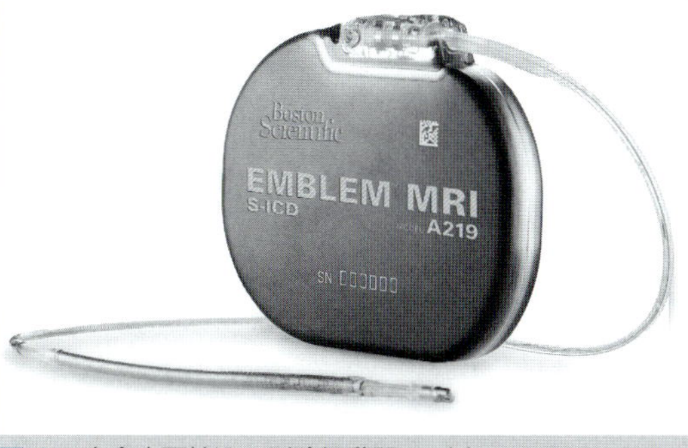

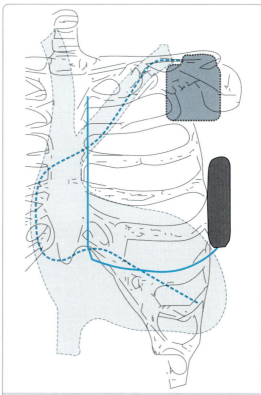

図1　完全皮下植込み型除細動器 Emblem MRI
（ボストン・サイエンティフィック ジャパン社提供）

図2　経静脈植込み型除細動器と皮下植込み型除細動器の相違
経静脈植込み型除細動器は除細動リードを頚静脈的に右室内に留置する．これに対して皮下植込み型除細動器はシステムのすべてを皮下（正確には胸壁上）に植込む．したがって植込み手術は体表面の手術に分類される．体表面手術で感染が起こっても，全身感染（敗血症）リスクはほとんど考える必要がない．

Ⅱ　植込み手技の実際

表 1-1　デバイス規格

Model Number	A209
Size (W x H x D)	83.1 x 69.1 x 12.7mm
Mass	130 g
Volume	59.5 cc (cm³)
Longevity	7.3 years**
Battery	Boston Scientific Li/MnO₂
Electrode compatibility	3400 / 3401
Device C-Code	C1722

表 1-3　プログラム・パラメータ

Shock Zone	170 bpm - 250 bpm (steps of 10 bpm)
Conditional Shock Zone	Off, On 170 bpm - 240 bpm (minimum 10 bpm less than Shock Zone)
S-ICD System Therapy	Off, On
Post-shock pacing	Off, On (50 ppm, max 30 sec, demand-based)
Induction capability	1-10 sec (50 Hz/200 mA)
Delivered Energy	80J biphasic (only programmable during manual shock and induction test: 10J - 80J, steps of 5J)
Shocks per episode	Maximum of 5 shocks

表 1-2　デバイス機能

Sensing configuration	Primary (ring to can), Secondary (tip to can), Alternate (tip to ring). Optimal sensing configuration automatically selected during Auto Setup (manual programming optional)
Gain selection	x1, x2. Optimal gain selection automatically selected during Auto Setup (manual programming optional)
Rhythm discrimination	INSIGHT™ algorithm discriminators automatically activated when the Conditional Shock Zone is programmed
Shock polarity	Standard (coil to can), reverse (can to coil). Automatically selects and stores last successful shock polarity
Adaptive Shock Polarity	Shock polarity alters automatically after failed shock
SMART Charge	Automatically extends initial detection time to allow self termination of non-sustained tachyarrhythmias
Internal warning system	Audible tone alerts patient to elective replacement indicator, electrode impedance out of range, prolonged charge times, failed device integrity check

表 1-4　診断機能

Episode storage	S-ECG storage for over 40 arrhythmic events (treated & untreated)
Other data	Electrode impedance. System status (remaining battery life, patient alerts, etc.) Date and time stamp

からのインパクトはもとより，肩の動きによって大きく影響を受ける TV-ICD リードと比較して，体動の影響も少ない位置に留置されている S-ICD リードの信頼性は TV-ICD リードとは比べ物にならないと考えられる．最近の ICD リードの信頼性については良好であるとも考えられる研究結果が発表されている[5]．

B S-ICD の有用性と限界

　除細動器としての有用性については多くの試験が行われている．まず，START study[6] で従来の TV-ICD との不整脈検出性能が比較された．そして，大規模前向き試験として米国では IDE 試験[7]，米国以外では EFFORTLESS registry[8]

が行われ，ICD としての有用性は TV-ICD には劣らないことが証明された．この2つの前向き試験は引き続き pooled data として蓄積評価された[9]．このように S-ICD は除細動器としての機能は TV-ICD と同様と考えることができるが，S-ICD には恒久的ペーシング機能は備わっていない．したがって anti-tachy pacing もできない．これらの機能を必要とする患者には S-ICD の適用はない．また，一部の意見として小児科領域での有用性を評価する声も聞くが，小児領域での体表面除細動エネルギーの安全最大投与量が 5J / kg とすれば，16 kg 以上の患者に適用可能であるが，それ以下の体重では心筋障害の恐れがあることを認識しなければいけない．また，S-ICD は体表面心電図を不整脈解析に用いるが，TV-

118

8 S-ICD（完全皮下植込み型除細動器）

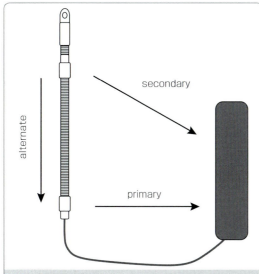

図3 体表心電図ベクトル
S-ICDリードには2個のセンシング電極が装備されており，この電極とICD本体の組み合わせで体表心電図を採取する．使用される心電図ベクトルは，primary（Ⅰ誘導），secondary（Ⅱ誘導），およびalternate（Ⅲ誘導）である．

ICD以上に注意しなければいけないのはT波のオーバーセンシングである．事実，IDE試験では不適切作動率が13.1％と高率であった[7]．したがって，T波のオーバーセンシングを植込み前に可能な限り除去する必要がある．

C 体表心電図のスクリーニング

S-ICDは体表面心電図を解析に用いるが，その収集は本体とコイル両側に装備された心電図電極を用いる．そのベクトルはproximal電極−本体（primary：Ⅰ誘導），distal電極−本体（secondary：Ⅱ誘導），およびproximal電極−distal電極（altanate：Ⅲ誘導）のいずれかが自動的に選択される（図3）．しかし，ここで重要な作業は，胸骨左縁および胸骨右縁とデバイス位置での心電図を収集して，T波オーバーセンシングが起こらないベクトルがいくつ存在するかをスクリーニングすることである．このスクリーニングに用いるのがスクリーニングテンプレート[10]（図4）である．S-ICDを導入するにあたってはこの作業は不可欠であり，スクリーニングにパスしなければ事実上はS-ICDの導入を断念せざるを得ない．スクリーニングにパスするのはわずか85.2％という報告[11]もあり，S-ICDの1つの限界であることは確かである．しかし現実的にはスクリーニングにパスしなかった例でも植込みを行うと，問題のないベクトルが選択されるということもあり，体表面心電図と，胸壁上に置かれた電極から収集される心電図には違いがあることが推測される．極めて近い将来に，テンプレートによるスクリーニングではなくプログラマーを用いたスクリーニング作業に置き換わることが決定されており，スクリーニングで除去される症例が減少し，より多くの症例にS-ICDが導入できることが期待されている．さらに，2017年に装備されたSMART Pass filterによってさらにオーバーセンシングの可能性が低減されると予想され，これもプログラマーによる体表心電図のスクリーニング方法の導入が待たれる理由である．

D S-ICD植込み手技

日本では，欧州，米国，オセアニアおよび香港に遅れて，2016年2月に臨床使用が始まった．pooled data[9]によると，植込みに伴うすべての合併症は9.6％で，そのうちの40％は植込み後30日以内に発生したが，感染に伴うシステム抜去は1.7％で，ポケット圧迫壊死は他に感染などの合併症を併発しやすいことが判明した．しかし，生命に直接関わる合併症，たとえば敗血症や心内膜炎の発生は認められなかった点が最も重要である．このようにS-ICD植込みは，合併症を最小にするような努力は必要であるが，さらに除細動閾値の低減と不適切作動の防止に細心の注意が必要なのである．

では，除細動閾値はいかにして低減できるのであろうか．最近の研究によると，S-ICD本体を広背筋と前鋸筋の間に位置させること[12]（terminologyとしてintermuscular pocketと定義された），デバイスやコイルと筋膜の間に脂肪組織を挟まないこと，およびデバイス本体が体の前方に留置されないこと[13]が除細動閾値低減に有用かつ重要であることが示された．

II 植込み手技の実際

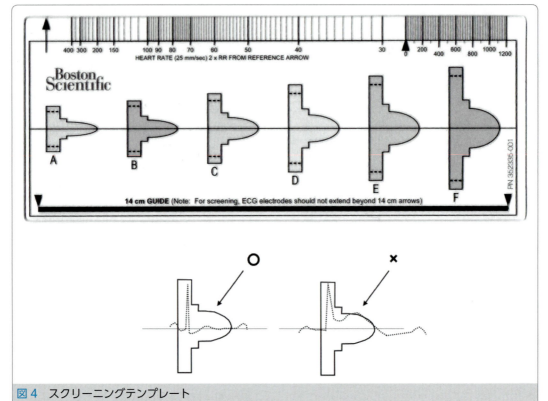

図4 スクリーニングテンプレート

心電図スクリーニングにはボストン・サイエンティフィック社から提供されているスクリーニングテンプレートが用いられたきた．テンプレートに示された枠内にQRSが収まればpassである．今後のこの作業はプログラマーに移行する予定である．スクリーニングに用いる心電図は，安静時のみならず，必要に応じて運動負荷などの負荷心電図もスクリーニングされる．

S-ICDの詳細な植込み方法については，2016年2月の日本導入から約6ヵ月後にボストン・サイエンティフィック ジャパン社の医療従事者専用情報サイト[14]に，これらの注意点を踏まえた詳細な「植込み手順とポイント」が示されている．本書の「植込み手技」の内容は，ボストン・サイエンティフィック ジャパン社の「植込み手順とポイント」の記載を補うことを目的とする．もし，「植込み手順とポイント」が未読であれば，まず，「植込み手順とポイント」を読了してから本文を参照いただきたい．

1 プランニング

S-ICDシステムの植込み位置が除細動閾値に関与することは先述の通りである．システムを適切な位置に植込むにはプランニングが重要である．プランニングは，解剖学的認識点（anatomic landmark）によるプランニングを行ったうえで，必ずX線透視を用いて，正しい位置であるかどうかを確認する必要がある（図5）．デバイスやリード位置を，直接患者の身体に書くのであるが，X線透視によって修正が必要である可能性がある．多くのプランニングが書き込まれると，どれが正しいプランニングか混乱する原因となる．特にポケットは多くの書き込みを行いがちである．

プランニングを書き込む筆記具として，いわゆる油性マジックインキや医療用に滅菌されたマーキングペンを利用することになるが，滅菌されている必要はない．一般的な油性マジックインキや滅菌されている手術時使用のマーキングペンはアルコールで消えてしまう．消毒のときに消えてしまう素材は間違った位置に植込みを行う原因となり，除細動閾値に影響する可能性がある．残念ながら推奨できるものはなく，事前に各施設で消毒

8 S-ICD（完全皮下植込み型除細動器）

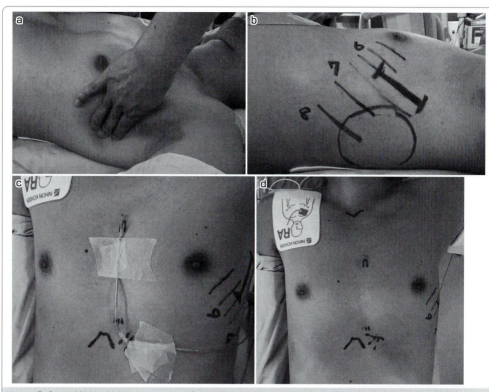

図5 デバイス植込み位置のマーキング（北里大学医学部循環器内科学　岸原　淳先生ご提供）

a,b：広背筋の確認とアナトミカルランドマークによるポケット位置の仮決定．麻酔導入後に広背筋を触診で確認する．次に，アナトミカルランドマークを基準にポケット位置を仮決定する．用いられるアナトミカルランドマークは胸骨左縁第5肋間レベルの中腋窩線の交点：頭側尾側レベルでのデバイスの中央位置，中腋窩線と第8肋骨の交点：デバイスポケットの尾側レベル，中腋窩線と第7肋骨の交点：デバイスポケットの中央，などであるが，あくまでも目安であり，X線透視で調整する必要がある．

c,d：前胸部のマーキング．前胸部のマーキングの基準はリードの proximal 電極位置であり，剣上突起左側1cmの頭側1cmにバツ印を書く．リードを体表にテープで固定してスリーブ位置に応じた切開線をマーキングする．リード先端はコの字で囲む．実際の切開線はトネリング時に決定する．レスキューパッチの位置に注意．右側トンネルに変更できるように胸骨と十分な距離を取る．

方法や用いる消毒薬の検討が必要である．

　X線透視は実際の本体やリードを患者の体表に貼り付けて行う（図6）．本体は重く，頭側から尾側方向への固定は無力である．図7のように胸壁前面から尾側方向に1本のテープで本体を貼付すると，透視中に位置がずれない．

2 3 incision technique と 2 incision technique

　3 incision technique は前胸部胸骨上方に小さな切開を置いて，トネラー先端を引き出して先端にかけた糸を切開から引き出す．この糸を引くことでリードをトンネル内に挿入し，リード先端は切開底部の筋膜に固定する．この切開を省略する代わりに，トネラーにシースを被せてシース内にリードを挿入し，シースはピールアウェイする方法が2 incision technique である[15]．この方法は，手技を簡素化するばかりではなく，合併症が多いとされる前胸部胸骨上方の切開を省略できる[15,16]．しかし，トネラー先端の位置と深さは確認できず，また，リードの屈曲が問題となる．したがって，原則は3 incision technique であり，この方法で十分な経験を積んだ後に2 incision technique を考慮すべきであろう．おそらく2018年にはボストン・サイエンティフィック社から2 incision technique に用いるトネラーとシースの

Ⅱ 植込み手技の実際

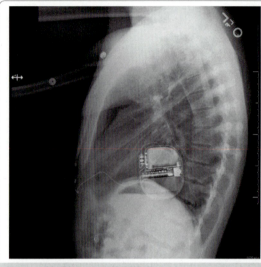
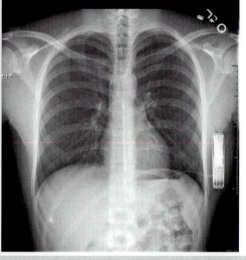

図6 X線透視による位置修正

確認事項は，①心尖部とデバイスの位置関係，②コイルと心陰影の位置関係である．この作業ではポケット位置に注意を奪われがちであるが，コイルの高さも重要なチェックポイントである．特に滴状心では，コイルが心陰影に含まれるように高さを調整する．ポケット位置で注意することはできるだけ背側に置くことである．脊柱を基準に背側に置かれているかを確認する．
実際の臨床では正面像だけで確認することが多いが，この場合のポケット位置は手術中に背側に置かれているかを確認することになる．

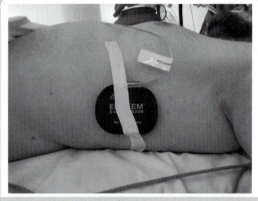

図7 デバイスのテープ固定

テープの貼付方向に注意．この貼り方は単純であるが位置がずれにくい．

キットが供給されることになっている．

3 S-ICD植込みに必要な解剖（図8）

S-ICDはシステムのすべてを胸壁（thoracic cage）上に留置・固定する必要がある．たとえば広背筋は背部の筋肉であり，胸壁の構成要素ではない．したがって，広背筋上にデバイス本体を置いてはならず，広背筋の腹側に位置する前鋸筋筋膜上に置く必要がある．では，胸壁の構成要素はどのようになっているのであろうか．胸壁前部は肋間筋膜と胸骨筋膜によって構成され，その上に大・小胸筋が乗っている．大胸筋は筋膜が胸骨縁で肋間筋筋膜に移行している．S-ICD本体のポケットを作製する側胸部の胸壁は前鋸筋筋膜で構成されている．リードは末梢端を肋間筋筋膜に固定するが，この部位の筋膜は往々にして大胸筋筋膜と肋間筋筋膜の2枚構造になっている．切開部から最初に露出した筋膜は大胸筋筋膜で，これを切開するとトネラーが通過してくる肋間筋筋膜が露出する．ここにリード末梢端を固定する．胸骨下端の切開創を剥離すると肋間筋筋膜が露出する．この筋膜は腹直筋前鞘に移行する．このよう

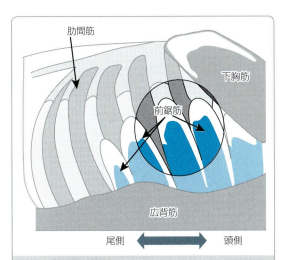

図8 前胸部の解剖

S-ICDシステムは前胸部壁筋膜上に植込まねばならない．したがって，胸壁とは何かを理解する必要がある．胸壁を構成するのは，胸骨，肋骨，肋間筋，前鋸筋であり，これらは筋膜でおおわれている．この筋膜は胸骨骨膜に移行するが，手術的に厳密に分離することはできない．この胸壁上に大胸筋が載っているという理解がわかりやすい．広背筋は背部の筋肉であり，これが側胸部に回り込むが，この筋肉も胸壁上に載っている．切開線前方の皮下組織下は胸壁の筋膜であり，前鋸筋がこの筋膜下に透見できる．この層を的確にみつけて，これを背側に延長することが重要である．

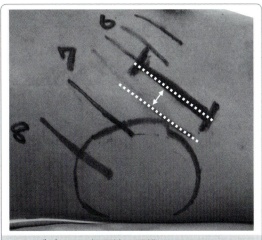

図9 デバイスと切開線の距離

デバイスと切開線の距離が近いと，創傷治癒遅延や，圧迫壊死を起こすことがあるので2cm以上離すことが重要である．しかし，あまり距離を取りすぎると剝離範囲が大きくなるばかりか，尾側の剝離が行いにくくなる．

に胸壁はすべて筋膜におおわれており，その表面上に大・小胸筋や広背筋が位置するのである．

4 ポケット作製

S-ICD植込みの中で最も重要なプロセスである．intermuscular pocketについては以下の文献も参照されたい[12,16]．

切開線はランガー割線に沿ってプランニングされるが，肋骨走行に沿った切開線を作製することによりランガー割線に沿った切開が容易に得られる．重要なポイントは，予定されたデバイス本体位置の最も切開に近い部分（デバイスの右側上方の角にあたる）から2cm以上離すことである（図9）．この距離が近いと創傷治癒の遅れや圧迫壊死（erosion）の原因となり，術後に苦しむことになる．デバイス直上の切開を行う施設もあるようだが，創傷治癒の遷延やケロイドの可能性もあり推奨できない．切開の長さは4～5横指である．

皮下の切開剝離は電気メスを用いるが，ウェイトライナー開創器を用いると剝離が容易になる［「Ⅰ章-1．手術手技の基本」，図15（p.10）参照］．剝離操作を行いながら，剝離組織の裏側の構造物を確認する．剝離は全体が同じ深度になるように丁寧に行う．切開創左方の皮下組織は，まず脂肪層が切開剝離され，次に前鋸筋筋膜上の結合織に移行する．結合織はウェイトライナー開創器を把持して，挙上することにより薄い膜状になり，指でも容易に剝離が可能である．また，銀白色に光る前鋸筋筋膜を透見することができる．この状態を見逃してはいけない（図10）．指などで前鋸筋筋膜を頭尾側方向に露出する．指にガーゼを巻きつけても容易に剝離できるが，乱暴に操作すると筋膜を破ってしまう可能性がある．筋膜を破ると層のオリエンテーションがわからなくなるため，剝離操作は丁寧に行う必要がある．前鋸筋内には比較的浅い部分を頭側から尾側方向に動脈が走行している．前鋸筋に切り込んで出血が認められた場合にはやみくもに電気メスで焼灼しないで，血管断端を探し出して把持した後に焼灼するか，断端が不明な場合には針糸で結紮止血する（図11）．不十分な止血は血腫の原因になる．

前鋸筋筋膜をある程度剝離したら，前鋸筋筋膜

Ⅱ 植込み手技の実際

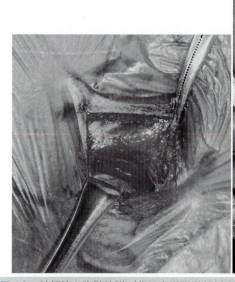
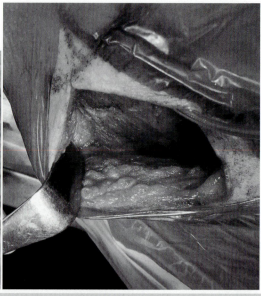

図10 前鋸筋と胸壁筋膜（北里大学医学部循環器内科学　岸原　淳先生ご提供）

ポケットの切開創の前方から注意深く皮下の剥離を進めると写真のような筋膜が確認できる．この筋膜を破らないように注意しながら周囲を剥離すると左の写真のように前鋸筋が筋膜から透見できるようになる．これを確認することがポケット作製の最も重要なポイントである．ポケットの剥離は，写真のように長い脚の筋鈎（ランゲンベック扁平鈎 3a あるいは 3b）を用いると容易である．

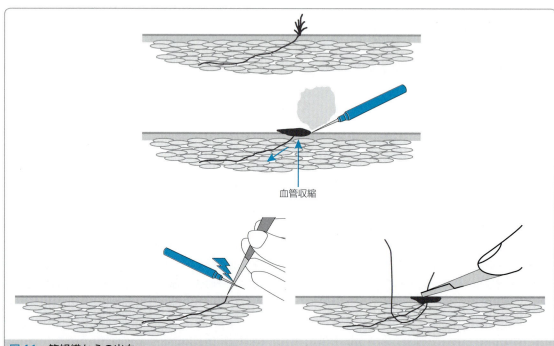

図11 筋組織からの出血

筋組織からの出血を認めた場合，電気メスのブレードを直接押し当ててはいけない．血管が収縮して筋肉に潜り込むため，出血点がわからなくなる．筋組織からの出血は，鑷子で把持してから焼灼するか，針糸をかけて結紮止血する．このような場合を想定すると，鑷子はドベーキー型鑷子が便利である．

124

に沿って背側に剥離を続ける．筋鉤（ランゲベック 2a か 3a がかけやすい）を剥離部分にかけて外側に引くことでカウンタートラクションが得られるため，剥離が容易に進められる．そこで，術者は鉤を左手に持って右手の指と電気メスで剥離を進める．電気メスを用いる場合には切離する組織が膜状になって，血管が含まれていないことを確認しながら行う．指を用いた剥離では索状の組織に触れた場合には血管であるかを確認する．血管の場合には結紮切離が望ましいが，電気メスで焼灼する場合には切離断端から出血がないかを確かめる．

剥離範囲は，尾側はプランニング時にマーキングした尾側ラインより 2 横指程度余計に剥離を行う．背側は剥離する指が手術台（カテ台）に触れることが剥離範囲の絶対条件である．頭側の剥離範囲は切開線の頭側端を垂直に背部まで延長したラインを目安とする．剥離範囲の確認はポケット内に 4 指を挿入して自由に動くことで確認できる．

剥離が終了したら十分に時間をかけて止血を確認する．止血が確認できたらポケット内にばらした乾ガーゼと鑷子を用いてタンポンを行う．4 枚のガーゼでポケット内が充填されればポケットの大きさも十分と判断する．4 枚目のガーゼが創外に出るようであればポケットの大きさが不足している．どの部分が足りないかを確認して剥離を追加する．

5 トンネル作製

トンネルを作製するためには切開が必要で，3 incision technique では剣状突起部と傍胸骨領域に 2 つ，2 incision technique では剣状突起部に切開を置く．本書では 3 incision technique 中心に解説する．

剣状突起部切開は剣状突起の左側 1 cm，頭側 1 cm が proxymal 電極位置の目安となるため，これよりやや左方外側に肋骨走行に沿った斜切開を置く．切開長はスリーブ固定が可能な最短の長さを取る．切開後に皮下組織を筋鉤で剥離して筋膜を十分に露出し，切開左側端の筋膜にスリーブ固定用の糸を 1 針掛けて筋膜を結紮しておく．こ

の糸を持ち上げて，固定に十分な強度があるかどうかを確認するとともに，トネラーを刺入する筋膜直上の組織を確認する．この筋膜上をこするようにトネラーを操作してトンネルを作製する．間違ってこの筋膜を切開して筋層に入り込むと厄介なことになる．肋間筋は薄く柔らかいため，ポケットに向かう方向にトネラーを挿入すると，トネラーが胸腔内に挿入され，気胸などの肺損傷の原因となる（図 12）．痩せて，胸腔が狭い場合には肋骨下端は剣状突起部では鋭角に開く．そのような場合に肋間筋筋膜を確認しないでトネラーを挿入すると腹腔内にも挿入される可能性がある[17]．この部位には内胸動静脈が走行しており，これらの損傷は大出血をきたす．

トネラーを短く持って先端を筋膜上の正しい層に刺入する．この後トネラーを進めるわけであるが，トネラーの向きはトネラー先端位置の接線方向である．したがって，トネラーの向きはトネラーが進むにつれて深くなる．このとき術者はポケット方向をガイドするためにトネラーを把持した反対側の手指をポケット内のトネラーが貫通する位置に軽く挿入する．この指にトネラーの圧力を感じたら，トネラーを一気に貫通させ，十分な作業領域を確保する．このトンネルはタイトに作る必要がある．リード周囲に隙間があると，ポケット内の空気が剣状突起部のスペースに移動して不適切作動の原因となる．指の剥離は最小にとどめ，ケリーやペアンなどの外科器具を用いてトネリングしてはいけない．

次にトネラー先端のリードをガイドする針穴に 60 cm 以上の長さを持つ 2-0 以上の太さの十分強度を持った糸を通し，同様にリード先端の針穴を通した後に，糸の両端を玉結びで結紮する．注意を要するのは，リードとトネラーの針穴間が 15 cm 以上確保されるように結紮部位を考える．

トネラーを剣上突起部切開層から引き抜くと，糸にガイドされてリードがトンネル内を通過する．リードを切開層から引き抜くが，十分な作業距離がありスリーブが容易に固定でき，かつコネクター部がトンネル内に引き込まれないように注意する．スリーブの固定を行う（この作業は，今後発売予定の新しいリードでは不要である）．

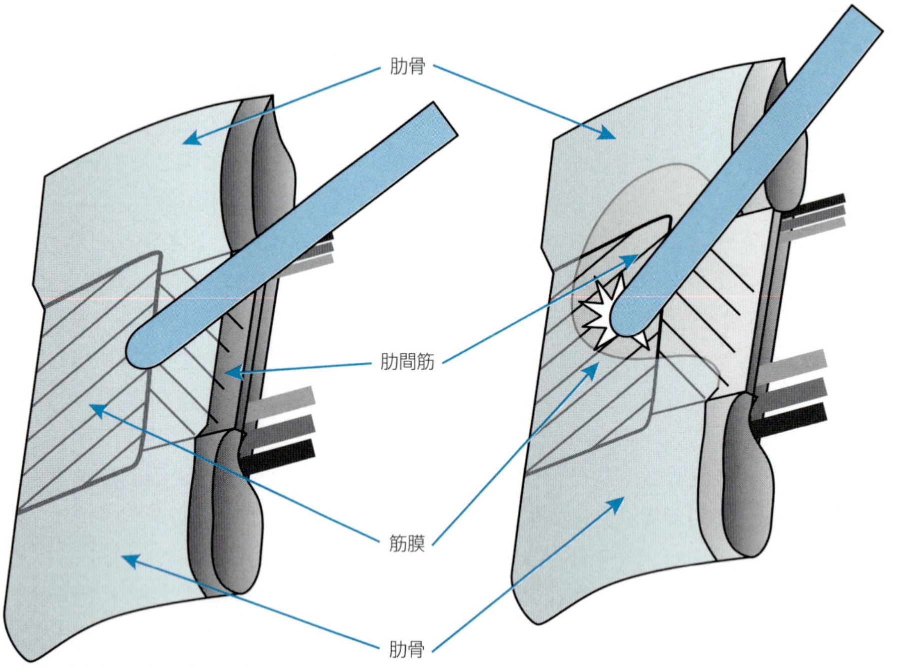

Ⅱ　植込み手技の実際

図12　肋間筋筋膜

傍剣状突起部の切開で注意を要するのは肋間筋筋膜の保持である．もし，これを破綻させた状態で皮下の剥離を行った場合，右図のようにトネラーの角度が急峻になるとトネラーは筋肉内を通過して壁側胸膜を破り，気胸を起こすことになる．したがって，肋間筋筋膜を確認することと，トネラーの刺入角度に注意を払う必要がある．

proximal 電極からスリーブ固定部までのリードを乾いたガーゼでよく拭い，スリーブが滑らないようにする．スリーブを proximal 電極から 1 cm 離した部位に 2 本の糸で結紮固定する．結紮が甘いとスリーブが動いてしまい，不適切作動の原因となるため，固定状況を必ず確認する．

　3 incision technique では，トネラーを貫いて，リードをガイドする糸を引き出すために傍胸骨上部の切開が必要である．まず，剣状突起切開創から引き抜かれたリードを，留置予定部の前胸壁に置いて，切開線を決める必要がある．実際に留置されるリード先端位置と全胸壁皮膚に置かれたリード先端には，剣状突起切開創の皮膚から筋膜までの距離の違いがあるため，切開線はこの距離を加味して決定する．切開創から筋膜を露出するが，肋間筋筋膜まで露出する必要がある（図13）．

　傍胸骨のトンネルを作製する．リード固定用の糸が付いたままのトネラー先端を確実に肋間筋筋膜上（胸壁）にセットする．トネラーを短く持って，トネラー先端が筋膜をこするように刺入する．方向を確認しながらトネラーを進めると，必ず大きな抵抗を受けてトネラーが進まなくなる．これは，胸肋関節の膨隆部にトネラー先端が当たっているためであり，トネラーの角度を浅くしてこの隆起を乗り越えるように操作する．この抵抗を感じないトネラーの挿入は脂肪層の中を貫いている可能性があり，除細動閾値（DFT）上昇の可能性がある．したがって，この抵抗を受けることが正しい位置にトンネルが作製されている証拠となる．トネラーを進めて傍胸骨上部の切開切開創に抜き出す．この際，トネラーが正しく筋膜上を通過できているかどうかを確認する．十分にトネラー先端を引き出したら，少し剣状突起の方向に戻す．この作業でリードのガイド用糸がたわむため，この糸の 1 本を切断してトネラー先端の針穴から抜き出す．糸は 2 本をペアンで把持し，トネラー抜去操作でトンネル内に引き戻されないよう

8 S-ICD（完全皮下植込み型除細動器）

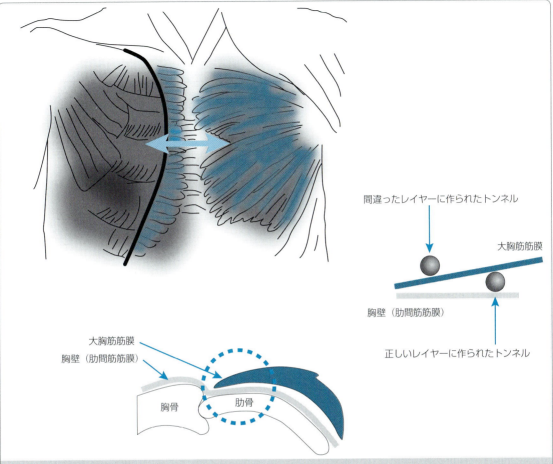

図13 大胸筋と胸郭の関係

大胸筋の一部は第1～6肋軟骨に起始する．この部分は線維組織であり肋間筋筋膜や胸骨骨膜を含めた線維組織群であり，手術的に厳密に分離できない．胸骨上部切開創の剥離で，最初に出てくる線維組織は大胸筋起始部の線維組織である可能性が高い．この起始部を切開してさらに下層に到達する筋膜が肋間筋筋膜（胸壁）であり，この層にトンネルを作る必要がある．

に注意する．

　トネラーを剣状突起部創から抜去する．リードのガイド用糸をゆっくり引いて，リードを剣状突起部創からトンネル内にガイドしながら留置する．リード先端位置を確認し，リード先端を筋膜に確実に固定する．この固定が緩いとノイズ発生源となり，不適切作動の原因となる．リードを固定したら，剣状突起切開創からスリーブを把持してリードを尾側に軽く引くことでリードの直線性が確保できる．この状態でスリーブの中枢側を筋膜に固定する．この固定も緩むと不適切作動の原因となるため，確実に固定を行う．

　2 incision technique ではリード先端位置と，トンネルが通過している層の確認ができない．特にリードが外側を向いて，大胸筋に入り込むと筋電位が不適切作動の原因となる．

6 デバイス収納と閉創

　ここからの作業はデバイスポケット側と前胸部の作業を二手に分かれて行うほうが効率的である．

a）前胸部の閉創

　前胸部の創は傍胸骨上部創から閉創を始める．2層に縫合した後，トンネル上部を丁寧に頭側から尾側にかけて squising し，トンネル内の空気を剣状突起部切開に押し出す．十分に押し出した

ところで，剣状突起部創を2層に閉創する．

b）デバイス収納

デバイスポケットにタンポンしたガーゼを取り出す．このとき，取り出したガーゼは，出血の有無と部位を確認するのに有用であり，十分に観察する．ポケット内の出血がないことを確認できたら，創洗浄（irrigation）を行う施設では，この段階で行うが必須ではない．ポケット中央（中腋下線）の胸壁に3横指の間隔で固定用の糸をかけ，ペアンで保持し，ペアンを前胸壁に置くことで，リードとの混乱を避けられる．リードボディーをポケット内に収納し，コネクターをデバイスに接続する．デバイス固定用糸をデバイスのスーチャーホールに通した後，それぞれをペアンで把持する．そのペアンよりポケット寄りですべての糸を別のペアンで把持する．このペアンを把持しながら，デバイスをポケット内に誘導する．筋鉤を活用して収納するが，デバイスの位置や方向を十分に確認する．固定用糸を結紮するが，デバイスが軽く固定される程度のテンションとし，デバイスの位置が動くほどのテンションはかけない．

c）ポケット閉創

ポケットの閉創で大切なことは，部分的に切開した広背筋を合わせて縫合することである．広背筋切開部分を確認したら，その前胸部側の対応する部分に2-0以上の太さの非吸収糸をかけてペアンで把持する．これを持ち上げることで，相対応する広背筋切開部に数針の針糸をかけて，創縁側より順次結紮する．最後に，広背筋前胸部側の結紮を行うが，結紮前に，この部分と対応する前鋸筋筋膜に針糸をかけておく．これら2針の結紮を行うと，ポケット全胸部側がデバイスの前方への移動を抑制することになる．さらに，残った部分の皮下組織を1層で縫合する．通常はこの段階でDFTテストを行う．DFTテストが終了したら，皮膚が緊張なく寄るように，皮下に数針の縫合をかける．最終的な皮膚縫合はステイプラーを用いる．この理由は，創部は体動であまり動かない部分であり，ステイプラーを用いても傷が汚くならない．もっともあまり目につかない部分でもある．また，術後に発赤などがあり，感染を疑う場合には抜鉤を遅らせることが可能であり，抗張力を保

てる．時間がかかり，不確実な皮内縫合による閉創は進められない．ナイロン糸などで結節縫合にするのもよい．

7 DFTテスト

閉創が開始されたら，プログラマーヘッダーに清潔なカバーをかけて患者の腹部に置く．デバイスがポケットに収納されてポケットの閉創が開始されたら，初期計測と使用心電図ベクトルの確認，心電図の質的評価を済ませておく．前胸部創が閉じられたら，proxymal，diatal電極上を順次皮膚上から左右上下に揺すってノイズ混入がないかどうかを確認する．ほぼすべてがセンシングされるようなノイズが混入する場合には，創を再度開けてリード先端あるいはスリーブ固定をやり直す．特に，剣状突起部の剥離範囲が大きく，リードに遊びがあるようならスリーブ固定位置を調節してリードの遊びがないように再固定する．

プログラマーヘッドをデバイスポケット上に固定し，開かれた左上肢をしっかり支える（この上肢はVF誘発中のテタヌス刺激によって強く拘縮するため，肩関節の脱臼予防のため，回内位で固定して置く必要がある）．バースト刺激時間を決定する．標準は3秒であるが，心機能が良好な場合には5秒あるいはそれ以上の時間を設定することもある．誘発できない場合にはイソプロテレノール負荷など，誘発されやすい条件を整える．VF中のテタヌス刺激の反復は正確なtime to therapyが測定できないため推奨していない．一方，低心機能でVF誘発が躊躇される場合にはR波同期ショックでショックインピーダンスのみの測定を行う場合もある．DFTテストは，VFの停止を確認する意義よりもむしろショックインピーダンス測定に意義がある．ショックインピーダンスが100Ω以上の場合には，デバイス胸壁間あるいはコイル胸壁間に脂肪組織が入っていないかを確認し，必要であればトンネル作製などの必要な手技をやり直す．

DFTテストのエネルギー設定は，特に問題がなければ初回65J，不成功なら80Jで設定する．このいずれかで除細動が成功し，ショックインピーダンスが100Ω以下であれば試験を終了す

る．80 J で不成功の場合に対処方法はそれほど多くはない．ショックインピーダンスが高い場合には先述のように脂肪組織の介在がないかを確認する．ショックインピーダンスが 100 Ω 以下の場合には，X 線透視でデバイスとショックコイルの位置を確認する．Heist らのシミュレーション[13]によれば，デバイス位置が前方にくるほど DFT が高くなるという結果が示されている．また，デバイス位置を頭側あるいは尾側に移動させることによりわずかに DFT が下がるという結果も示されているが，標準的なデバイス位置のシミュレーション結果が最も高い DFT であった．このシミュレーションでは，通常植込まれているデバイスの方向から 90° 回転したデバイス位置が示されており，通常のデバイス植込み位置とは異なる結果が得られた可能性もある．さらにこのシミュレーションでは胸骨右側のコイル位置は左側よりも DFT が高いという結果も示された．この文献を参考にする場合，あくまでも用いられたモデルでのシミュレーションである点を考慮しなければいけない．この文献の意義は，デバイス位置やコイル位置のわずかな違いで DFT が変化する可能性があることと，コイルあるいはデバイスと胸壁間に脂肪が介在すると DFT が高くなる点である．この文献には触れられていなが，経験的にはコイル位置が高い場合には DFT が高くなる．これは，プランニングの解剖学的認識点に剣状突起を用いていることが原因である．剣状突起は長さも形状も個体差が大きい．proxymal 電極位置は剣状突起の左方 1 cm の頭側 1 cm と規定されているが，剣状突起のどの部分を指すかは不明瞭である．コイル位置は X 線透視で十分に確認する必要がある．

8　創感染

　S−ICD 手術は体表面手術に分類される．したがって，もし感染しても全身感染に陥る危険性はほぼ皆無と考えられる．感染を疑う場合には抗菌薬の投与期間を延長し，もし滲出液や膿の排出がある場合には培養を行って抗菌薬の選択を行う．ポケット部は開創して洗浄を行うのもよい．どうしても感染をコントロールできない場合にはシステムを抜去するが，生命予後に関わる抜去リスクはほぼないと考えてよい．再留置は，創の治癒が完成する 3 週間以降を目安とし，症例に応じて着用型自動除細動器（WCD）の装着を検討する．

9　不適切作動

　不適切作動を回避するには，スクリーニング時の運動負荷は不可欠であり，T 波の変化が予想される Brugada 症候群では必須である．不適切作動が起こった場合は，原因によって対処法が異なる．ノイズによる不適切作動では，トンネル内の空気である場合には吸収を待ってノイズの再現性を確認するが，手術時にルーズなトンネルを作ることは極力回避しなければならない．リードの固定に関与するノイズ（電極部を皮膚上から動かしてみることでノイズを確認できる）と考えられる場合には，電極部を含めたリードの再固定を行うが，ベクトルの変更で回避できる場合もあり，再侵襲の最も少ない方法から試してみる．T 波のオーバーセンシングを回避するためには，術後にも運動負荷試験が推奨される．回避方法として，ベクトルの変更あるいは SMART Pass filter の適用が考えられる．

　TV−ICD では不適切作動も生命予後に関与することが知られている[18,19]．S−ICD は，このようなエビデンスが得られるためにはまだまだ時間がかかると考えられるが，コンピューターシミュレーションでは，S−ICD の心筋障害は TV−ICD と比較して軽微であるという結果も出ている[20]．S−ICD の不適切作動が生命予後に関与しないというエビデンスが得られる可能性もある．

文献

1) Wilkoff BL et al：Transvenous Lead Extraction: Heart Rhythm Society Expert Consensus on Facilities, Training, Indications, and Patient Management. This document was endorsed by the American Heart Association (AHA). Heart Rhythm **6**：1085-1104, 2009

2) Baddour LM et al：Update on cardiovascular implantable electronic device infections and their management: A scientific statement from the american heart association. Circulation **121**：458-477, 2010

3) Wazni O, Wilkoff BL：Considerations for cardiac

device lead extraction. Nat Rev Cardiol **13**：221-229, 2016

4）Kleemann T et al：Annual rate of transvenous defibrillation lead defects in implantable cardioverter-defibrillators over a period of >10 years. Circulation **115**：2474-2480, 2007

5）Kramer DB et al：Transvenous implantable cardioverter-defibrillator lead reliability: Implications for postmarket surveillance. J Am Heart Assoc **4**：e001672-e001672, 2015

6）Gold MR et al：Head-to-head comparison of arrhythmia discrimination performance of subcutaneous and transvenous ICD arrhythmia detection algorithms: The START study. J Cardiovasc Electrophysiol **23**：359–366, 2012

7）Weiss R et al：Safety and efficacy of a totally subcutaneous implantable-cardioverter defibrillator. Circulation **128**：944-953, 2013

8）Lambiase PD et al：Worldwide experience with a totally subcutaneous implantable defibrillator: Early results from the EFFORTLESS S-ICD registry. Eur Heart J **35**：1657-1665, 2014

9）Burke MC et al：Safety and efficacy of the totally subcutaneous implantable defibrillator: 2-year results from a pooled analysis of the IDE study and EFFORTLESS registry. J Am Coll Cardiol **65**：1605-1615, 2015

10）Groh CA et al：Use of an electrocardiographic screening tool to determine candidacy for a subcutaneous implantable cardioverter-defibrillator. Heart Rhythm **11**：1361-1366, 2014

11）Randles DA et al：Subcutaneous Implantable Defibrillator (S-ICD) System, F. and D. A. A. 2013.：How many patients fulfil the surface electrocardiogram criteria for subcutaneous implantable

cardioverter-defibrillator implantation? Europace **16**：1015-1021, 2014

12）Ferrari P et al：Intermuscular pocket for subcutaneous implantable cardioverter defibrillator: Single-center experience. J Arrhythmia **32**：223-226, 2016

13）Heist EK et al：Determinants of subcutaneous implantable cardioverter-defibrillator efficacy. JACC: Clin Electrophysiol **3**：405-414, 2017

14）S-ICD System.〈https://www.sicdedu.jp/sicd/public/〉［参照 2017-6-20］

15）Knops RE et al：Two-incision technique for implantation of the subcutaneous implantable cardioverter-defibrillator. Hear Rhythm **10**：1240-1243, 2013

16）Brouwer TF et al：Surgical management of implantation-related complications of the subcutaneous implantable cardioverter-defibrillator. JACC：Clin Electrophysiol **2**：89-96, 2016

17）Kaufmann MR et al：Subcutaneous ICD implant complicated by an intraperitoneal lead course and device infection. Heart Rhythm Case Rep **2**：270-271, 2016

18）Daubert JP et al：Inappropriate implantable cardioverter-defibrillator shocks in MADIT II. Frequency, mechanisms, predictors, and survival impact. J Am Coll Cardiol **51**：1357-1365, 2008

19）Van Rees JB et al：Inappropriate implantable cardioverter-defibrillator shocks: Incidence, predictors, and impact on mortality. J Am Coll Cardiol **57**：556-562, 2011

20）Jolley M et al：A computer modeling tool for comparing novel ICD electrode orientations in children and adults. Heart Rhythm **5**：565-572, 2008

⑨ リードレスペースメーカー

ペースメーカー・リード挿入時の合併症として，気胸を起こすことがある．また，リーク，断線，感染などペースメーカー・リードにはしばしば問題が生じる．また，皮下ポケットの血腫形成が感染の原因となることが多い．感染が発生した場合，システムの完全抜去が必要であるが，ジェネレーターとは異なり，リードの抜去は困難なうえに危険を伴う．ペースメーカーの問題点の多くはリードと皮下ポケットに起因する．そこで，リードやポケットが不要であるリードレスペースメーカーが開発され，良好な成績が報告されている[1,2]．日本で最初に使用可能になった Medtronic 社製リードレスペースメーカー Micra™ の構造と植込み手技について解説するが，どの製品もカテーテル・デリバーであることに変わりはない．リードレスペースメーカー植込みの合併症の最大の問題点は心筋穿孔と穿刺部の血腫，動静脈瘻である．したがって，カテーテル手技に習熟していることが求められる．

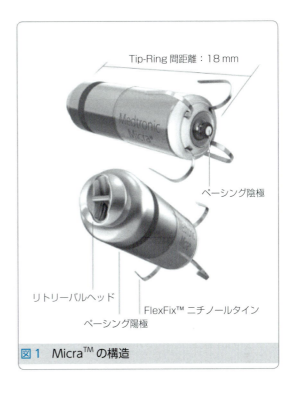

図1　Micra™ の構造

A Micra™ の構造（図1）

Micra™ はジェネレーター本体の先端に陰極電極，本体上に陽極リング電極があり tip-ring 間距離は 18 mm である．先端には固定用のニチノールタインが4つ付いている．後端には植込み時にデリバリーツールと接続するための，リトリーバルヘッドがある．サイズは長さ 25.9 mm 太さは 20 Fr 容量は 1 mL である．現在のシステムは心室にのみ植込み可能であり，心房には植込むことができない．したがって植込みは VVI（R）適応症例に限定される．

B Micra™ のデリバリーカテーテル／イントロデューサー（図2）

Micra™ のデリバリーカテーテルは有効長 105 cm でハンドル操作によりカテーテルの屈曲および Micra™ の心筋への展開が可能である．デリバリーカテーテルを大腿静脈より挿入するためのイントロデューサーの内径は 23 Fr，外径は 27 Fr で，有効長は 65 cm で親水性コーティングが施されている．

C Micra™ の植込み手技

1 植込み前の準備

体外式除細動器，一時ペーシング，デバイス回

Ⅱ 植込み手技の実際

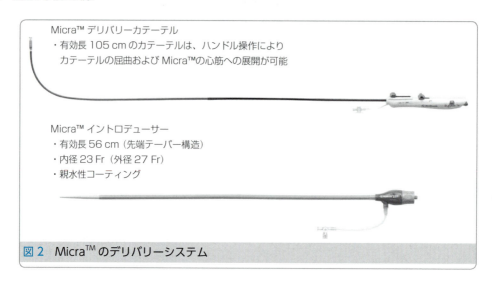

図2 Micra™のデリバリーシステム

収のためのスネア，心囊穿刺セット，ヘパリン中和のためのプロタミンはすぐに使用できるように準備しておく．心エコーをすぐに検査できるようにしておくことが望ましい．局所麻酔のみでの手術は困難で，静脈麻酔や鎮静の準備が必要である．

2 大腿静脈穿刺

局所麻酔下に経皮的シースイントロデューサーキットを用いて，ガイドワイヤーを大腿静脈に挿入する．シース挿入のためにペアンでワイヤー周囲の皮膚を十分に剥離しておく．

Super Stiff ガイドワイヤーを挿入する前に，まず柔らかいガイドワイヤーを挿入してから診断用カテーテル（multipurpose など）を利用してSuper Stiff ガイドワイヤーに交換すると安全である．16 Fr（12〜18 Fr）のダイレーターでプレダイレーションを行ってから，Micra™ イントロデューサーを挿入し，シースを吸入後フラシュする．このとき，ハブから空気が混入するため手で押さえる．ヘパリン 2,500〜5,000 単位のボーラス静注後，イントロデューサー内ヘパリン添加生理食塩水の持続静注を行ったほうが安全である．痛覚反射で心停止が誘発されることもあり，この作業中は静脈麻酔もしくは鎮静を行っておいたほうがよい．ガイドワイヤーがダイレーターやシースに先行していることを透視で確認しながら操作する．このとき，ダイレーターが上大静脈までい

かないようにイントロデューサーの先端が心房中央まで到達した時点でダイレーターを引く．これ以上イントロデューサーを深く入れるのは危険である．

3 Micra™ デリバリーシステムの挿入

Micra™ デリバリーシステム内をヘパリン添加生理食塩水で満たして気泡を抜く．ヘパリン添加生理食塩水をフラッシュしながらデリバリーシステム内にペースメーカー本体を収納する．損傷の危険があるので，気泡を抜くために先端をタッピングしてはいけない．デリバリーシステム末端から気泡が入るので，吸引してはいけない．気泡を抜くのは常にフラッシュの一方向で行う．イントロデューサーに Micra™ デリバリーシステムを挿入し，デフレクションボタンを操作して屈曲させ，三尖弁を通過させ右心室内に進める．挿入操作時に先端を心筋に強く押しつけると危険である．Micra™ デリバリーシステムの先端位置を2方向の透視（RAO もしくは正面と LAO）で確認する．右室自由壁，心尖部先端部は穿孔の危険性があるが，通常は自然に心尖部中隔側を向くことが多い．先端部位を造影で確認しておくことで，ペースメーカーの留置位置の確認が可能となり，穿孔のリスクを軽減できるという意見もある．デバイスの展開前にカテーテルをゆっくりと押して"グースネック型"に軽くたわむことを確認し適

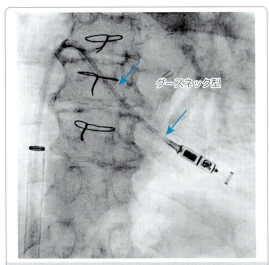

図3 先端の心筋に対する適切な接触の確認

デバイスの展開前にカテーテルをゆっくりと押してグースネック型に軽くたわむことを確認し適切な先端圧を確保する。

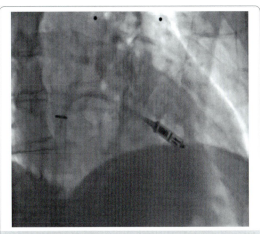

図4 本体の再捕捉

テザー糸を引きながら，Micra™本体とデリバリーシステムの角度が合うようにデリバリーシステムを進めて，Micra™をデリバリーシステム内に収納する。

切な先端圧を確保する（図3）．

4 Micra™の展開

1) デリバリーシステムが右室に入ったら，テザーリテイナーピンを外しテザーのロックを解除し，デリバリーシステムの屈曲を延ばす．
2) デバイス展開ボタンをカップの半分まで引いてタインを露出させる．
3) それからデリバリーシステムを引いて，先端圧を開放しながらデバイス展開ボタンを完全に引く．

固定の確認［プル・ホールドテスト（タグテスト）］：テザー糸を心臓の拍動が感じられるまでゆっくりと引いたとき，固定されていないタインには変化がないが，心筋内に固定されている場合，テザー糸を引くとタインが広がる．様々な角度から観察して，少なくとも2つのタインが心筋に固定されていることを確認する．シネを撮影して確認する必要がある．慣れてくると，テザー糸を引いたときの手の感覚で固定の程度がわかるようになる．

5 閾値，心内波高の確認

プル・ホールドテストで問題なければ閾値，R波高，抵抗値を測定する．

推奨範囲：閾値≦1 V@ 0.24 V，R波高≧5 mV，抵抗値400〜1,500 Ω

6 再捕捉，再固定

位置を変える必要がある場合，テザー糸を引きながら，Micra™本体とデリバリーシステムの角度が合うようにデリバリーシステムを進めてMicra™をデリバリーシステム内に収納する（図4）．このとき，デリバリーシステムを曲げてはいけない．再捕捉，再固定を何回も繰り返すと，心筋障害により閾値，心内波高条件が不良となり穿孔の危険性が高まる．数回に1回，デリバリーシステムを抜いて，生理食塩水をフラッシュして，電極に血栓が付着（付着していると閾値不良の原因となる）していないかを確認する．

7 テザーの抜去

1) テザーの抜去の前にシステムをフラッシュする．
2) テザーを引きながらデリバリーシステム（リ

II 植込み手技の実際

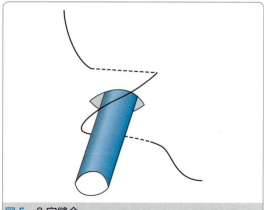

図5 8字縫合
MicraTMのシースは非常に太いので用手圧迫による止血は困難である．シース抜去前に，シースを挟んで8字型に皮膚を縫合しておいてからシースを抜去する．

キャプチャコーン）をリトリーバルヘッド近くまで進める（図4）．デリバリーシースの先端と本体の距離が長すぎるとテザーのゆとりがなくなり，三尖弁をテザーが通過することになる．

3) 2本のテザーを交互に引いてフロスすることで，テザーによる組織損傷を防ぐ．
4) テザーの1本をカットする（フロス時点で抵抗がある場合，抵抗の強いほうをカットする）．カット後は再捕捉は不可能になる．
5) テザーリテイナーピンを持って，ゆっくりと一定のスピードでテザーを引き抜く．こ

の段階までは，デリバリーシステムは右室内にある状態を保つ．

8 MicraTM イントロデューサーの抜去および縫合

MicraTMのシースは非常に太いので用手圧迫による止血は困難である．8字縫合（もしくは二重巾着縫合）が楽である．シース抜去前に，シースを挟んで8字型に皮膚を縫合しておいてからシースを抜去する（図5）．シース抜去後に用手圧迫とともに糸を締めて結ぶ．この方法で容易に止血可能である．

9 MicraTM の抜去

後端のリトリーバルヘッドにスネアをかけて引っ張れば抜去可能であるが，植込み後の経過でシステム全体をおおう組織被覆が起こると抜去困難となる．電池消耗時は抜去せず，新たに別のシステムを留置するものと考えておいたほうがよい．この点は，適応決定時に十分考えておくべき問題である．

文献
1) Reynolds B et al：A leadless intracardiac transcatheter pacing system. N Engl J Med **374**：533-541, 2016
2) Soejima K et al：Performance of leadless pacemaker in Japnanese patients vs. rest of the world：Results from global clinical trial. Circ J **81**：1589-1595, 2017

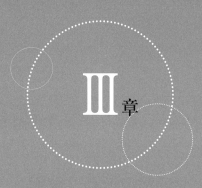

III章

術中・術後の管理と合併症対策

1. 術中チェック
2. リード固定，収納，閉創
3. 術後の管理
4. ジェネレーター交換術，ポケットの処置
5. 合併症と troubleshooting
6. デバイス感染症とリード抜去

1 術中チェック

A 心内電位波高，閾値，インピーダンスの確認

リード先端で記録される心内電位の大きさである心内波高を測定して，センシング閾値を確認する．双極リードであれば双極ないし単極電位でその波高値を測定する．心内波高が低いとデバイスが心内電位を感知できず，アンダーセンシングを起こす可能性がある．感度設定を鋭く設定せざるを得なくなるが，そのため，オーバーセンシングを起こす危険性が生じる．心内波高は可能な限り大きいほうがよい．心房であれば2 mV以上，心室であれば8 mV以上が望ましいが，必ずしも十分な心内波高が得られるとは限らない．far field sensingを拾っている可能性があるので，測定数値だけではなく，実際の心電図波形を確認する必要がある．

ペーシング閾値は心筋を興奮させるのに必要な最低限度の刺激の強さである．通常，パルス幅を一定にしておき，心筋を捕捉できなくなるまで電圧を低下させていき，これ以下に下げると心筋を捕捉できなくなる最低の電圧を求める．心筋梗塞や心筋症などでは心室ペーシング閾値が，洞不全症候群などでは心房ペーシング閾値が高い場合がある．ペーシング閾値が高いと，出力設定を高くせざるを得ず，電池消耗が早まる．可能な限りペーシング閾値の低い場所を探す必要がある．1 V以下が望ましいが，そのような場所が得られないこともある．

次に，最大出力でペーシングを行い，横隔膜刺激やmuscle twitchingが起こらないことを確認する．術後に閾値上昇することがあるので，最大出力でも横隔膜刺激やmuscle twitchingが起こらないことを確認しておく必要がある．特に左室CSリードでは，横隔神経刺激が問題となる．横隔神経刺激は耐えがたく，ペーシングを維持でき

なくなる．

センシング閾値，ペーシング閾値がよくても，安定性が悪ければ，その位置に固定できない．リードの安定性をみるために，深呼吸，咳払い試験を行う．リードのdislodgementや，センシング閾値，ペーシング閾値の変動がないかを確認する．深呼吸時に横隔膜刺激が認められることもある．

active fixation lead（スクリューインリード）の場合，スクリューした直後の閾値は高いことが多い．その後，時間経過とともに，数分から10分程度で低下していく．心内波高値もスクリュー固定直後の値より，後に測定したほうが大きくなることがある．スクリュー固定直後は心筋障害のため一過性にセンシングならびにペーシング閾値が悪くなると考えられている．

ペーシング閾値は植込み後に，局所の炎症，線維化より上昇するが，ステロイドリードにより閾値上昇は抑制され，その後の慢性期の変動についても以前ほど問題にならなくなった．

リード先端の単極電位を確認するのもよい方法である[1]．固定時の先端電極の単極心内電位において過度のST上昇が認められた場合は押し付けすぎであり，穿孔の危険性があり，ST上昇がまったくみられない場合はpassive fixation lead（タインドリード）先端電極と心筋の密着が不十分である可能性がある．スクリューが電極として機能していないリードではスクリューが浅ければリード本体は固定されるものの，先端電極心内電位のST上昇は得られない．スクリューが最後まで挿入され，電極である先端部分が心筋と密着して初めてST上昇が得られる．スクリューも電極として機能している機種では，スクリューが心筋に固定されればST上昇が得られる．スクリューがdeflectable方式のリードの場合，スクリューを出す前に先端電極の単極心内電位を確認し，単極

136

1 術中チェック

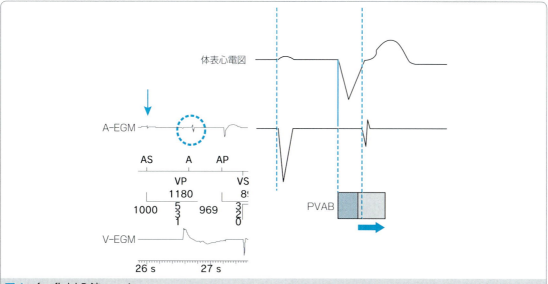

図1　far field R波 sensing
心房心内心電図（A-EGM）には心室ペーシング後に，本来のP波（↓）とは異なる波形のfar field R波が認められ，これが不応期内センシングしている．PVABを延長すると，far field R波はブランキング期に隠れてセンシングされない．しかし，PVABを不用意に長く設定すると，心房性不整脈，特に心房粗動の検出感度が落ちる．また，心房感度の変更でfar field R波が感知されない場合もある．しかし，心房感度を鈍くすると，通常はP波よりも電位が低い心房細動波の感知不全が起こり，モードスイッチしない可能性がある．高い心房感度設定と短いPVABの設定は正確な心房性不整脈検出には欠かせないが，far field R波 sensingに注意が必要である．

心内電位が軽くST上昇した状況でスクリューを出すとよい．

リードのインピーダンスを測定するが，リード固有の許容範囲を外れるような場合はリードの再留置を考慮しなければならない．active fixation leadの場合には留置直後から時間とともに安定する場合もあるので経過観察が必要である．リードによりインピーダンスの許容範囲が異なるので，リードの特性を知っておく必要がある．

リード位置確認については透視の前後像だけではなく，少なくとも2方向以上からリードの留置部位を確認することが望ましい．

B far field sensing

cross talkとfar field sensingはdual chamber pacing特有の問題で，本来は異なる心腔での刺激や波が他の心腔に影響する現象である．AV cross talkは，心房刺激で心室捕捉を起こしてしまう現象で，リード位置と刺激の強さが関係する．ブランキングが不安定な初期のdual chamberペースメーカーでは比較的多くみられた現象である．一方，far field R波 sensingは，心房リードが心室の電位変化をとらえる現象であり，ペースメーカーのホルター診断機能やモードスイッチに影響するため注目されている．far field R波 sensingには，心室ペーシング後のQRSを感知するtype-Iと自己収縮QRSをとらえるtype-IIがあり，その出現部位に特徴がある．type-IはAV間隔後に多くは心房不応期内センシングとして認められる．判別は，体表電位と両心腔の心内電位を同時記録することで判別可能である．type-Iの出現には，心房感度設定とPVAB（心室刺激後心房ブランキング期）の設定が関与する．心房感度を鋭くすることで感知しやすくなり，またPVABを短縮することで出現する（図1）．

type-IIは自己QRSが起源であり，PVABは関与しない．type-IIの出現は，心房，心室のセンシングフィルターが異なることと，波の立ち上がりに関係しており，心房，心室の感度設定が出現のメカニズムである．心房感度を鋭くすることで出現しやすくなり，また心室が単極電極など感

度をあまり鋭くできない場合に問題となる．鋭い心房感度では，P 波を心房感知後に，その P 波が心室伝導した QRS をさらに感知，次に心室で QRS を感知することになる．いずれも自己波を感知するため，不応期は設定されないことが感知のもう 1 つの原因である．

far field R 波 sensing は，先述のように診断機能やモードスイッチに影響するため，術中に大まかな除外をしておく必要がある．まず，積極的に far field R 波 sensing を出現させる必要がある．まず，AV 間隔を調整して，100% 心室ペーシングが行われるようにする．フュージョンにならないように注意が必要であり，時として短い AV 間隔を設定する必要がある．次に心房最高感度設定とし，PVAB を 100 msec に設定する．この条件下で far field R 波 sensing を探索する．心房リードが右心耳留置されている場合には，ほぼこの条件で far field R 波が検知できる．心内心電図の far field R 波の peak と感知タイミングは必ずしも一致しないため，マーカーで感知タイミングを確認しておく必要がある．右心耳留置の心房リードでは type−Ⅰ far field R 波は，心室ペーシング後 120〜150 msec 後に感知されることが多く，これより長い PVAB を設定する必要がある．高位心房中隔留置の心房リードでは far field R 波の電位が低く，最高感度でも感知できない場合が多い．また，下位心房中隔リードでは，心室ペーシング後 100 msec 以内に感知されるため，短い PVAB を設定可能である．

type−Ⅱ far field R 波は，術中に検出されることはまれで，むしろペースメーカー外来で検出される．回避には心房感度を鈍くするか，心室感度を鋭くするかしか方法はない．特に単極心室リードでは心室感度を鋭くすることによりノイズや筋電位による偽抑制が起こりやすくなるため，完全な回避は難しい場合が多い．type−Ⅱ far field R 波の場合には，心房・心室ともに自己波であり，モードスイッチが起こっても血行動態には影響を与えない．問題となるのはホルター診断機能データのみである．

いずれにしろ，術中チェック時に far field sensing を回避するためには，心内電位波高値だけでなく，実際の心内電位を確認する必要がある．

C ICD の DFT の測定および ULV について

一般的には心室頻拍（VT）ないし心室細動（VF）を誘発のうえ，実際にそれらが植込み型除細動器（ICD）／両室ペーシング機能付き植込み型除細動器（CRTD）により正しく認識され，停止できるかどうかを確認するために行うものであるが，植込んだ ICD/CRTD で除細動できなかった場合には血行動態の増悪を招き，重篤な状態になる可能性は否定できない．実際には，除細動できるかは確率論であり，厳密には除細動閾値は存在しない．この点を考慮し，極度に心機能が低下している CRTD の症例に対しては，必ずしも除細動閾値（DFT）テストを施行していない施設が多い．しかしながら，Brugada 症候群や特発性心室細動などで心機能の十分保たれている VF 蘇生後症例では，life saving を主眼におき DFT テストを行うことが望ましいと考えられる．VF の誘発方法としては，T 波のタイミングに合わせて低ジュール（0.8〜1.2 J）の電位を同期させて誘発する shock on T，高頻度心室ペーシング（30〜50 Hz のバーストペーシング）などの方法がある．DFT と治療出力の差，すなわちエネルギーマージンは現在のところ，約 10 J というのが一般的になっているが，確立された指針はなく，各施設で担当医の判断に任せられているのが現状である．また最近では，T 波上における受攻期（vulnerable period）に高エネルギーを与えて誘発できない電位以下が DFT であるという ULV（upper limit of vulnerability）を代用する方法もある[2,3]．

高度に心機能の低下した症例においては DFT テストを行わず，治療の際に高めのエネルギーでのショックを設定し，なるべく一度の治療で頻拍が停止し血行動態悪化の危険を回避したほうがよいと考えられている．

2015 年 に "HRS/EHRA/APHRS/SOLAECE expert consensus statement on optimal implantable cardioverter-defibrillator programming and testing" が提示されたが[4]，これによると

S−ICDのDFTテストはClass I recommendationである．また経静脈的ICDでは，初回の左側植込みで適切な波高感知があり，適切な刺激閾値と抵抗値が得られ，X線透視で適切なリード位置が確認された場合にはDFTテストを行わなくてよい（Class IIa）．一方，右側植込みや本体交換後はDFTテストを行うことが妥当と考えられる（Class IIa），としている．このexpert consensus statementでは，非慢性の心内血栓，不適切な抗凝固療法が施行されている心房細動（粗動）症例，高度大動脈弁狭窄，不安定狭心症，最近の脳梗塞あるいは一過性脳虚血発作（TIA），血行動態不安定症例あるいは他の既知の合併症で重篤な結果が考えられるものについては，DFTテストが危険であるとしている．

文献

1) Redfearn DP et al：Current of injury predicts acute performance of catheter-derived active fixation pacing leads. Pacing Clin Electrophysiol 30：1438-1444, 2007
2) Chen PS et al：Comparison of the defibrillation threshold and the upper limit of ventricular vulnerability. Circulation 73：1022-1028, 1986
3) Hang C et al：Upper limit of vulnerability reliably predicts the defibrillation threshold in humans. Circulation 90：2308-2314, 1994
4) Wilkoff BL et al：2015 HRS / EHRA / APHRS / SOLAECE expert consensus statement on optimal implantable cardioverter-de fibrillator programming. J Arrhythm 32：1-28, 2016

2 リード固定，収納，閉創

A 本体固定，止血，洗浄，収納

　リードの留置が終了したら，リードを本体に接続するが，これは本体にある接続ポートにリードの近位端を挿入することによって行われる．心房と心室など，複数のリードを留置した場合には接続部位を取り違えないように，リードシリアル番号と本体のポート表示をよく確認して行う．そして，挿入の際には，接触不良を防ぐために，また感染予防の観点からもリードの端子部に血液などの付着がないように，生理食塩水で濡らしたガーゼなどでよく拭き取ってから行う．リードとプラグの間の血液はコンデンサーとして働くようになってしまう危険性がある．また，接続時にはリードが本体に十分に深く挿入されていることを確認する．挿入後，多くの場合ねじ式の固定器具でリードと本体の固定を行い，軽くリードを引っ張ることにより固定を確認する．本体とリードの接続が終わったら，ペースメーカーの作動が設定通り行われているかをモニターなどで確認する．多くの場合双極リードが使用されている現状では，ポケット収納前に作動確認が可能である．

　ポケット内に本体とリードを収納する前に，ポケット内の止血を最終的に確認する．ここまでの過程でポケット内が血液に汚染されるような状態が続いていなければ，電気メスで軽く追加の止血を行う程度である．止血の確認と並行して，ポケット内の洗浄を行うとよい．洗浄は体温程度に温めた温生理食塩水数百mLで行うが，感染の温床となる血液などを十分に洗い流すことができ，また，いったん生理食塩水をポケット内に貯めることで，出血源の確認も行うことができるので有用である．

　止血，洗浄が終了したら，ポケット内に本体とリードを収納するが，リードは本体の大きさよりやや小さい直径できれいに巻いて本体の体側（つまり本体が皮膚に最も近くなる）に納める．これにより，物理的外力によるリード損傷を防ぎ，ジェネレーター交換術の際の切開を容易にすることができる．リードがデバイス本体の前面にあると，交換手術時にリードに損傷を与える危険がある．収納完了後に，植込み型除細動器（ICD）など，本体重量のあるデバイスでは本体の下垂を防ぐ目的で本体の固定用ホールを利用して本体をポケット内に固定することがある．この場合，固定は大胸筋筋膜などのできるだけしっかりした組織がよい（脂肪層に針糸で固定してもすぐに固定は外れる）．筋膜下ポケットでは，ポケット内上部の剥離した筋膜上端部付近の筋膜（筋肉面から針糸をかける）を利用すると，閉創が容易で確実となる．最終的に透視でポケット部からリード先端までの，リード走行などの不具合がないかを確認した後，閉創となる．

B 閉創

　筋膜下ポケットの場合は，閉じる層は筋膜，皮下組織，皮膚の3層である．筋膜と皮下組織を吸収糸（3-0程度），皮膚を吸収糸（4-0程度）による埋没縫合またはナイロン糸（3-0程度）による連続（時に単結節）縫合により閉創を行う．

　閉創のポイントは，筋膜下ポケットの場合は，最初の筋膜層を緩みなくしっかりと閉めることである（図1）．筋膜層がきちんと閉じれば，外界からの物理化学的な影響に対して十分な抵抗力を持つこととなる．また，次の皮下組織の層を，皮膚（真皮）の最下層まで寄せておくことにより，皮膚の縫合が容易になり，また創そのものの仕上がりがきれいになる（図2，3）．皮下（筋膜上）ポケットの場合は，皮下組織の層が第1層となる

2 リード固定，収納，閉創

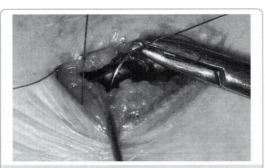

図1 筋膜層（3-0吸収糸）
特に気を使うところは，層の両端部である．ここをきっちりと合わせてあることが重要．

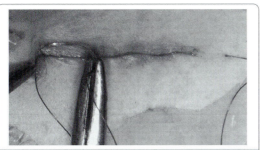

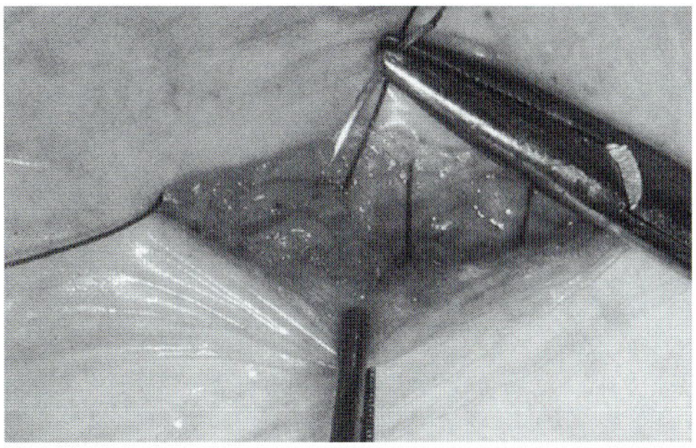

図2 皮下組織創（3-0吸収糸）
筋膜上（皮下）にポケットを作製する場合はこの層がポケットを形成する第1層となるが，皮下組織の縫合は組織結合力が弱いため，皮膚の最下層（基底層）を少しとるようにして合わせると，強度が強くなり，また皮膚層の合いもよくなる．筋膜下ポケットの場合は，すでにポケットを形成する層が閉鎖されているため，皮膚を合わせることを主眼としてよい．

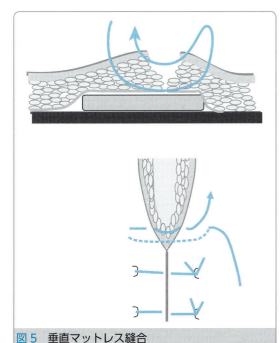

図3 皮膚［3-0非吸収糸（ナイロン糸）］
非吸収性糸を用いて皮下の埋没縫合を行っているが，両端は創部からやや離れたところで皮膚から出ており，最終的には抜糸を行う（最後の1針をかけるところ）．吸収糸で埋没縫合を行う場合は，両端部の結節を皮下に埋没させる必要がある．

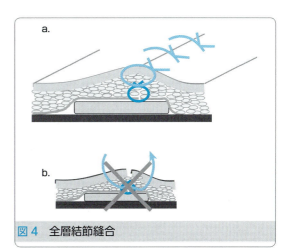

図4 全層結節縫合

が，この層のみを縫合しても組織の強度が得られにくいため，実質的には皮膚のみでポケットを作製する結果となる．皮下組織の合いが不良な場合は，皮膚の層に気を配って閉創することとなるが，この場合は単結節縫合も考慮される．

C 皮膚縫合法

皮膚を縫合するには以下の方法が用いられる．

1 全層結節縫合（図4）

皮膚，真皮，皮下組織を含めてすべて1本の糸で縫合する方法．皮膚に対して針は直角に刺入して，皮膚以下の創を大きく丸く運針する．相対す

図5 垂直マットレス縫合

141

Ⅲ　術中・術後の管理と合併症対策

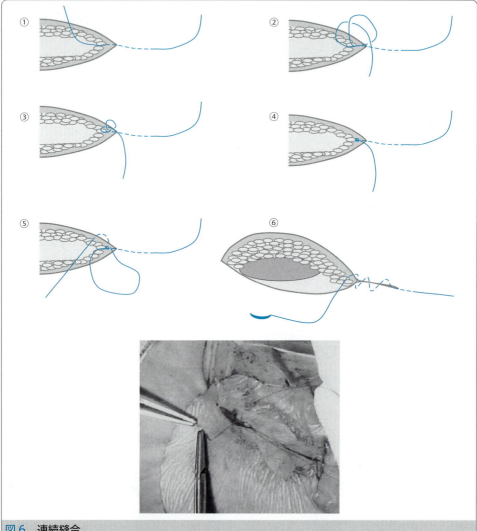

図6　連続縫合
①創の一端の皮膚面から針を刺入して，創端の皮下に抜く．
②抜いた糸を創内から創端の真皮に刺入して脂肪層上縁から出す．
③出した糸を，できたループの中を通して引くと（④）結節が創内にできる．結節保持力がないモノフィラメントの場合には，この方法で2個以上の結節を作製する．
⑤創縁に近い一方の縁の皮下（あるいは真皮内）を運針する．あまり大きなバイトを取らず，相対する位置に糸が刺出されるように針先をコントロールする．
⑥皮下連続縫合の場合には，刺入あるいは刺出のいずれかに真皮層が入っている必要がある．脂肪織だけを縫合しても創抗張力は得られない．また，糸を引いて皮膚を寄せるときに創縁に脂肪織が出ていないか確認する．

る皮膚と皮膚が密着するように合わせることが重要である．結び目は切開創直上にこないようにする（図4a）．また中縫いの糸と交差するようであれば，抜糸のときに感染する可能性があるため，運針の際に深度を確認する必要がある（図4b）．

2　垂直マットレス縫合（図5）

創面の密着性がよく，深い創に用いられたり，全層結節縫合と組み合わせて（1針おき，あるいは2針おき）用いられる．深層の糸は創底部よりも深く，浅層の糸は創縁ぎりぎりに刺入することが求められる．

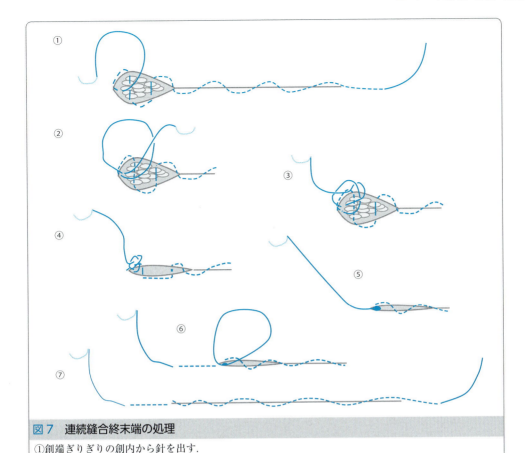

図7 連続縫合終末端の処理
①創端ぎりぎりの創内から針を出す．
②同じ部位周辺の創内に針を刺入して，創内から針を出してループを作る．
③糸をループにくぐらす．
④⑤糸を引いて皮膚を寄せて，最後に結紮が完成するように引き方をコントロールする．
⑥創内から切開延長線上に針を通して引く．

3 皮下連続縫合と真皮内連続縫合（図6，7）

　皮下（真皮と皮下脂肪織の間）あるいは真皮内を連続的に縫合する方法．非吸収糸では抜糸が必要で，吸収糸を用いた場合には創の両端を結ぶ必要がある．吸収性モノフィラメント糸が，抗張力と抗感染性の面から好まれる傾向があるが，結節保持力が弱く結節も大きくなるため，その点を配慮した工夫が必要となってくる．

D 圧迫固定

　閉創の終了（手術の終了）後，消毒を行いドレーピングを行う．ペースメーカー手術の創部は，ポケット内に今までなかった容積が増えたために張力がかかっているが，皮膚のきれいな再生を促すために創と垂直方向にテープ材（3M®テープなど）による補強を行う場合もある（図8）．

　創部のドレッシング剤には，密封式と非密封式があるが，それぞれに利点と欠点がある．密封式（ダーマボンドを含む）は，水分を通さないため周辺からの汚染には比較的強く，術当日からでも全身のシャワー浴が可能であるなどの利点があるが，術直後に出血があるとすぐに剥がれてしまうことや，創部皮膚の呼吸を抑制するために創傷治癒機転にはやや不利になるなどの欠点を持つ．非密封式はこの利点と欠点が逆転する．入院管理ができる患者においては，創傷治癒の観点や，ドレッシング部の異常に対する観察と処置が容易に行え

III 術中・術後の管理と合併症対策

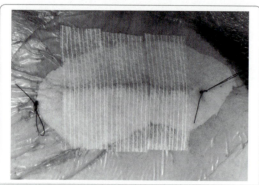

図8 創部の保護
テープ材で創部を合わせる方向に張力をかけることにより，皮膚の伸展による創傷治癒機転の阻害を予防する．

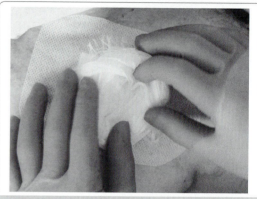

図9 ドレッシングと圧迫固定
通気性のあるドレッシング材で創部をおおい，その上にガーゼで作製した枕子を置いてから伸縮性のある固定用テープ材で圧迫固定を行う（場合によっては肩を含めて固定）．

ること，コストの面と合わせて，非密封式が広く行われている．ガーゼ交換は汚染や周囲の熱感，発赤などの兆候がなければ1週間程度は行わない．健全な創傷治癒機転が働いているのであれば，創部に不要な操作を行わないことが最もよい（抜糸が必要ならば抜糸まで不要）．

術直後の圧迫は，術当日に半日くらいは行うほうがよい．現行の小さな本体サイズやポケットサイズでは，過去の大きなものの時代に比べれば圧迫も行いやすく患者の負担も少ない．圧迫にはポケット上にポケットと同程度の大きさの枕子（ガーゼ数枚を折りたたんで作製）を置いた上で，伸縮性のあるテープで固定する（図9）．特に，抗凝固薬や抗血小板薬を内服中の患者では，圧迫固定は重要で，植込み側の肩を含めて術翌日まではしっかりと固定することにより，ポケット内の血腫を防ぐべきである．

術後の管理

A 安静度

　新規ペースメーカー挿入手術の場合，passive fixation lead（タインドリード）では数日間の安静と患側の上肢挙上制限を行っていた．しかし，高齢者の場合は上肢挙動制限による肩関節の拘縮や周囲組織の炎症が出現し，可動制限や疼痛が出現することが問題となっている．

　術後の安静の目的はリードの dislodgement や migration の予防である．passive fixation lead は，心内膜リード黎明期に用いられたフランジリードからタインドリードにとって代わられた．さらに，ステロイド投与が電極周囲の炎症を防ぐことによって閾値の上昇を予防できることが判明し[1]，これによってステロイド溶出性リードが開発された[2]．現在ステロイド溶出性リードは active fixation lead にまで及んでいる．

　したがって，現在では術後安静の重要性は心内膜リード黎明期とは比較できない．現在において術後安静についての一定の見解はない．実験的には術後 24 時間でリード周囲にフィブリンが析出して，リードが心房あるいは心室壁に固定される現象が確認されており [「Ⅲ章−5．合併症と troubleshooting」の C−2（p.158）参照]，24 時間程度の安静が妥当ともいえる．しかし，術後の安静をとらない施設も増加しており，今後の調査・研究が必要である．

　上肢挙上制限は，上肢の挙上によってリードが牽引されてリード先端の電極の dislodgement や migration を予防することを目的とする．適切なリードのたわみを用いれば，上肢挙上のリード牽引を予防できるはずであり，長期の挙上制限は無意味である．適切な期間についての議論では，用いるリードの種類や固定部位，たわみによって影響を受けるため，断定的な期間を設定することは無意味である．安静や上肢挙上の制限が問題となる高齢者などの場合には，passive fixation lead の使用を避けて，積極的に active fixation lead を使用すべきである．

　近年，ペーシング部位が中隔などに移行しつつあり，active fixation lead の使用頻度が増加している．active fixation lead を使用した場合には，原則として術後安静は不要とされている．また，上肢挙上についても，不要あるいは短期間とする施設がほとんどである．active fixation lead の dislodgement は detachment として判明する．ほとんどは術後早期であり，detachment が判明した場合には再固定手術を必要とする．detachment の時期や頻度に関する統計，調査研究は事実上行われていないが，むしろ臨床的に問題となるのは穿孔である（「Ⅲ章−5．合併症と troubleshooting」の C−2 参照）．detachment を恐れるあまり，過剰なたわみをつけると穿孔を起こすことがある[3]．

B 創部の処置

　手術終了時の皮膚は，原則的に無菌状態と考えられている．したがって，この状態を保てるフィルムなどの貼付により，術後 48 時間は創を閉鎖しておく[4]．創部痛，腫脹などの感染兆候が認められない限り，術後 1 週間（あるいは抜糸時）まで創の処置は不要である．創表面をガーゼなどの吸収性素材でおおう場合と，カラヤヘッシブなどを用いて湿潤環境に置く場合がある．創観察後は，いわゆる創そのものの消毒は行わず，創周囲の皮膚をアルコール綿などでぬぐって，皮膚の清浄を保っておく．

　創部の圧迫は血腫予防としての効果がある[5]．新規植込みでは 6 時間，交換や再手術では沈子な

Ⅲ　術中・術後の管理と合併症対策

どを作製して6時間以上創部を圧迫する．閉創方法，閉創材料は傷の抗張力と関係する．閉創材料には，従来から用いられてきた絹糸をはじめとする非吸収糸，ナイロン，テフロン，ダクロンなどの合成非吸収糸，ポリグリコール酸などの合成吸収糸があり，また編み糸とモノフィラメントに分類される．さらに，接着剤なども用いられる．縫合方法は，抜糸が必要な結節縫合などの縫合方法と，皮下連続縫合など抜糸が不要な縫合方法に分類される．それぞれの縫合素材や縫合方法によって，皮膚接着時の抗張力が異なる．また，皮下組織の縫合方法によっても異なる．抗張力に不安が残る場合や，術後ケロイドの予防のためにステリストリップなどのテープを用いて，創にかかる力を軽減する方法がある．創哆開（dehiscence）は，抗張力の不足で起こる場合と，感染の初期症状である場合がある．対処法は再縫合あるいはステリストリップなどのテープの貼付であるが，感染を見逃さないことが重要である．

特に感染の高リスクグループである，①免疫力低下（腎不全，ステロイド投与など），②経口抗凝固療法，③合併症例，④周術期予防的抗菌薬投与非施行例，⑤デバイス交換，⑥多数リード挿入例，⑦経験の乏しい術者症例，⑧デバイス植え込み患者で細菌血液培養陽性症例は，注意深い観察が必要である[6]．

C　抗菌薬

デバイス感染は皮膚表在菌が関与していることが明らかとなっており，周術期の抗菌薬投与はデバイス感染予防になるというエビデンスが確立している[7, 8]．デバイス感染予防は皮膚表在の黄色ブドウ球菌が標的菌である．投与薬剤はセファゾリン1～2g ivあるいはセフロキシム1.5g ivが原則である．執刀1時間前までに抗菌薬を投与する．術後の抗菌薬投与についてはエビデンスがない．術後48時間後に創の状態を観察するが，創感染の有無によってその後の処置は異なる．通常の清浄創であれば，抗菌薬は投与しない．

D　モニター，検査，ペースメーカーチェックなど

術後，退院まではモニターによる監視を行うことが望ましい．dislodgementや閾値上昇の早期発見には有用と思われる．また，作動状況やペーシング率も推測可能である．手術後はX線検査を行い，リードの位置の確認と，気胸などの合併症のチェックが必要である．X線検査は正面，側面の2方向を行う．同様に採血検査も施行する．

ペースメーカーチェックは手術直後と1週間後（多くは退院直前）に行う．退院前チェックは，患者に最適化した設定に変更することが必要である．必ずペーシングの閾値は測定し，閾値が上昇している場合には，X線写真などの総合的な評価を行って，dislodgementなどの原因を明らかにしておく必要がある．また，退院時までに患者に自己検脈指導を行い，異常があれば来院してもらうなどの指導を行う．

退院後は1ヵ月後にペースメーカー専門外来に来院を指示する．創部のチェックを行い，X線，心電図，ペースメーカーチェックを行う．ICD，CRTDでは，除細動閾値を術中に行わずに，退院までの入院中に測定する場合がある．また，両室ペーシングでは，心エコー下で，AV delay，VV delayなどの最適化を行うことが望ましいと考えられる．

文献

1) Nagatomo Y et al：Pacing failure due to markedly increased stimulation threshold 2 years after implantation: successful management with oral prednisolone: a case report. Pacing Clin Elec trophysiol 12：1034, 1989
2) Mond H et al：The porous titanium steroid eluting elec trode: a double blind study assessing the stimulation threshold effects of steroid. Pacing Clin Electrophysiol 11：214-219, 1988
3) Mond HG：Increased incidence of subacute perforation noted with one manufacturer of an implantable cardioverter-defibrillator lead. Heart Rhythm 4：1248, 2007
4) Mangram AJ et al：Guideline for the prevention of surgical site infection, 1999. Infect Control Hosp Epidemiol 20：247-280, 1999
5) Tolosana JM et al：Preparation for pacemaker or implantable cardiac defibrillator implants in patients with high risk of thrombo-embolic events: oral

anticoagulation or bridging with intravenous heparin? A prospective randomized trial. Eur Heart J **30**：1880-1884, 2009 [Epub 2009 May 31]

6) Baddour LM et al：Update on cardiovascular implantable electronic device infections and their management: a scientific statement from the American Heart Association. Circulation **121**：458-477, 2010

7) Costa AD et al：Antibiotic prophylaxis for permanent pacemaker implantation: a meta-analysis. Circulation **97**：1796-1801, 1998

8) Sohail MR et al：Risk factor analysis of permanent pacemaker infection. Clin Infect Dis **45**：166-173, 2007

ジェネレーター交換術，ポケットの処置

ペースメーカーなどのデバイス本体は，内蔵電池の消耗により安定した出力が保証できなくなる以前に交換が必要である．交換時期の表示は機種によって異なるが，ペースメーカークリニックやリモートモニタリングで確認できる．デバイス本体の交換は手術によって行われるが，すでに埋め込まれているリードに問題がない限り本体の交換を行うだけで済むため，比較的簡単で低侵襲な手術と考えられている．このため，上級医の指導の有無にかかわらず，経験の少ない医師が本体交換術をデバイス手術のトレーニングとして施行する場合が多いと考えられる．しかし，一般には同一創部における再手術は，前回手術により生じた癒着などにより難易度が数倍に上がると考えられ，初期経験手技としてよいものかどうかは疑問である．

さらに，ジェネレーター交換術は，デバイス感染の主たる原因の1つとして挙げられており[1~6]，一方では植込み経験の少ない医師あるいは手術時間の長さが原因でデバイス感染症発生率が増加するとの報告[7]もあることから，単純な手術として安心せず，その手技には慎重にあたらなくてはならない．

本項では，ジェネレーター交換の手技について主に述べるが，基本操作はデバイス植込み手術に準ずるため，「II章．植込み手技の実際」(p.45)を十分に理解し，また参照しながら本項を読み進めていただきたい．

A 術前準備

通常のジェネレーター交換術は局所麻酔下で行われるため，全身麻酔に必要な他臓器（肺機能や肝機能など）の評価はそれほど必要とされないが，特に心不全患者では低栄養状態や免疫能低下の恐れがあることを念頭に置く．これらは，術後の創傷治癒の遅れや感染防御機能の低下として表れることがあるため注意が必要であり，時には手術の延期を考慮しなくてはならない．不安がある場合には，人工物植込み経験のある外科医にコンサルトするなどの方法が考えられる．また，ポケット部以外の臓器感染（特に肺炎）や全身感染兆候も術後の感染リスクを上げるため，必要であれば十分な抗生物質治療の後に手術を行う．

交換前のペースメーカーの作動状況を術前に把握しておくことも重要である．術前に心室ペーシング依存であり，かつ自己心拍が出現しないような症例では，電池交換時の心室レートのバックアップをどうとるかが問題となる．交換手技に習熟していない場合や，心室レートの保証がなければ著しく状態が悪化する可能性のある場合は，術前の一時ペーシングリード挿入や手術時のペーシングパッドの貼付などが考慮される．ただし，術前の一時ペーシングリード挿入は，感染リスクを上げることを十分に考慮する必要がある．

また，術前のリードのチェックも重要で，リードの損傷などがある場合は，リードの追加（時には抜去）が必要となる可能性があり，これを想定した手術準備が必要となる．新たなペースメーカー機能を追加したい場合にもリードの追加や抜去が必要となる．

B ポケット内到達とリードの剥離

新規植込み手術と同様に術前準備を行い，手術室入室後も消毒やドレーピングなどを同様に行う．麻酔は通常局所麻酔で行われるが，当然ながら皮膚切開（皮切）予定線上で十分に行う．皮切を置く場所は，前回の手術創と同一であるよりは，前回創よりもやや尾側の本体の直上位置であるこ

148

4 ジェネレーター交換術，ポケットの処置

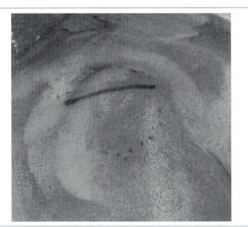

図1 皮膚切開の位置
前回手術時の瘢痕部（ポケット上部で薄く白い線にみえる）を避け，少し尾側のジェネレーター本体の直上に予定皮切線を置く（マーキング部）．

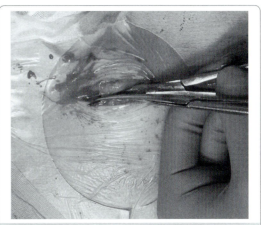

図2 皮下剥離（電気メス不使用）
単極ペーシング時には，時にポケット到達，本体取り出しまでは電気メスをいっさい使用せずに，メスやハサミのみの剥離も行われるが，出血が多くなるため迅速な手術が求められる．

とが望ましい（図1）．これは，同一創に比べて別部位のほうが剥離や閉創が容易となることや，ポケット切開時にリードを傷つけないためである．皮切の長さはポケットの横方向（皮切の方向）最長径を目安にする．

切開剥離において，皮膚，皮下での電気メスの使用についてはオーバーセンスに注意が必要である．特に単極の電気メス（対極板を使用するもの）を単極ペーシング・センシング時に使用する際は本体近くで通電することになるため，ごく短時間の使用を間隔をおいて繰り返すなどの十分な注意が必要である．リード先端での双極ペーシング・センシングを行っている際は，単極電気メスでもあまり影響は出ないこともあるが，モニターでの十分な監視下で行うべきである．こういったペースメーカーリードに対する影響を避けるために，双極（バイポーラ）電気メスを使用することもあるが，単極電気メスに比べるとバイポーラできちんと挟まれた部分以外はまったく凝固が起こらないため，正確に止血点を挟まなければ止血はできない．また，皮膚など連続して小さな出血点がある場合には多くの作業が必要となるため，意外に困難な手技である．こういった電気メスの煩雑な影響を避けるため，ポケット到達，本体取り出しまでは電気メスをいっさい使用せずにメスやハサ

ミのみの剥離も行われるが，出血が多くなるため迅速な手術が求められる（図2）．なお，電気メスがジェネレーター本体に触れた状態で通電すると，電極先端周囲の組織が焼灼され，閾値が上昇したりペーシングできなくなる危険がある．

皮下の剥離は，可能であればポケット外側までを行い，これを皮切と同じ長さ分まで可能な限り露出してから，デバイス本体直上でメスを使ってポケットカプセルを開くことが望ましい．これは，一気にポケット内まで剥離切開してしまうと，ポケット内の所見が確認しづらくなることやポケット内への血液貯留が起こりやすくなるためである．さらに，ポケット切開線をきれいに露出しておくと，閉創の際に創縁をきちんと確認でき，感染予防に有利なきれいな閉創が可能となる．メスでカプセルを開いた後は，その延長線上でハサミを用いてポケットを十分に開放する．

ポケット到達後には，ポケット内に滲出液貯留などの異常がないかを確かめておく．術前に感染症候が確認されなくとも，全身状態が不良な症例では異常所見を認めることがあり，場合によってはポケットカプセルの摘出や，他部位への植え替えが必要となる場合もあり得る．

引き続き本体の固定糸を切断して本体をポケットから取り出すが（図3），単極ペーシングの場

Ⅲ 術中・術後の管理と合併症対策

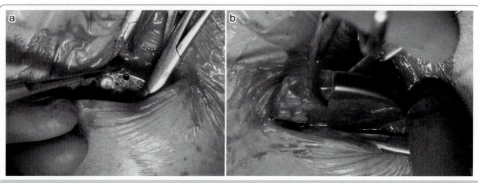

図3 本体取り出し
a：本体の固定糸をメスで切断する．固定糸はすでにほどけてしまっている場合も多く，また絹糸での固定では意外に癒着や瘢痕化することが多い．
b：本体の取り出し時には，ペーシングの状況に注意する．

合は本体も電極として作動しているため，本体をポケットから完全に取り出した段階でペーシングが不能となる．双極電極ペーシングでは問題とならないが，単極ペーシングでかつペースメーカーに心拍が依存している場合（自己心拍が出現しない場合）は，この段階で心停止が起こる．これを防ぐための方法として，①本体取り出し後素早くリードを外し，チェック用の体外ペーシング装置に素早く接続する．②術前から一時ペーシングリードを挿入しておきバックアップを図る，などがある．素早い手技には手技への十分な理解とある程度の慣れ（経験）が必要とされ，一時ペーシングには感染のリスクが上がるという欠点があるが，手術開始時に一時ペーシングリードを挿入するのであれば，清潔環境での留置となり，また留置時間も短いため，大きなリスクではないと考えられる．①の素早い手技を補うために，一定の電極面積を持ったポケット内電極（大きなワニ口クリップ電極に接続され，ペースメーカー本体を挟むことができる）も使用されるが，ペーシング閾値が本来とはかなり変化することを念頭に置き使用しなくてはならない．

本体が取り出された後はリードの剥離に移る．ジェネレーターの交換のみで済む場合は，カプセル内に埋没したリードをあまり剥がさなくてよい場合もあるが，本体サイズの変化などでポケット内への収まりが悪くなることも考えられるため，ある程度リードを剥離しなくてはならない場合が

多い．リードの剥離は，癒着の程度によっては時に困難で，oozingと呼ばれるしみ出すような微細な止血しにくい出血を増やし，また無理に行うとリードの被覆を損傷してしまうこともある．出血は術中操作を不十分なものとし，術後血腫の原因にもなり得る．また，リードの損傷はジェネレーター交換術にとっては致命的な合併症であるため，剥離操作が困難な場合には，手技経験の十分な医師（時に外科医）の応援を要請することを考慮する．

ポケットカプセルは感染の温床となるため，すべて剥離除去すべきとの意見がある．これは，以下の論文が根拠となっている．すなわち，感染兆候のない患者の無菌と考えられていたデバイスポケットのSwabから細菌が検出され[1, 2]，デバイス交換後のデバイス感染とポケット内の細菌検出は関連がある[3]というものである．Kleemannらの論文は単独施設の結果であり，たった122例の2年間の結果にすぎない．しかし，世界の多くの施設がカプセルを摘出するという決定を行ったが，これらの施設は少なからず感染に対しての経験や恐怖があったと想像される．このように，妄信的にカプセル除去を行う施設もある一方では多くの異論が唱えられた．まず，カプセルを全摘出するにはある程度の出血を覚悟しなければいけない．出血自身は術後血腫の大きな要因であり，感染の誘因である．また，リードの剥離は必須であり，リード損傷の誘因でもある．事実，ICDの

ショートの多くはデバイス交換後に発生している[8,9].

このカプセル除去の是非について，最近1つの研究が発表された．やはり単独施設での研究であるが，prospective randomized single-blind control studyで，各群約130名の研究であった．結果は，カプセル除去グループに有意に血腫が多かった以外に両群の感染率には差がなかった[10]．いずれにせよ，カプセルの取り扱いには十分に考慮する必要がある．カプセルの一部に切開を入れて開窓するという折衷案もある．

C 本体の交換とリードチェック，除細動テスト

ポケット内の剥離が十分に進んだら，本体交換のために本体とリードの接続を外すことになる．接続の解除は，多くの場合，本体側のリード固定ねじを回すことによって行うが，リード固定ねじを緩む方向に回した段階（本体からリードを引き抜いていない状態）で本体とリードの接続が解除される場合もあるので注意する．双極ペーシングを行っている際にも，ペーシングに依存していて自己心拍が出現しない場合には素早い手技が要求されることになる．

従来であれば，ワニ口ケーブルでリードチェックを行うことが通例であった．しかしこの操作で判明するのは，デバイスを取り出す手技中のリード損傷にしかすぎない．本体のフィルターセッティングはPSA（pacing system analyzer）と異なっているのが通例であり，特に植込み型除細動器（ICD）ではPSAで測定された波高は本体の測定とは異なる場合が多い．刺激閾値は交換手術直前に測定しておけば済むことである．したがって，手技に問題を感じたらプログラマーヘッドを術野に持ち込む必要があり，清潔にプログラマーヘッドを出せる準備が必要である．最近はWi-Fiでのデバイス・リードチェックが可能な機種も増えた．この技術は術中に積極的に用いるべきであり，何の考えもなしにワニ口ケーブルの測定を行っている場合には，手順の見直しが必要である．むしろ，ワニ口ケーブルの必要性は，緊急のペーシングにある．IS-1端子ではないリードが含ま

れている場合には，術前に交換される本体側のコネクターを確認しておかなければならない．コネクターではなくアダプターを介しての接続では，コネクターへの接続と本体への接続という二重の時間を要する．ペーシング依存患者の場合には一時ペーシングは必須であり，また，コネクター接続の要領は事前にチェックしておく．接続コネクターは比較的長さのあるものもあり，ポケットへの収納容積が増え，ポケット拡張を余儀なくされる場合があることに注意する．

除細動機能を持ったデバイスの交換時には，ポケットへの外科的操作が加わることにより抵抗値などが変化する可能性を考慮すると，除細動テストが通例的に行われてきた．しかし，現在新規の植込み術においても，低心機能症例などについては除細動テストを行わない施設も多く，除細動テストの意義についても議論されている状況である．したがって，除細動テストを行うかどうかは症例によって判断されるべきであろう．

D アップグレードとポケットの拡張

近年デバイスの進歩と多様化に従い，単純に同機能のデバイスに交換するという手技のみならず，ペースメーカーから心臓再同期療法（CRT）へ，ICDから両室ペーシング機能付き植込み型除細動器（CRTD）へ，などのアップグレード手術も増加している．アップグレードの場合，追加手技としてリード追加やカプセルの拡張が必要となることが多い．

1 リード追加

術前に静脈の開存性を造影CTやエコー，時に静脈造影などで確認しておくことが重要である．静脈が閉塞し，アプローチする場所が同側にない場合は，反対側への新規植込み（この場合も上大静脈部分では通過リード本数は増える）やリード抜去を考慮しなくてはならなくなる．術前に開存が確認されていても，術中にさらにエコーで確認し，エコーガイド下穿刺などを併用するとより確実である．追加リード用の穿刺を行う前に，ポケット内で癒着した古いリードを，スリーブによる固

151

Ⅲ 術中・術後の管理と合併症対策

定部分まで十分に剥離して行うほうがよい．これは，新規穿刺部位選択の自由度を上げられることと，新規リード挿入の際の静脈穿刺で埋没している旧リードを損傷することを防ぐために有用である．

2 ポケット拡張

拡張を行う前に局所麻酔をポケットの拡張方向に沿って十分追加したほうがよい．ポケット（カプセル）の拡張方向は，「右」「左」「下」の3方向について体表に平行な形に単極電気メスで行う．どの方向にどれだけ広げるかについては，新規デバイスの形状と大きさから新ポケットのサイズをイメージ（時にはマーキングを行い）して行うとよい．電気メスによりカプセルを切り開くと，疎性結合織が現れて再度ポケットの作製（拡張）を用手的に行うことができる．感染対策を兼ねてカプセルをすべて取り除くという方法もあるが，切除範囲がやや広くなるため侵襲や出血がやや大きくなる．

E 閉　創

新規本体をリードに接続し，ペースメーカーの作動を確認（単極誘導ではいったん本体をポケット内へ入れる必要があるが）できたら閉創に向かう．閉創前に，止血を十分に行う．前述したように，電気メスを使用せずに開創した場合には，特に丁寧な止血を要する．また，ポケット拡張時なども同様である．繰り返しになるが，閉創時に出血がないこと（血腫形成の心配が少ないこと）は，感染合併症の減少に役立つと考えられる（図4）．止血が完了したら，温生理食塩水でポケット内と創面を十分洗浄することもある．創部洗浄には感染症防止についてのエビデンスはない．しかし，洗浄時にポケット内に洗浄液を貯めることによって止血の確認も行うことができるため，交換手術やアップグレードなどでポケットを開けた場合には有用な手技であると考えられる．洗浄には温生理食塩水を用いて，創部が冷えることによる免疫機能低下に留意する．洗浄量は洗浄される腔の10倍を目安に準備する．ペースメーカーでは500 mL以上，ICDやCTT－Dでは700～1,000 mLが目安となる．洗浄液が患者の背側に回り込んで

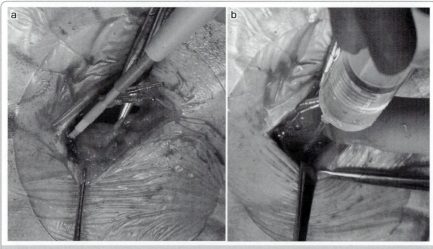

図4　止血と洗浄
a：写真ではリードに本体が接続されていない状態で単極電気メスによる止血を行っているが，自己心拍が出現しにくい症例ではペーシング下に行わなくてはならず，これが単極ペーシングである場合には，双極電気メスが必要となる場合もある．
b：洗浄時には吸引装置があれば床に洗浄液がこぼれずに済む．洗浄の量は，ペースメーカーポケットでは100 mL以上，除細動機能付きデバイスでは300～500 mL行う．

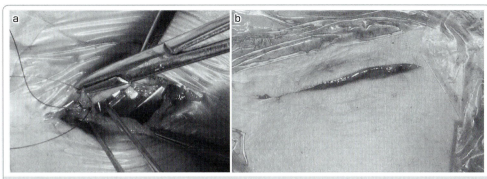

図5 閉創
a：ポケットを形成しているカプセルの層を閉じているところ（3-0吸収糸縫糸）．この層の閉創が十分に行われていることが重要である．
b：皮下まで閉創を終えたところ．残存する開創部がほぼ皮膚層のみとなっている．

患者を低体温にすることは避けなければいけない．

本体とリードを新規植込み時と同様にポケット内に収納し，本体を固定穴を用いてポケット内に固定する．閉創時には，ポケットを形成するカプセルをきちんと閉じることが理想的であるが（図5），困難な場合には皮膚とカプセルの間の皮下層を十分に緩みなく閉じることが望ましい．体型によってはこの皮下層もほとんどないことがあるが，この場合は比較的強度のある皮膚の最下層（基底層）を皮下層の代わりとして吸収糸でしっかりと閉じることが勧められる．

複数回手術により皮膚切開が瘢痕形成部分にかかっている場合には，皮膚層は新規植込み時のような新鮮なケースに比べて丁寧に縫合する必要がある．縫合終了後のドレッシングなどについては，新規植込みと同様である．

文献

1) Dy C J et al：The role of swab and tissue culture in the diagnosis of implantable cardiac device infection 28：1276-1281, 2005
2) Pichlmaier MA et al：High prevalence of asymptomatic bacterial colonization of rhythm management devices High prevalence of asymptomatic bacterial colonization of rhythm management devices. Europace 10：1067-1072, 2008
3) Kleemann T et al：Prevalence of bacterial colonization of generator pockets in implantable cardioverter defibrillator patients without signs of infection undergoing generator replacement or lead revision. Europace 12：58-63, 2010
4) Leong DP et al：Unrecognized failure of a narrow caliber defibrillation lead: The role of defibrillation threshold testing in identifying an unprotected individual. PACE 35：e154-e155, 2012 1-2
5) Inoue K et al：Necessity of defibrillation threshold (DFT) testing even at ICD exchange: Lesson learnt from one case. J Arrhythmia 27[Suppl]：372, 2012
6) Schloss EJ et al：Catastrophic failure of Durata ICD lead due to high-voltage short during shock delivery. Heart Rhythm 11：1733-1734, 2014
7) Al-Khatib SM et al：The relation between patients' outcomes and the volume of cardioverterdefibrillator implantation procedures performed by physicians treating Medicare beneficiaries [published correction appears in J Am Coll Cardiol 46：1964, 2005]. J Am Coll Cardiol 46：1536-1540, 2005
8) Tsurugi T et al：Various mechanisms and clinical phenotypes in electrical short circuits of high-voltage devices: report of four cases and review of the literature. Europace 17：909-914, 2015
9) Mizobuchi M, Enjoji Y：Successful detection of a high-energy electrical short circuit and a "rescue" shock using a novel automatic shocking-vector adjustment algorithm. Heart Rhythm Case Rep 1：27-30, 2005
10) Lakkireddy D et al：IMpact of pocKet rEvision on the rate of InfecTion and other CompLications in patients rEquiring pocket mAnipulation for generator replacement and/or lead replacement or revision (MAKE IT CLEAN): A prospective randomized study. Heart Rhythm 12：950-956, 2015

5 合併症とtroubleshooting

デバイス植込みに際して様々な合併症が報告されている．また，合併症についての調査研究も多くなされている．これらの研究では，合併症の発生頻度についてfrequent implanterとそれ以外の植込み経験数が少ない医師について比較して論じられることが多い．そして，frequent implanterの行った植込み手術は，その他の医師が行った手術と比較して有意に合併症が少ないと結論されている．frequent implanterの定義は文献によって異なるが，概ね80～170例/年を5年以上維持している医師を指す．しかしながら，日本でこの条件を満たす医師はおろかこの条件をクリアできる施設すら少ないのが現状である．デバイス植込みは，interventionではなく，れっきとした手術である．この点を十分認識すれば，手術手技の基本トレーニングが不可欠であることは自明である．基本的な手術手技である確実な止血や清潔操作によって，高リスクな合併症の発生頻度を下げることは可能である．

A 術中・術後早期合併症

1 気胸

リード挿入を静脈穿刺法で行う場合に発生するよく知られた合併症で，発症率は概ね1～2%[1,2]と報告されている．

一方では，十分にトレーニングされた医師（年間100例以上の植込み）が手技を行う場合には1%以下の発生頻度という報告もある[3]．

胸郭外穿刺を行い，穿刺時は陰圧をかけながら行う［「Ⅱ章-2．リードの挿入方法，静脈アクセス」(p.48) 参照］．術後の胸部X線像確認は必須である．小さい気胸であれば自然に改善することもあるが，SpO₂が低下するなどの症状を伴った中程度以上の気胸はドレナージが必要である．緊張性気胸を見逃してはならない．気胸の発生は必ずしも手術直後ではなく，数日後のX線検査で発見することもある．症状に注意しながら定期的なX線像の確認を要する．呼吸器疾患を合併しているなど，気胸をどうしても避けたい場合には，橈側皮静脈切開法を選択すべきである．また，マイクロパンクチャーイントロデューサーセット™や超音波ガイドなどの使用は，気胸の防止に有用と考えられる．心房にactive fixation leadを用いた場合には右側気胸にも注意が必要であり[4]，さらに左鎖骨下穿刺で左側気胸が起これば両側気胸（図1）の危険性も生じることになる．

2 動脈損傷

静脈穿刺を試みているときに，並走している動脈を穿刺してしまうことがある．原則的には，鎖骨下動脈は鎖骨下静脈あるいは腋窩静脈の頭側に位置するため，尾側より試験穿刺を行って徐々に頭側へ針を移動させるようにすることで，動脈穿刺の可能性は軽減する．動脈穿刺は，逆流してくる血液の色や勢いで判断できることも多い．また，ガイドワイヤーを挿入すれば，走行の違いで判断が可能で，ガイドワイヤーが下大静脈まで到達することが静脈である根拠となる．動脈を穿刺した場合には，用手圧迫止血が基本である．16～18Gの穿刺では，原則的に用手的止血が可能である．十分な時間の圧迫後に穿刺部位の止血が確認できたら，血腫形成がないかどうかを注意深く観察する．血腫は必ずしもドレナージが必要ではないが，血腫によって静脈が圧排されると，穿刺が困難となるため，必要十分な時間の圧迫が必要である．動脈穿刺後に静脈穿刺がうまくいかない場合には，躊躇なく造影を行う．血腫によって静脈走行が異なっている場合がある．血腫が大きい場合に

5 合併症と troubleshooting

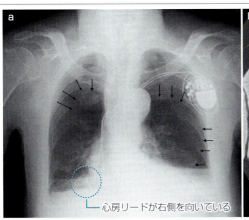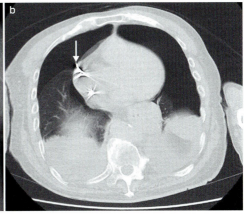

心房リードが右側を向いている

図1 両側気胸

a：両側血気胸が疑われる術後2日目の症例．左側気胸の原因は静脈穿刺操作に伴う合併症と考えられる．矢印：虚脱した肺
b：同症例のCT画像．両側血気胸像であるが，右側は右心耳に留置したリードのヘリックスが右側壁側胸膜を穿通して，右側気胸の原因となっている．左側の肺は高度に虚脱している．

はバイタルサインを頻回にチェックするとともに，Hb測定を行う．

　動脈にシースまで挿入してしまった場合には外科的修復を要すると考えてよい．シースを挿入してしまった場合には，慌ててシースを抜かないことが重要である．丁寧に内筒を挿入して，ガイドワイヤールーメンを指で閉塞するか，三方活栓のキャップを取り付ける．その状態で挿入部周囲からの出血を確認する．出血が認められない場合には，速やかに血管外科に連絡を行う．挿入部周囲からの出血がある場合には，挿入部を愛護的に圧迫する必要があるが，外科に連絡する点は同じである．シースを抜いてしまった場合には，圧迫で出血をコントロールしながら，頻回にバイタルサインをチェックして，血圧低下には補液スピードを上げる．外科に連絡するとともに，輸血の準備を急ぐ必要がある．

　まれではあるが腋窩静脈穿刺で胸肩峰動脈を損傷することがある．術中に発見される場合もあるが，植込み手技後に大胸筋下の血腫によって発見されることもある．

　出血が胸腔内に及ぶ場合には血胸となる．動脈からの出血はショックになる可能性が高く，速やかな外科的修復が要求される．動脈出血性血胸が疑われる場合には，バイタルサインの頻回の確認

と，補液による血圧の維持を行って，緊急開胸手術までの一般状態の維持に努めなければならない．可能であれば造影CTがその後の治療に有用である．

3 静脈損傷

　ガイドワイヤー，シースあるいはリードの挿入時に，静脈を損傷する可能性がある．損傷部位が胸郭外であれば圧迫止血で対処できるが，胸郭内での静脈損傷（特に上大静脈−腕頭静脈分岐部付近）は場合によっては外科的にも対処できない可能性がある．ガイドワイヤーでの静脈損傷は保存的に対処し得ることもある．しかし，シースあるいはリードによる胸郭内の静脈損傷は非常に危険である［「C-2．リード穿孔」(p.158) 参照］．

B ポケットトラブル

1 出血・血腫

　AHA（American Heart Association）/ACC（American College of Cardiology）ガイドラインでは，血栓症高リスクに対してワルファリンを服用している場合には，ポケット血腫予防の観点からヘパリン持続点滴へのブリッジングが推奨され

ている[5]が，最近，凝固療法あるいは抗血小板療法患者のデバイス手術についてのメタ解析が示された[6]．これによれば，デバイス手術では経口抗凝固薬服用の継続はヘパリンブリッジと比較して出血合併症が少なく，同様に1剤のみの抗血小板薬の継続は2剤継続よりも安全であることが示された．また，ICDあるいはCRT−P（D）手術も他のデバイス手術より出血合併症が多かった．この結果から，術前投与されている抗凝固薬あるいは抗血小板薬の中止や継続あるいはヘパリンブリッジについての検討によって出血事故を減らす努力が必要と考えられる．

a）出　血

ポケットをペアンなどの鈍的剥離で作製した場合や，特に植込み型除細動器（ICD），両室ペーシング機能付き植込み型除細動器（CRTD）デバイスのように大きく深いポケットを作製する必要がある場合には出血が問題となる．小動脈の出血は，いったん電気メスなどで凝固止血できた場合でも，閉創後に再び出血を起こすことがある．ポケット内の止血は，直視が可能である部位は十分に直視下で止血を確認する必要がある．ICD，CRTDデバイスの大きく深いポケットでも，筋鈎をうまく使えば，ポケット底部の出血部位を直視確認可能である．深いポケット内の出血を確認するには，ポケット内にガーゼを充填して，これを取り出して血液の付着状況を確認する方法が有効である．出血部位が確認できない場合や，電気メスでうまく止血が得られない場合には圧迫止血を行う．止血がいったん確認できても，閉創までに頻回に止血状態を確認する．また，閉創過程でポケット内から出血してくる場合には，躊躇なく閉創を中断して止血を行う．閉創時に止血が確認できていても術後の血腫は完全に予防できないことも事実であり，特に抗凝固薬服用者では注意が必要である．

b）血　腫

術後の一定時間，ポケットを圧迫しておくことはポケット血腫の予防に寄与する．Tolosanaらは，年間約170例以上を植込んでいる熟練者が植込み手術を行い，創部圧迫を新規植込みでは6時間，ジェネレーター交換では6時間以上行うこと

によって，ワルファリン継続投与患者と，ヘパリン持続点滴患者では，ポケット血腫発生率に差がなかったと報告している[7]．

血腫形成が確認された場合でも原則は保存的に観察する．しかし，血腫でポケットが緊満状態，あるいは急激な血腫の増大を伴う場合にはドレナージあるいは再開創，止血を必要とする．18G程度の針を用いた穿刺では凝血を吸引できない場合も多く，感染の危険性やリード破損の危険性が増大するため，推奨されない方法である．術後早期の血腫では清潔術野での再開創が最も確実安全な方法である．

2　皮膚圧迫壊死

皮膚圧迫壊死は皮膚の血行障害が原因である．ポケットサイズのみが議論されるが，むしろポケットの作製深度に注意を払う必要がある．十分に大きなポケットでも皮膚直下にポケットを作製した場合には圧迫壊死を起こし得る．ポケットを大胸筋筋膜下に作製すると，デバイスによる圧迫が認められる場合でも圧迫壊死は非常に起きにくい．これは，皮膚の血行が皮下組織から供給されるため，たとえデバイスで皮膚を圧排しているようにみえても，圧排部の皮下組織への血行が温存されていることで壊死が防止できる．大胸筋筋膜下ポケットの作製を行わなくても，ポケット底部が大胸筋筋膜で構成される深度にポケットを作製することでも，かなりの症例で圧迫壊死を回避することができる．問題は皮下組織が非常に薄い小児と高齢者の場合である．ポケットの深度をコントロールしながらポケットを作製する必要があり，可能であれば大胸筋筋膜下かそれ以下の深度で作製すべきである．

圧迫壊死は皮膚の血行障害が原因であるため，創部周囲が観察されやすいようなオプサイトなどのフィルムドレッシングを用いることで早期発見が可能である．圧迫壊死が疑われる場合には，躊躇なくポケットを深い深度に作製し直さなければならない．圧迫壊死でデバイスが露出してしまうと，さらにリスクの高い感染を併発する危険性が高い．

圧迫壊死と感染は局所所見が類似しているが，

圧迫壊死では血行不良による皮膚の蒼白所見が先行する．二次的な感染が伴うと，発赤腫脹が出現する．皮膚色を観察して，血行不良の所見を見逃さないことが重要である．すでに，デバイスが露出して感染を伴っている場合には，感染であるか圧迫壊死から二次的に発生した感染であるかは鑑別不能である．しかも双方ともに感染症例として扱わなければならない点は共通である．

ポケットが必要以上に大きすぎると，ペースメーカー本体がポケット内で移動・回転して，リードがねじれて断線する可能性がある．デバイスを固定している場合にはさらに複雑な状態となる．これは twiddler's syndrome と呼ばれる[8]．また，必要以上に大きなポケットは液体貯留の可能性を増加させ，感染の誘因となり得る．

皮下脂肪が厚い症例で，ポケットを皮下脂肪層に作製すると，柔軟なカプセルができてしまい，これも twiddler's syndrome の誘因となる．

3 アレルギー反応

デバイス本体の金属やコーティング剤[9]，またリードなどのシリコンアレルギー[10]が知られている．創部の発赤を伴う点から感染と類似しているように考えられているが，Raja らの文献の写真が参考となる．発赤は創部を中心に広くびまん性に認められ，感染のように発赤の中心点がない．また，成人の場合には，すでに様々な金属，ゴムなどとの接触の機会が多く，多くの場合には患者側からのアレルギーの申告がある．デバイス本体の金属であるチタンは，メガネフレームなど生体と接触する様々な道具などに使われており，デバイス植込み前にアレルギー反応が判明していることが多い．

診断に用いられるパッチテストであるが，植込み前の施行は診断的な価値が認められているが，植込み後の施行は診断的価値がないことが報告されている[11]．創部培養結果が陰性かつその他の全身所見が伴わない場合でも，安易にアレルギーと診断してはいけない．デバイスが露出している場合は，感染として扱う．アレルギーを強く疑うには，詳細な病歴聴取が不可欠である．

金属アレルギーと判明している場合にはパッチ

テストで確認をした後にデバイスを ePTFE（Gore-Tex）で被覆してポケットに収める．ePTFE は，血球成分が通過できない間隙をもった素材で，体液成分が浸透するため，ICD でも除細動閾値（DFT）に与える影響は少ないと考えられている．シリコンアレルギーでは，シリコン以外の素材を用いたリードの使用が不可欠であるが，リードスリーブとデバイスのレンチの蓋の素材を確認しておく必要がある．

C リード損傷・穿孔，dislodgement，横隔神経刺激

1 リード損傷

リード損傷にはリード線そのものの断線と被覆素材の断裂による短絡やリークがあり，伴う症状は多彩であるが，広くリード断線と表現されている．陰極（ペーシング）リード側の断線はリード抵抗上昇とペーシング不全を伴い，単極リードでも双極リードでも同じ現象をもたらす．失神や幻暈症状で発見されることが多い．バイポーラリードのペーシングリード（中心線）と陽極（不関電極：コイル電極）間の被覆損傷は，多くの場合進行性の不全損傷でありリード抵抗が低下して電池寿命の短縮を伴う．ペースメーカークリニックで，リード抵抗が持続的に低下傾向を示す場合には，この現象を疑う必要がある．ただちに重大な事故には結びつかないが，電池寿命が予想より短くなるため，6ヵ月以上の長い間隔でフォローアップされている場合には注意が必要である．一時的な対処方法としては，刺激モードを双極から単極に変更することである．

ペースメーカー手術中のリード断線は，不適切な手術操作が原因となる．新規植込みの場合には，リード断線の最も多い原因がリード固定である．リードの外部被覆を保護するために，リード固定はスリーブを用いるが，スリーブの材質によっては，強すぎる結紮が原因で外部被覆の断裂をきたすことがある．この場合，スリーブは損傷していない場合が多く，また，外部被覆の断裂は術後しばらくたってから判明することがほとんどである．

ジェネレーター交換や，再手術時のリード損傷は様々な要因が考えられる．まず，手術操作によるリード損傷であるが，リードがジェネレーターの皮膚側に位置している場合には特に注意が必要である．不用意な止血鉗子の使用や，深すぎる皮膚切開などで容易にリード被覆の断裂をきたす．また古いリードのコネクター部など，ストレスを強く受けている部位に無理な力を加えることで被覆が断裂することがある．慎重で愛護的なリード操作が要求される．

リード本体を形成している最も外側の被覆素材の損傷は様々な様相を呈する．ペーシング不全を伴うことはまれで，損傷部近傍（大胸筋，小胸筋，腕神経叢）の神経刺激や，双局リードでは損傷部の局所電池形成を原因とするノイズ混入が原因の偽抑制を引き起こす．ペースメーカー交換術などで，既存のリードを損傷してしまった場合には，損傷部位が特定できるため，この部位をシリコンチューブとグルーで修復する必要があるが，現在リードの修復キットは販売されていない．リード被覆素材はシリコンとポリウレタンに分類されるが，ポリウレタンは融点が低く熱によって溶ける．電気メスの先端温度は，多くの場合ポリウレタンの融点よりも高温まで到達するため，ポリウレタンリードを電気メスで剥離することは危険である．最近，このポリウレタンとシリコンを重合させた Optim™ を被覆に用いたリードも使用されている．公式に Optim™ の融点は公開されていないが，実験的にはポリウレタンよりも低いと推測されるため，さらに注意が必要である．リード損傷が判明した場合には新規にリード留置が必要となるため，既存のリードの取り扱いには十分な配慮が必要である．損傷リードが心房リードであり，感知電極としてのみの使用が可能であれば，DDD から VDD へペーシングモードを変更する方法も考えられる．

リード損傷によるノイズ混入は上肢の運動などに伴って起こることが多く，単極リードの筋電位混入による偽抑制とよく似た症状を呈する．心室ペーシング率が高い場合にはノイズによる偽抑制によって幻暈や失神が起こることがある．最も重篤な合併症は，ノイズ感知による埋め込み型除細動器の不適切治療パルス送出である[12]．リード損傷による偽抑制は，それ以外のノイズ混入と区別することは困難で，必ずしもリード抵抗の変化を伴わないことに注意が必要である[13]．

大胸筋や小胸筋の刺激は，単極リードではときどき観察された現象であるが，双極リードでこの現象が起こった場合にはリークを考えざるを得ない．腕神経叢刺激で上肢が不随意運動を起こしたために，持っていた湯飲みのお茶で熱傷を負ったケースもある．

リード損傷の好発部位は，リードに物理的な応力が加わりやすい部分であり，リードコネクター部，ポケット内のリード屈曲が強い部分やリードが交差している部分，スリーブ結紮部，不適切なスリーブ固定方向によるスリーブ両端，鎖骨下通過部である．ルーズピンは究極の断線であるが，コネクター部分の動きとピンの接触度合いによってはノイズ源となって，断線症状ではなく偽抑制を起こすこともある．

X線でも明らかな断線は容易に診断することができるが，多くの場合には X 線像上は正常で電気的な異常しか示されない．また，異常の発現も体動などの誘因によって間欠的に出現することが少なくなく，安静臥床時のテレメトリーデータが正常値を示すリード損傷も多い．心電図やマーカーチャンネルをモニターしながら，症状が好発する体位をとらせることや，上肢の運動を行わせて現象の確認が必要である．ポケットの上からデバイスやコネクター部位を圧迫することも必要である．これらの操作によって完全断線が起こり，結果的に心停止を起こすこともあるため，ペースメーカー依存度の高い場合には一時ペーシングなどのバックアップが不可欠である．

2 リード穿孔

リード穿孔は手術時の最も大きな合併症である．症状は使用リード，穿孔部位によって大きく異なる．また，高インピーダンスリード（Medtronic 5554 および 5054）は電極面積が小さく，先端が鋭利である．このリードは passive fixation lead であるが，特にリード穿孔に注意する必要がある．

Hirschlらの報告によれば，無症候性のリード穿孔は想像以上の頻度で発生している可能性がある[14]．

a）静脈穿孔

静脈穿孔好発部位は，遠位からa：静脈角（鎖骨下静脈－内頚静脈合流部），b：腕頭静脈（無名静脈），c：腕頭静脈－上大静脈合流部である．穿孔は，シースによる穿孔とリードによる穿孔がある．aとbの部位でのリード穿孔は，静脈切開法によって挿入されたリード以外の穿孔はまれで，ほとんどの場合は不適切なシース挿入によって起こる．静脈穿孔好発部位はc：腕頭静脈－上大静脈合流部で，シース穿孔，リード穿孔いずれも起こり得るが，完全穿孔した場合には外科的処置が困難な部位で，救命できない場合もある．

シース穿孔はいずれの部位でも起こり得るが，穿孔はシースイントロデューサーによる場合がほとんどである．ガイドワイヤーが十分に深く挿入されていない場合や，柔らかいガイドワイヤーを使用して，屈曲が強い場合に穿孔を起こしやすい．シース挿入時は，透視によってシースの挿入状況を確認しながらシースを進めなければいけない．

リード穿孔はリードを不用意に強く押すことによって起こる．特にスタイレットが先端まで挿入されていると大きな先端圧がかかる可能性がある．リードが上大静脈内に確実に進入するまでは，スタイレットを先端まで挿入してはいけない．特に注意が必要な場合は腕頭静脈－上大静脈分岐部の通過である．通常のシースの長さでは，シース先端が上大静脈内に届く場合は少ない．シース先端が上大静脈壁近くにある場合，リード先端の自由度は著しく損なわれる．ここで，リードを強く押し込むとリード穿孔を起こしやすい．スタイレットを少なくとも不関電極手前まで引き抜いておき，シースを少し引き抜いて大静脈までの距離を作ることで，リードの通過が可能となる（図2）．

b）心房穿孔

症状を伴った心房穿孔の多くはactive fixation lead（スクリューインリード）によって生じる．Ishikawaらの報告[15]では，心房にactive fixation leadが留置された11例の剖検例のうち3例が無症候性穿孔を起こしていたと報告してい

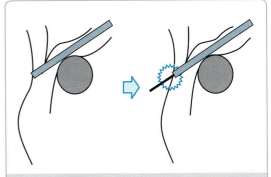

図2 上大静脈穿孔

シースが上大静脈右側壁付近にあると，リードが壁面に沿って屈曲できないことがある．特に高インピーダンス・タインドリードでは先端が鋭いため，この部位でスタイレットを先端まで入れたままでリードを無理に押すと上大静脈穿孔を起こす．この部位は外科的修復が困難で，また状況によっては縦隔に大出血を起こす．

る．Hirschlらの報告[14]でも同様に無症候性の心房穿孔率は15％であった．

心房自由壁は菲薄で，多くの場合にはヘリックス長が壁厚を上回る．したがって，壁にtangentに留置されたactive fixation leadの場合にはヘリックスが穿通していると考えられる．しかし，大多数の症例では先述の文献のように無症状に経過する．有症候性心房自由壁穿孔の場合，心嚢液貯留が最も多い症状であるが，急激なタンポナーデを引き起こす場合には，リードを引っ張るなど留置部位の組織にストレスがかかることで留置部組織が引き裂かれて，裂孔が拡大されることが原因であると考えられる．特に右心耳の付け根にリードを固定した場合には引き裂かれることが多く注意が必要である．しかし，亜急性期でも心房自由壁に留置したactive fixation lead穿孔によって，急激な血行動態の悪化をきたす症例が報告[16]されていることに注意が必要である．亜急性心タンポナーデでは，穿通したヘリックスが心嚢内面を擦過し続けることにより，心嚢膜内面の出血から発生したと考えられる症例[17]がある．先述（気胸）のように心房穿孔では右側血気胸の併発にも注意が必要である．

c）心房リードの隣接臓器への穿孔

心房自由壁のリード穿孔で注意が必要なのは隣

Ⅲ 術中・術後の管理と合併症対策

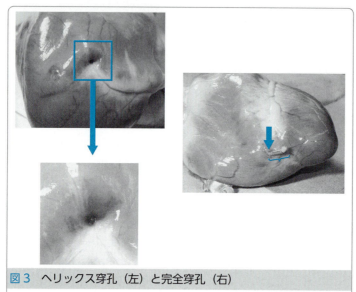

図3 ヘリックス穿孔（左）と完全穿孔（右）
実験で認められたヘリックス穿孔と完全穿孔を示す．ヘリックス穿孔では，心外膜面に露出しているのはヘリックス部分のみである．このタイプの穿孔では，閾値などの電気的特性が問題ない場合も多いが，今後リード先端圧が加わり続けると亜急性期穿孔に進展するものと考えられる．

接する組織，臓器への穿孔である．留置時にリード先端に大きな先端圧を加えると，心房壁のみならず心嚢，壁側胸膜，臓側胸膜を貫通する可能性がある．これによって引き起こされる合併症は，気胸，血胸[18]である．

d）大動脈穿孔

高位心房中隔留置を行う際に，最も注意しなければいけない合併症は大動脈穿孔である．高位心房中隔留置目的で心房リードを大動脈方向に留置する可能性は否定できない．大動脈側の右房壁は自由壁ほど菲薄ではないが，Kashaniらの報告[19]が示すように，リードの押し付け度合いによっては大動脈穿孔の可能性がある．

e）心室穿孔

心室穿孔好発部位は右室心尖部で，隣接臓器への穿孔が報告されており，気胸，血胸のみならず乳房下の皮下[20]，腹腔[21]，肋間筋[22]などまで穿孔が及ぶ．右室穿孔の発生率は1〜7％[23]，亜急性期（術後1ヵ月）では0.1〜8％（ICDリードは0.6〜5.2％）といわれている[24]．

active fixation leadの右室心尖部穿孔メカニズムは，ヘリックスを伸展するときにリードを壁面に押し付けることや，たわみをつけすぎることで穿孔する可能性が高くなると考えられている[25]（図3）．active fixation leadの場合，術中に穿孔してもリードを抜去しなければ急激な心タンポナーデにいたらないこともあるが，穿孔してただちにリードを抜去すると急激なタンポナーデを引き起こす可能性が大きい．反対に亜急性期に発覚した穿孔では，リードを抜去しても何も合併症を起こさない症例[26]も報告されており，さらに穿孔リードをそのまま放置して新しいリードを挿入したという報告[27]もある．また，active fixation leadの穿孔は，心外膜からリード本体まで飛び出している完全穿孔とヘリックス部分のみの穿孔に分類される．ヘリックスのみの穿孔では，リード抵抗や刺激閾値などの電気的特性に問題が認められないこともある（図3）．active fixation leadの穿孔は，その対処法について一定の見解やエビデンスはない．急性期の単純抜去はタンポナーデの危険性が高く，亜急性期では単純抜去しても問題が起こらない可能性があることについては知っておく必要がある．

passive fixation leadは，よほど乱暴な操作を行わない限り穿孔しにくいが，高インピーダンスリード（Medtronic 5554および5054）は電極面

積が小さく，またタインドも小さい．リード先端から不関電極までの間は硬く曲がらない．したがってこのリードは，他の passive fixation lead よりも愛護的な操作が必要である．passive fixation lead が穿孔した場合には，外科的な処置が必要となる場合が多い．穿孔が判明しても，active fixation lead と同様にリードを抜去しない限り急激なタンポナーデにいたる可能性は低いため，外科的処置を含めた対応を検討する余裕がある．穿孔リードを永久に放置するという方法は以前より伝承的に伝わっているが，常にタンポナーデの危険性をはらんでいるため推奨はできない．反対に，急性期に穿孔したリードを抜去してしまった場合には，active fixation lead よりも急激で重篤なタンポナーデ症状を引き起こすと考えられる．これは心筋の穿孔部にタインドがダメージを与えるためである．したがって，穿孔が疑われるリードを無理に抜去してはいけない．

急性期のリード穿孔の診断は透視画像の注意深い観察である．リードが心陰影の外に出ている場合には，リード操作をいったん中止する勇気が必要である．タンポナーデの診断にはエコーが有用である．術野を不潔にしてしまう可能性があるため，リードをポケット内に収納してから創をサージカルフィルムで広くおおっておくと，再消毒を行いやすい．亜急性期の診断にはCTが有用である[28]．

穿孔リードを抜去するには，リードの留置部位，留置期間と種類によって対処法が異なる．留置後3ヵ月以内の active fixation lead では，ほぼ全例で抜去が可能である．しかし，タンポナーデに対処するためには緊急ドレナージの準備が不可欠で，できれば全身麻酔下で経食道エコー観察下での抜去が望ましい．

それ以上の留置期間がある active fixation lead では，上大静脈，右房，右室内の癒着に対しての対策が必要である［「Ⅲ章-6．デバイス感染症とリード抜去」(p.174) 参照］．passive fixation lead の抜去はタンポナーデが必発と考えてよい．剣状突起下切開，あるいは肋骨下切開をあらかじめ行い，穿孔部を直視下に観察しながらの抜去が安全である．最近，Cano らが3,800本あまりの active

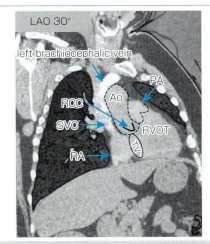

図4 右心系の位置関係

左肘静脈より造影した右心系．造影剤は左腕頭静脈(left brachiocephalic vein) から上大静脈 (SVC) に流入している．右室流出路は大動脈 (Ao) に隣接しており，右冠尖に最も近い．
PA：肺動脈，RCC：右冠尖，RVOT：右室流出路，TV：三尖弁，RA：右房
[安部治彦(編)：心室中隔ペーシングの実際，メディカルレビュー社，p.36, 2007 より改変し許諾を得て転載]

fixation lead の調査研究[29] を発表しているが，穿孔リードは穿孔部位以外に再固定し，必要があれば心嚢穿刺を行うだけで，その後の閾値，波高には問題がなく，開胸術を必要とした症例はなかったと報告している．

右室流出路留置で注意しなければいけないのは大動脈穿孔である．右室流出路に最も近い右冠尖に穿孔すると考えられ，救命できない可能性がある．さらに肺動脈穿孔も急激な心タンポナーデを引き起こす．高位流出路では，留置部位が肺動脈でないことを確認しなければいけない．ヘリックスを伸展する以前にリード先端電位の確認が不可欠で，電位が確認できないリードでは造影するしか確認方法がない（図4）．また，右室流出路自由壁には前下行枝 (LAD) が走行している．すでに2009年にはLADとの干渉の可能性が論じられている[30]．

f) 胸痛

active fixation lead を留置する際に，ヘリックスを伸展すると胸痛を訴える場合がある．心内・外膜に知覚神経は分布しておらず，胸痛は知覚神

経の分布している心囊の刺激症状である．したがって，胸痛の訴えがあった場合には，ヘリックスが心囊に到達していると考えられるため，ゆっくりとヘリックスを格納して留置部位を変更する．術中の胸痛がリード穿孔の前駆症状であった症例報告[31]があるため，術中のバイタルサインを頻回にチェックし，術直後からエコーによる心囊液の貯留に注意深い観察が必要である．単局測定でのR波高の異常な高値は穿孔の可能性がある．亜急性期の胸痛はリード穿孔のサインであり，すべての症例報告ではペーシング閾値上昇やR波の減高などの電気的特性の変化が示されている．症状があった場合には，至急テレメトリーデータをチェックして，その後の注意深い観察が必要である[26,32,33]．

3 dislodgement

リードのdislodgementとは，当初のリード留置部から術後経過中に電極が移動することをい

う．1970年代のフランジリードなどでは，心内固定を補助するタインドなどの構造を備えておらず，留置後早期の電極移動は大きな問題であった[34]．

その後，リードの固定機序の違いからpassive fixationとactive fixationという2つの方向でdislodgementが起こりにくいリードの開発が行われていった．active fixation leadではヘリックスによる積極的固定を前提としているために，原則的にはdislodgementは起こさない．起きるとすれば固定部分が外れてしまうdetachmentが起こる．現在dislodgementが問題となっているのは，心臓再同期療法の左心室リードである．

a）passive fixation lead

現在のpassive fixation leadではmicro dislodgementは起きにくい．これはリードから徐放されるステロイドの効果が大きいと考えられる．以前のpassive fixation lead非ステロイドリードでは，リード先端と心内膜面の接触状態が術後早

術後24時間の心内リードの状態（図5）

実験的にブタにリードを留置して24時間後のリード所見である．このように術後早期よりリード周囲にフィブリンが形成されるため，これによってもリードが安定して固定されると推測される．このフィブリンでできた鞘状の構造に，血管内皮と内皮下組織が侵入して，長期的にはリードが内膜組織でおおわれてしまう．しかし，この組織はリード表面には固着侵入しているわけではなく，長期留置されたactive fixation leadでも，比較的容易に抜くことができる理由である．また，留置時に穿孔したactive fixation leadを抜去してしまうとタンポナーデを高率に引き起こすのに対して，亜急性期あるいは慢性期に穿孔リードを抜去してもタンポナーデを起こさない症例が報告されているが，このフィブリンを契機としたリード周囲の組織が穿孔部を閉鎖する機序に関わっていると推測される．passive fixation leadでは，このような組織がタインド周囲にもできるため，抜去が非常に困難となってしまう．逆にいえば，この固定によってpassive fixation leadはdislodgementが起こりにくくなると考えられる．passive fixation leadの場合の術後安静期間は，フィ

ブリン固着が完成するまでのdislodgement予防を意味している．

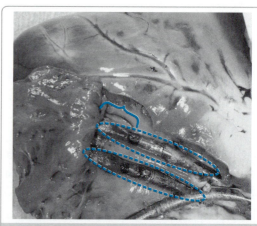

図5　フィブリンによるリードの固定
標本のリード2本は右心室に留置されているが，リードがほぼ全長にわたってフィブリンにおおわれており，特に先端部の固定は明瞭である．

期に変化することで，閾値の上昇が起こることがあった．しかし，現在のステロイド徐放リードでは閾値上昇が起こることはまれである．唯一注意が必要なリードは，心房用Jリードである．このリードはプリシェイプでJ型形状を作っているが，リードにトルクが残ったままの状態で固定し，また上肢挙上などによりリードが周囲組織に固定される前に大きな応力を受けた場合にdislodgementが起こりやすい．

active fixation leadで徐々に閾値上昇が生じることがある．特に非ステロイドリードでは少なからず経験する症状である．これは，リード固定部周囲の炎症が組織浮腫を引き起こして，修復過程に線維化が起こるためである．これを防止するために考案されたステロイド徐放リードの効果は良好であり，通常の留置状態での閾値上昇は極めて少ない[35]．

b）左心室リード

冠状静脈に留置する左心室リードのdislodgementが問題となっている．冠静脈は心腔内とは異なり，固定に有効な構造物を持たない管腔構造である．左心室リードは，最近発売されたAttain StarFix®OTW（Medtronic社）を除いてすべてがpassive fixation leadであるために，心腔内リードのタインドのように有効な固定を補助するための構造が限られている．多くはリードに屈曲をつけて，その摩擦で固定を有効にするものや，複数のタインドを備えたものなどがある．しかし，心腔内のpassive fixation leadよりもdislodgement率が高いことが問題である．そこ

で，リードの主力は単極から双極，そして今後はさらに多極化が予定されている．もし，dislodgementが起こっても，電極の選択をデバイス側で変更することによって，刺激閾値の上昇を避ける目的である．dislodgement防止の工夫は症例によって異なるが，電極が留置しやすい部位はdislodgementも起こりやすいということである．また，冠状静脈がリード径よりも著しく太い場合には，dislodgementを起こしやすい．できる限り単極リードの使用を控えることもdislodgementを起こした場合に対処しやすい．

最近，左室active fixation leadであるAttain StarFix®OTWの臨床使用が始まった[36]．このリードは，左室リード留置後に，リード被覆の一部を折りたたむことによって，静脈末梢方向を向く3対のフィンを作り出す．このフィンがリードを積極的に静脈に固定する．使用期間も短く，今後評価が出てくるリードであるが，心腔内のpassive fixation lead以上に抜去が困難であると考えられ，感染などに伴って抜去が必要となった場合には問題である．

4 横隔神経刺激

横隔神経は第3〜5頚神経に起始する運動神経束であるが，知覚神経線維も含む．胸部に入った横隔神経は，心嚢を挟んで心嚢外側を左右対称に尾側に下降して左右の横隔膜に分布する．右横隔神経は上大静脈後方より下降し，次第に上大静脈右側方に移動する．右肺門部前方を通過後に下大静脈右側方に沿ってさらに下降し右横隔膜に分布

壁厚とヘリックス長の関係

active fixation leadのヘリックスが組織を穿通するかどうかは，ヘリックス長と組織厚の関係によって決まる．心房自由壁は，筋稜の上に薄い心房筋が張られた，提灯のような構造をしており，リード先端は薄い心房筋部位に固定しやすい．これは，心房筋部が陥凹構造をとっているためである．リードがtangentに近い状態で留置されればヘリックスは穿通する．また，リードを強く押し付けた状態でヘリックスを伸展させれば心房筋は先端圧によって引き伸ばされるため，より穿通しやすい．穿通がタンポナーデなどの原因となる穿孔と大きく異なる点は，ヘリックス刺入孔以外の組織破壊を起こしていないためである．心房自由壁に留置したリードで横隔神経麻痺が起こっても，それが穿孔を意味するものではない．

する．右横隔神経走行に隣接する心腔は通常は右心房である．左横隔神経は，鎖骨下動静脈大動脈弓左側から左肺門部前面に沿って下降し，心嚢と縦隔胸膜間を下降して左横隔膜に分布する．左横隔神経に隣接する心腔は主に左室である．

a）右横隔神経刺激

解剖学的に右横隔神経の可能性は心房リードに限られる．右心耳は解剖学的に右心房前面よりに位置しているため，通常の右心耳ペーシングで右横隔神経刺激が出現することは極めてまれである．右横隔神経刺激の可能性は右房自由壁に留置されたリードであり，active fixation lead あるいは VDD リードの心房電極で高い刺激電圧を用いて刺激を試みたときである．

自由壁に留置した active fixation lead のヘリックスは心房壁を穿通している可能性があり，その位置が右横隔神経近傍でなくても，高い電圧刺激を加えることで横隔神経刺激が起こる可能性がある．速やかに留置部位を変更することが望ましいが，横隔神経刺激閾値を測定して心房刺激閾値の10倍以上であれば，この部位を留置部位としても臨床的には問題とならないと考えられる．予想される心房ペーシング率からも判断すべきである．

b）左横隔神経刺激

従来の徐脈性不整脈に対するペーシング治療では極めてまれで，右室拡大が顕著な症例に右室心尖部ペーシングを行う際に，刺激閾値が高い場合などにまれに観察される現象である．しかし，心臓再同期療法で左心室リードを留置するようになってから左横隔神経刺激が大きな問題となっている．これは，左横隔神経の走行が，冠状静脈側壁枝や後側壁枝の走行に近いためである．術中には，左横隔神経刺激が起こらないかを必ず確認する必要があるが，術後の dislodgement によって，留置後しばらくたってから起こる可能性がある[37]．

術中に左横隔神経刺激を認めた場合には，①同じ静脈枝内でリードの位置を変えてみる，②別の静脈枝にリードを挿入する，③双極リードであれば極性と組み合わせを変える，④横隔神経刺激閾値が左室刺激閾値と比較して十分高い場合はその位置を選択する，が対応策である．しかし，左室

閾値が通常の右室心内膜リードと比較して高い場合が多く，④を選択した場合には術後の閾値上昇によって再手術となる可能性を認識する必要がある．上記すべての方法でも左横隔神経刺激が起こる場合には，リードを変更せざるを得ない．しかし，最近の左室リードは多極が標準となってきた．多極では，電極の組み合わせを変更することで横隔神経刺激を回避できる可能性がある．どうしても横隔神経刺激が回避できず，左室リードの留置が不可欠な場合には心外膜電極などの外科的手段も検討すべきであろう．

D 左上大静脈遺残，鎖骨下静脈閉塞，上大静脈症候群

1 左上大静脈遺残

左上大静脈遺残（persistent left superior vena cava：PLSVC）は静脈系の奇形の中では最も頻度が高く，特に先天性心疾患との合併率が高いと報告されている[38〜40]．通常，PLSVC の血流は冠状静脈洞を経て右房に還流するため，一部の例を除き血行動態上，問題となることはない．しかし，ペースメーカーや ICD の植込み時に PLSVC 経由でのリード挿入が必要な場合，しばしば操作が困難であり，右側からのリード挿入もしくは心筋電極の選択を余儀なくさせられる．ただし，ある程度の経験と操作上の工夫をすれば PLSVC 経由でのアプローチも十分可能である．

a）PLSVC の頻度と診断

PLSVC は総人口の約 0.5％程度にみられるといわれ，左右両側の上大静脈が存在する両側上大静脈型，右上大静脈が存在しない右上大静脈欠損型，PLSVC が左房へ還流する左房還流型の3タイプに分類される[38〜40]．PLSVC のスクリーニングには術前の心臓超音波検査が有用である．特に心房中隔欠損症などの先天性心疾患を合併する例では，注意深く冠状静脈洞の拡大の有無を確認することが大切である．冠状静脈洞の拡大を認める例では PLSVC の存在が疑われるため，両側の鎖骨下静脈造影による確認が望ましい．これは右上大静脈欠損の有無がペーシングリード挿入部位の決定に際し重要な情報となるためである．

症例 左上大静脈遺残症例

筆者らの施設で 1969 年 8 月〜 2006 年 3 月の期間に経静脈的にペースメーカーもしくは ICD 植込みを施行した連続 1,285 例のうち，PLSVC を合併したものは 6 例（0.47％）であった．これらの患者内訳を表 1 に示す．

全例とも最初は左橈側皮静脈から切開法でリードを挿入し，その際リードが心陰影の左外側縁を下降する走行を呈したため，PLSVC と診断した．いずれの例も患者への侵襲を考え，PLSVC からの挿入を試みている．すでに述べたように，適切な長さのリード（スクリューイン 5 例，タインド 1 例）を左上大静脈から冠状静脈洞経由で右心房へ挿入し，ループ（J 型もしくは U 型）を形成することにより右室への固定が可能であった．ただし症例 3 と症例 6 の 2 例は，最終的には鎖骨下静脈穿刺法でのアプローチであった．その理由は症例 3 ではリード長の不足から，右室心尖部への固定が困難であったためである．症例 4 では橈側皮静脈が極端に細く，そこからの ICD リードの挿入は困難と判断し，よりリード長に余裕が出るように鎖骨下静脈穿刺に切り換えたものである．また症例 6 では，三尖弁縫縮術のため右心室への挿入は困難であり断念した．幸い房室伝導が保たれた洞不全症候群であったため，心房ペーシングのみとしている．いずれの例においてもリード離脱や他の合併症はみられず術後経過は良好である．以下，代表的な症例を呈示する．

症例 1

53 歳，男性．

薬剤抵抗性の頻回の心房細動発作を伴う徐脈頻脈症候群に対し，VVI ペースメーカー植込み術を施行した．

passive fixation lead（ELA Medical 社製モデル T83F，60 cm 長）を左橈側皮静脈から切開法で挿入した際，リードの走行異常がみられたため静脈造影を行い PLSVC と診断した．左上大静脈から冠状静脈洞を経由，右房内でループを形成し右室心尖部へ固定した．植込み後の胸部 X 線像と両側の静脈造影所見を示す（図 6）．術後 130 ヵ月の経過中，リードの離脱などの合併症も認められていない．

症例 3

55 歳，男性．

心房中隔欠損症術後．徐脈性心房細動に対し，VVI ペースメーカー植込み術を施行した．

active fixation lead（Medtronic 社製モデル 5067，58 cm 長）を左橈側皮静脈から切開法で挿入した際，リードの走行異常から PLSVC と診断した．左上大静脈経由で右房へ挿入しループ形成後に右室へ挿入を試みたが，リード長に余裕がなく，右室心尖部への固定が困難であった．左鎖骨下静脈穿刺法に変更しリードを再挿入したが，やはり心尖部へは到達できなかったため右室流出路に固定した（図 7）．術後は経過順調であり約 54 ヵ月の経過中，問題は認められない．

症例 5

44 歳，男性．

Brugada 症候群．失神発作の既往があり，心電図

表 1 PLSVC 経由ペーシングリード挿入例の背景

症例	年齢（歳）	性	診断（モード設定）	心室リードタイプ	リード長	アプローチ	固定部位
1	53	男	洞不全症候群（VVI）	ELA T83F タインド	60 cm	橈側皮静脈	右室心尖部
2	82	女	完全房室ブロック（DDD）	IM 435-07 スクリューイン	58 cm	橈側皮静脈	右室心尖部
3	55	男	ASD，徐脈性 AF（VVI）	Med 5067 スクリューイン	58 cm	鎖骨下静脈	右室流出路
4	71	男	VT，虚血性心疾患（ICD-DDD）	Med 6945 スクリューイン	65 cm	鎖骨下静脈	右室心尖部
5	44	男	Brugada 症候群（ICD-VVI）	Med 6945 スクリューイン	65 cm	橈側皮静脈	右室心尖部
6	11	男	TOF，洞不全症候群（AAI）	IM 435-07 スクリューイン	58 cm	橈側皮静脈	右房自由壁

IM：Intermedics，Med：Medtronic，ASD：心房中隔欠損症，AF：心房細動，VT：心室頻拍，TOF：ファロー四徴症

上右側胸部誘導にて典型的な coved 型 ST 上昇を示していた．電気生理学的検査でも心室細動が誘発されたため ICD 植込み術を施行した．

本例では，術前の心エコーで冠状静脈洞の拡大を認めており，PLSVC の存在が予測されたが，これまでの経験から PLSVC 経由でのアプローチは可能と判断し左橈側皮静脈からの挿入を試みた．active fixation lead（Medtronic 社製モデル 6945，65 cm 長）を前述の方法で右房内にループ形成後，右室へ挿入，心尖部への固定が可能であった（図 8）．上大静脈電極は左上大静脈内に位置するが，刺激閾値や R 波 sensing に問題はなく，除細動閾値も良好であった．

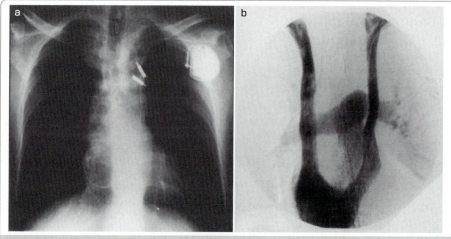

図 6 症例 1．53 歳，男性／診断：徐脈頻脈症候群
a：passive fixation lead（タインド心室リード）が右室心尖部に固定されている．右房内は大きなループが作られ α 型のループとなっている．
b：静脈造影による PLSVC の診断．

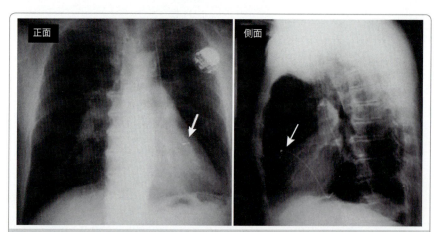

図 7 症例 3．55 歳，男性／診断：1．心房中隔欠損症術後，2．徐脈性心房細動
右室流出路に active fixation lead を固定（本文参照）．

5 合併症と troubleshooting

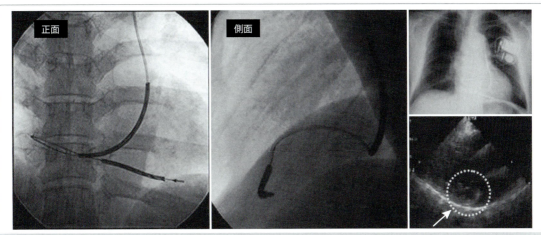

図8 症例5．44歳，男性／診断：Brugada 症候群
ICD リード挿入の症例．拡大した冠状静脈洞が心エコー検査で確認できる（矢印）．

b) PLSVC からの基本的アプローチ

PLSVC に対する診断・治療の基本的アプローチ法を図9に示す．PLSVC 症例における経静脈的ペースメーカー植込みや ICD 植込みに関しては，これまでも報告がなされている[39～52]．特に左上大静脈・冠状静脈洞経由でのリード挿入・固定の技術的困難性を中心に，リード離脱や，まれではあるが冠状静脈洞内血栓症などの合併症が報告されている．

PLSVC 症例でペーシングリードを挿入する場合，右上大静脈が存在すれば通常は右鎖骨下静脈もしくは右橈側皮静脈から挿入することが推奨される．一方，右上大静脈欠損型では，右側からアプローチした場合，無名静脈，さらに左上大静脈を経由して右室への挿入を試みなければならず，長いリードを要するうえに，リードの操作性が極端に不良となり，現実的には困難なことが多い．したがってその場合は左上大静脈経由での挿入か，もしくは心筋電極を選択する方法をとらざるを得ない[43,46]．過去の報告やわれわれの経験でも，PLSVC 経由でのリード挿入はある程度の経験や工夫は要するが，通常のアプローチと同様に長期の安定したペーシングが可能である[40, 42～52]．

c) PLSVC 経由リード挿入時の注意点

PLSVC からのリード挿入を試みる場合の具体的な注意点は，リードの選択とリード操作法の2点に絞ることができる．

i) リードの選択：まず，PLSVC が認められた場合，重要なポイントはリードの操作性をよくするために，①十分な長さのリードを選択することである．これは PLSVC 内からいったん右心房に挿入しループを作製したうえで，右心室にリードを挿入しなければならないため，手元でのリード長が足らないと右室への固定操作が非常に困難となるためである．特に橈側皮静脈からのアプローチの場合，一般的な 58 cm 長のリードをもってしても操作に難渋することがあり，心拡大を伴う症例ではなおさらである．PLSVC からのアプローチを選択する場合には 65 cm もしくはそれ以上のリード長のものも準備しておくとよい．次に，リードの離脱などの合併症予防や心尖部以外の任意の部位への固定が必要となる可能性もあることから，② active fixation lead を選択することが原則である[42, 44, 45, 47, 48, 51, 52]．近年注目されている中隔側ペーシングについても，active fixation lead を用いれば PLSVC 例でも十分可能である．

ii) リードの操作：基本的には，右房内での適切なループ形成が，スムーズな右心室への固定には重要である．そのためにはスタイレットの型を工夫する必要があり，通常大きな J 型もしくは U 型，

III 術中・術後の管理と合併症対策

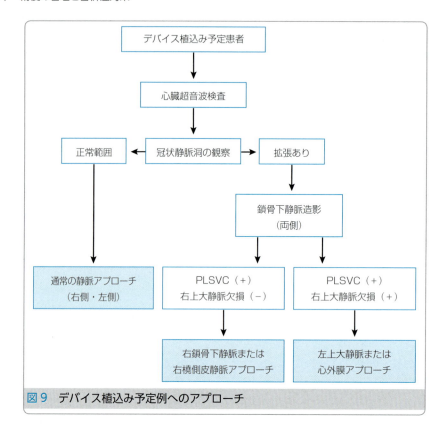

図9 デバイス植込み予定例へのアプローチ

もしくはS型のカーブを形成し，先端を前中隔側に向けることにより比較的容易に右室への挿入，固定が可能であると報告されている[39,40,42,43,45,49~52]．この場合，最終的にはα型のループが形作られることをイメージするとよい（図10）．

d）ICDリードの挿入

ICDの場合，除細動閾値の問題から，デバイス植込みは左前胸部が原則であり，心室リード先端の固定は右室心尖部周辺が望ましい．したがって通常は左橈側皮静脈または鎖骨下静脈経由での挿入となるが，PLSVC経由でも除細動閾値に問題がないことはすでに報告されている[51,53]．しかし，ICD本体の植込み部位が右前胸部でも良好な除細動閾値が得られるという報告[40]もあることから，PLSVCが存在し，右鎖骨下静脈が開通している場合には，右側からのアプローチも選択し得ると考えられる．実際のPLSVC経由ICDリード挿入に関する基本的なテクニックについては，ペーシングリード挿入のそれと変わりはない．

ただし，ICDリードはペーシングリードに比し太くて固いため，スタイレットを挿入した状態での操作は慎重に行わなければならない．右心房内でのループを作製したら，リード先端を右室に向くように操作するが，このときにスタイレットは必ず先端から数cm引き抜いておく．心房内で作られたループの大きさにもよるが予想以上に右室内に深く挿入されることがあり，心穿孔の危険が高まるので十分な注意が必要である．

以上のようにPLSVCが存在しても，十分な長さのリードとactive fixation leadを選択することにより，またスタイレットの型を工夫し右心房内の適切なループ形成を心がけることで，安全・かつ確実な右室への固定が可能と考えられる．

2 鎖骨下静脈閉塞

鎖骨下静脈の開存は，リード挿入のアプローチを考えるうえで重要な要素である．リードの追加を必要とする場合に鎖骨下静脈閉塞を認めることがある．また，過去に鎖骨下静脈を用いた中心静

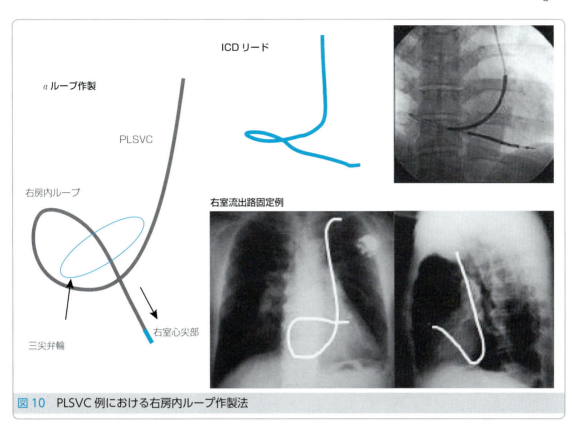

図10 PLSVC例における右房内ループ作製法

脈栄養を施行されていた症例でも同様の閉塞をみることがある．また，特に既往がなくても自然閉塞している場合もあり（図11），先述の左大静脈遺残同様に注意が必要である．しかし，数多くの静脈トラブルに対する報告がありながら静脈閉塞の危険因子については明らかにされていない．Rozmusらはこれらの報告をレビューして，静脈狭窄・閉塞の危険予測因子として，①複数のリード挿入，②ホルモン療法，③静脈血栓症の既往，④植込み前の一時的ペーシングリードの挿入，⑤リードの追加，特にSVCコイル付きICDリードを挙げている[52]．また，感染は静脈血栓閉塞の大きな誘因である．

術前に鎖骨下静脈造影を行い，静脈閉塞の有無をチェックしておくことが重要である．術前に左前胸部鎖骨上をよく観察すると，鎖骨を乗り越えて頸部静脈への交通が認められることがある．その場合，交通静脈の頸部側を圧排して交通静脈が怒張してくる場合には，鎖骨下静脈閉塞あるいは狭窄が存在する可能性があり，静脈閉塞の1つの

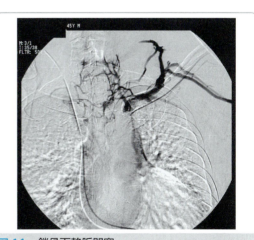

図11 鎖骨下静脈閉塞

45歳，男性（完全房室ブロック）．外傷などの既往もなく，左側上肢からの薬物静脈内投与を受けたこともない．併存症は糖尿病．左鎖骨下静脈は大動脈弓直前で完全閉塞しており，側副血行路が認められる．

Ⅲ 術中・術後の管理と合併症対策

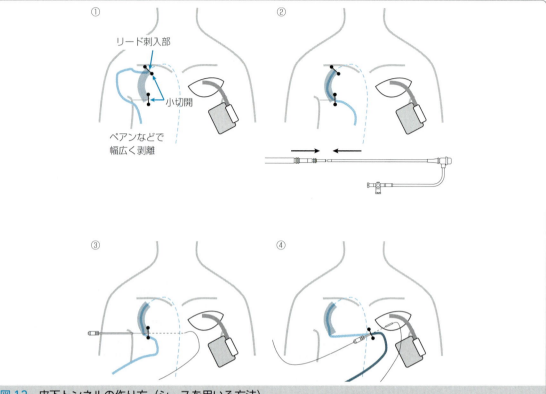

図12 皮下トンネルの作り方（シースを用いる方法）

① 穿刺法の場合，刺入部に約1cmの小切開を置き，皮下（できるだけ大胸筋筋膜の深さで）をペアンなどで尾側に5cm程度の長さのトンネルを作る．幅は2横指程度に広げておくことが重要．トンネルの反対側にも小切開を置いておく．そこで，最初に置いた小切開の中から穿刺を行いリードを留置する．
② 後で置いた小切開から内筒を挿入したシースをトンネル内に挿入し，内筒を抜く．リードコネクターをシースに挿し込む．コネクター金属部径（IS-1：1.6mm）よりやや細いシースを用い（素材によるが4Frが最適），シース先端にコネクター金属部を押し込む．シースを引き抜く．最初の小切開孔直視下でリードのスリーブ固定を行う．リードが極端なカーブを描かないためには，最初のトンネルだけは大きめに作製する．
③ シース付属の穿刺針で切開口より既設のポケット方向に穿刺して，針を皮膚から出す．ガイドワイヤー（スプリングワイヤー）を通す．このガイドワイヤーの両端を持って，通過部位を広げるようにしごく．既設のポケット側，ガイドワイヤー刺出点にシースが通る程度の小切開を置き，ここよりシースイントロデューサーを挿入．先程と同様に，シース先端にリードコネクター金属部分を挿し込み，引き抜く．
④ 穿刺針をポケット内に導くが，ポケット内のリードはすべて剥離して創外に出しておく．また，既設ポケット穿刺部位は，リードの取り回しを考えると，やや頭側に持ってくる．次に，ポケット内からシースイントロデューサーを挿入して，同様にリードをポケット内に導く．スリーブ固定を行う最初の小切開は大きめにとる必要があるが，その他の切開は5mm程度にとどめておけば，縫合は不要でステリストリップ固定のみでよい．

指標となる．

静脈が閉塞している場合には，左大静脈遺残とは異なり対側の鎖骨下静脈をアプローチに用いざるを得ない．リード追加の場合には，前胸部に皮下トンネルを作製して，対側から新しく挿入したリードを既存のペースメーカーポケットまで誘導しなければならない．皮下トンネルを作製するのに，トンネラーという道具があるが，ケリー鉗子などで代用可能であり，また血管造影用シースを用いる方法（図12）もある．

冠状動脈インターベンション用のワイヤーを通過させ，インターベンション用のバルーンで血管形成術を行い，リードの挿入を行う方法も検討されているようであるが，静脈壁は菲薄であり，損傷には注意が必要である．

3 上大静脈症候群

ペーシングリードが挿入されている鎖骨下静脈

狭窄はそれほどまれな合併症ではなく，症状に乏しいが，上大静脈（SVC）に狭窄，閉塞が生じるSVC症候群では強い症状が生じることがある．症状は急激な閉塞ほど強く，慢性的な閉塞では症状が明らかではないこともある．リード挿入後の上大静脈症候群はまれな合併症で，報告されている静脈閉塞率には0.6〜30％と大きな開きがある[53〜55]．いずれも古い文献であり，これは当時のリード径やリード素材にも関係していると考えられる．

通常，静脈は動脈と比較して壁の柔軟拡張性があり，また側副血行路の増設，発達も速やかである．このことにより，静脈の閉塞症状は生じにくい．しかし，上大静脈は頭頚部と上肢の静脈還流を右心房に戻す唯一の静脈路であり，皮膚の側副血行路が発達しない限りは，頭頚部と上肢のうっ血が原因の浮腫による様々な症状が出現する．また，慢性的に起こった閉塞で，側副血行路の発育が十分な場合でも，前頚部，前胸部などに多数の側副血行路として発達した怒張する皮静脈を観察することができる．

通常，静脈閉塞は血栓形成を機転とするが，新規リードは血管内に挿入されるとただちにアルブミンにコーティングされるため，素材そのものの抗凝固性が問題になることは極めてまれである．その後リードは24時間程度経過するとフィブリンにおおわれ，内膜接触部ではこのフィブリン膜を足がかりに内膜構造が構築されて，リードは内膜におおわれてしまう．内膜自体は抗血栓性機構を備えているため，この部位に血栓が生じる可能性は極めて少ない．したがって，血栓形成が生じるためにはこの内膜機構が障害される必要がある．障害には，①感染，炎症，②物理的障害，たとえばリード抜去など，が考えられる[56, 57]．

静脈閉塞は早期に発見することが重要である．術後の患側上肢の腫脹に注意を行う．特に感染に伴うリード抜去を施行した後など，静脈閉塞症が高リスク状態であれば十分注意を払う必要がある．診断には鎖骨下静脈造影や造影3D−CTが有用である．リード留置に由来するSVC症候群では，悪性腫瘍などによるSVC症候群の対処法とは異なり，保存的にワーファリゼーションを行

いながら経過観察することが原則である．完成された高度な狭窄による強い症状や，完全閉塞に対して外科的修復あるいは静脈ステンティングが試みられることもある[58]．

文献

1) Kirkfeldt RE et al：Complications after cardiac implantable electronic device implantations: An analysis of a complete, nationwide cohort in Denmark. Eur Heart J **35**：1186-1194, 2014

2) Udo EO et al：Incidence and predictors of short- and long-term complications in pacemaker therapy: The FOLLOWPACE study. Hear Rhythm **9**：728-735, 2012

3) Aggarwal RK et al：Early complications of permanent pacemaker implantation: no difference between dual and single chamber systems. Br Heart J **73**：571-575, 1995

4) Oginosawa Y et al：Right ventricular out- flow tract endocardial pacing complicated by intercostal muscle twitching. Pacing Clin Electrophysiol **28**：476-477, 2005

5) American College of Cardiology/American Heart Association Task Force on Practice Guidelines; Society of Cardiovascular Anesthesiologists; Society for Cardiovascular Angiography Interventions; Society of Thoracic Surgeons, Bonow RO et al：ACC/AHA 2006 guidelines for the management of patients with valvular heart disease: a Report of the American College of Cardiology/American Heart Association Task Force on Practice guidelines. Circulation **114**：84-231, 2006

6) Yang X et al：The safety and efficacy of antithrombotic therapy in patients undergoing cardiac rhythm device implantation: a meta-analysis. Europace **17**：1076-1084, 2015

7) Tolosana JM et al：Preparation for pacemaker or implantable cardiac defibrillator implants in patients with high risk of thrombo-embolic events: oral anticoagulation or bridging with intravenous heparin? A prospective randomized trial. Eur Heart J **30**：1880-1884 [Epub 2009 May 31]

8) Boyle NG et al：Twiddler's syndrome variants in ICD patients. Pacing Clin Electrophysiol **21**：2685, 1998

9) Raja Y et al：Pacemaker-mediated dermatitis. Europace **10**：1354, 2008

10) Oprea ML et al：Allergy to pacemaker silicone compounds: recognition and surgical management. Ann Thorac Surg **87**：1275-1277, 2009

11) Reed KB et al：Retrospective evaluation of patch testing before or after metal device Implantation. Arch Dermatol **144**：999-1007, 2008

12) Eckstein J et al：Necessity for surgical revision of defibrillator leads implanted long-term: causes and management. Circulation **117**：2727-2733, 2008

13) Gunderson BD et al：Causes of ventricular oversensing in implantable cardioverter-defibrillators: implications for diagnosis of lead fracture. Heart Rhythm **7**：626-633, 2010

14) Hirschl DA et al：Prevalence and characterization of asymptomatic pacemaker and ICD lead perforation on CT. Pacing Clin Electrophysiol **30**：28-32, 2007

15) Ishikawa K et al：Myocardial perforation and/or penetration by a permanent endocardial electrode of the pacemaker autopsy cases. J Arrhythmia **15**：29-44, 1999

16) 朽方規喜ほか：ペースメーカー植え込み術後亜急性期に心タンポナーデを来した1症例. 心臓ペーシング **10**：422-425, 1994

17) Aizawa K et al：Oozing from the pericardium as an etiology of cardiac tamponade associated with screw-in atrial leads. Pacing Clin Electrophysiol **24**：381-383, 2001

18) Ho WJ et al：Right pneumothorax resulting from an endocardial screw-in atrial lead. Chest **116**：1133-1134, 1999

19) Kashani A et al：Aortic perforation by active-fixation atrial pacing lead. Pacing Clin Electrophysiol **27**：417-418, 2004

20) Laborderie J et al：Myocardial pacing lead perforation revealed by mammary hematoma next to the device pocket. J Cardiovasc Electrophysiol **18**：338, 2007

21) Madershahian N et al：The bite of the lead: multiorgan perforation by an active-fixation permanent pacemaker lead. Interact Cardiovasc Thorac Surg **11**：93-94, 2010

22) Oginosawa Y et al：Right ventricular outflow tract endocardial pacing complicated by intercostal muscle twitching. Pacing Clin Electrophysiol **28**：476-477, 2005

23) Kiviniemi MS et al：Complications related to permanent pacemaker therapy. Pacing Clin Electrophysiol **22**：711-720, 1999

24) Khan MH et al：Delayed lead perforation, a disturbing trend. Pacing Clin Electrophysiol **28**：251-253, 2005

25) Mond HG：Increased incidence of subacute perforation noted with one manufacturer of an implantable cardioverter-defibrillafor lead. Heart Rhythm **4**：1248, 2007

26) Haghjoo M et al：Delayed cardiac perforation by one small body diameter defibrillator lead. J Electrocardiol **43**：71-73, 2010

27) Matsushita J et al：Right ventricular perforation by screw-in lead after permanent pacemaker implantation: a case report. J Cardiol **50**：325-328, 2007

28) der Maur CA et al：Cardiac computed tomography for the diagnosis of right ventricular implantable cardioverter-defibrillator lead perforation. Eur Heart J **30**：869, 2009

29) Cano Ó et al：Incidence and predictors of clinically relevant cardiac perforation associated with systematic implantation of active-fixation pacing and defibrillation leads: a single-centre experience with over 3800 implanted leads. Europace **102**：1352-1355, 2016

30) Teh AW et al：Pacing from the right ventricular septum: Is there a danger to the coronary arteries? PACE **32**：894-897, 2009

31) Schiariti M et al：Delayed pericarditis and cardiac tamponade associated with active-fixation lead pacemaker in the presence of mitochondrial myopathy and Ockham's razor. J Cardiovasc Med (Hagerstown) **10**：879-882, 2009

32) Kautzner J et al：Recurrent pericardial chest pain: a case of late right ventricular perforation after implantation of a transvenous active-fixation ICD lead. Pacing Clin Electrophysiol **24**：116-118, 2001

33) Laborderie J et al：Management of subacute and delayed right ventricular perforation with a pacing or an implantable cardioverter-defibrillator lead. Am J Cardiol **102**：1352-1355, 2008

34) Parsonnet V et al：Early malfunction of trans venous pacemaker electrodes. A three-center study. Circulation **60**：590-596, 1979

35) Mond HG, Stokes KB：The electrode-tissue interface: the revolutionary role of steroid elution. Pacing Clin Electrophysiol **15**：95-107, 1992

36) Luedorff G et al：Improved success rate of cardiac resynchronization therapy implant by employing an active fixation coronary sinus lead. Europace **12**：825-829, 2010

37) Burri H et al：Fluctuation of left ventricular thresholds and required safety margin for left ventricular pacing with cardiac resynchronization therapy. Europace **11**：931-936, 2009

38) Cambell M, Deuchar DC：The left-sided superior vena cava. Br Heart J **16**：423-439, 1954

39) Dirix LY et al：Implantation of a dual chamber pacemaker in a patient with persistent left superior vena cava. Pacing Clin Electrophysiol **11**：343-345, 1988

40) Biffi M et al：Left superior vena cava persistence in patients undergoing pacemaker or cardioverter-defibrillator implantation. Chest **120**：139-144, 2001

41) Garcia L et al：Persistent left superior vena cava complicating pacemaker catheter insertion. Chest **61**：396-397, 1972

42) Antonelli D, Rosenfeld T：Implantation of dual chamber pacemaker in a patient with persistent left superior vena cava. Pacing Clin Electrophysiol **20**：1737-1738, 1997

43) Hiao HC et al：Single-lead VDD pacemaker implantation via persistent left superior vena cava: An improved technique and a new modality. Adv Ther **15**：185-193, 1998

44) Rose ME et al：Transvenous pacemaker im plantation by way of an anomalous left superior vena cava. J Thorac Cardiovasc Surg **62**：965-966, 1971

45) Westerman GR et al：Permanent pacing through a persistent left superior vena cava: An approach and report of dual-chambered lead placement. Ann Thorac Surg **39**：174-176, 1985

46) 小関一英ほか：左上大静脈遺残症を合併した sick sinus syndrome 2症例に対する経静脈型ペースメーカー植込み治験．胸部外科 **33**：362-366, 1980

47) Hellestrand KJ et al：The use of active fixation electrodes for permanent endocardial pacing via a persistent left superior vena cava. Pacing Clin Electrophysiol **5**：180-184, 1982

48) Ronnevik PK et al：Transvenous pacemaker implantation via a unilateral left superior vena cava. Pacing Clin Electrophysiol **5**：808-813, 1982

49) Hsiao HC et al：Right ventricular electrode lead implantation via a persistent left superior vena cava. Angiology **48**：919-923, 1997

50) 峰田自章ほか：左上大静脈遺残において経静脈ペーシングリードの右房内ループが肺動脈へ逸脱した1例．心臓ペーシング **12**：34-37, 1996

51) Markewitz A, Mattke S：Right ventricular implantable cardioverter defibrillator lead implantation through a persistent left superior vena cava. Pacing Clin Electrophysiol **19**：1395-1397, 1996

52) Rozmus G et al：Venous thrombosis and stenosis after implantation of pacemakers and defibrillators. J Interv Card Electrophysiol **13**：9-19, 2005

53) Porath A et al：Right atrial thrombus and recurrent pulmonary emboli secondary to permanent cardiac pacing：A case report and short review of the literature. Angiology **38**：627-630, 1987

54) Rajs J：Postmortem findings and possible causes of unexpected death in patients treated with intravenous pacing. Pacing Clin Electrophysiol **6**：751, 1983

55) Ito H et al：Treatment with percutaneous transluminal balloon venoplasty for superior vena cava syndrome after permanent implantation. 日本医放会誌 **55**：600-602, 1995

56) Singh M, Talab SK：A case of pacing lead induced clinical superior vena cava syndrome: a case report. Cases J **2**：7477, 2009

57) Kaul P et al：Successful management of multiple permanent pacemaker complications – infection, 13 year old silent lead perforation and exteriorisation following failed percutaneous extraction, superior vena cava obstruction, tricuspid valve endocarditis, pulmonary embolism and prosthetic tricuspid valve thrombosis. J Cardiothorac Surg **4**：12, 2009

58) Spittell PC, Hayes DL：Venous complications after insertion of a transvenous pacemaker. Mayo Clin Proc **67**：258-265, 1992

6 デバイス感染症とリード抜去

A デバイス感染症

デバイス手術に関連した感染症は CDI（cardiac device-associated infection）と呼ばれている.

ポケット感染は，新規植込みあるいはジェネレーター交換術後早期にポケットに疼痛を伴った創部の発赤，腫脹，あるいは排膿を認めることで診断される. 菌血症や発熱などの全身的な症状を伴っていない場合，ポケット局所の感染と判断して処置される場合が多い.

リード感染とは，静脈内あるいは心腔内リードと組織の接触部分に感染巣を認める場合を指す. 通常，植込み早期から植込まれたリードにはフィブリンの固着が認められ，さらにこれを機転に内膜接触部から内膜形成が始まる. したがって，通常接触部位は宿主側の免疫機構が機能すると考えられる. これらの部位は，リードの癒着として，抜去時の障害になることでも知られている. ポケット感染がリードを介して進展した場合や，二次的菌血症（抜歯後が多い）によって，これらの癒着部位に感染が生じることがある. 一方，局所所見がなくても不明熱，エコー上の疣贅，あるいは全身感染症としての敗血症で CDI が示唆されることもある.

2014 年に日本で初めての CDI に関するサーベイランスが施行された. これによると，すべてのデバイスの新規および交換手術を含めた感染率は 1.12％であった[1]. この感染率は最近の欧米での調査結果[2~6]と比較するとやや低いといえる.

CDI の起因菌は，ポケット感染の 65~75％，デバイス関連の心内膜炎の 89％以上が黄色ブドウ球菌群である[7]. 菌血症や発熱などの全身的な症状を伴っていない場合，ポケット局所の感染と判断して処置される場合が多い. ジェネレーターを交換して，局所をデブリドマンし，さらにポケットを大胸筋筋肉内や大胸筋下に移設する方法がとられてきた. しかし，Krug らの研究によれば，局所と考えられる感染はすでに血管内のリードへと進展している可能性が高く，局所のみの処置はその後の全身的な感染へと伸展する可能性が高いことが示されている[8]. また，発熱などの全身症状が顕著でも局所所見に乏しいこともまれではないことが知られている[9]. これらを踏まえるとポケット感染は局所の問題にとどまらず，全身感染（敗血症）や心内膜炎続発への高いリスクを有していると考えられる. このリスクを回避するためにはリードを含めたデバイスシステムすべてを患者から取り去る以外に方法はないことが理解できる.

2009 年に Heart Rhythm Society（HRS）よりリード抜去全般に関するエキスパートコンセンサスが[10]，2010 年に American Heart Association（AHA）より感染リードのマネジメントに関するステートメント "Update on Cardiovascular Implantable Electronic Device Infections and their Management : A Scientific Statement from the American Heart Association" が公表された[11]. 2000 年 の North American Society of Pacing and Electrophysiology（現 HRS）のガイドライン[12]と比較して特筆すべき相違点は，明らかな菌血症，敗血症を伴わないデバイスのポケット感染であっても，リード抜去が Class Ⅱ の相対適応から Class Ⅰ の絶対適応へと変更された点である.

感染源が明らかでない場合でも，デバイス患者の遷延する不明熱あるいは菌血症が認められた場合には，ポケット部位の局所感染兆候の有無にかかわらずリード感染を疑わねばならない. Duval らは，デバイス植込みが関与した感染性心内膜炎の発生率は，通常の心内膜炎と，人工弁感染の間

174

に位置すると報告している．この報告によると，感染性心内膜炎の約50％に経食道エコーあるいは手術所見で三尖弁の疣贅が証明されている[13]．したがって感染性心内膜炎を疑った場合には，経食道エコー検査は重要な診断法である．

現在までのエビデンスやガイドラインが示すようにCDIは診断されれば躊躇なくシステム抜去を行うことである．CDIのリスクは心内膜炎や敗血症のみならずシステム抜去自体も大きなリスクとなる．したがって感染させないことが最良の対策といえる[「Ⅰ章-2．デバイス感染予防」(p.18)参照]．

たとえ，創部培養が陰性であっても感染は否定できない点に留意が必要である．創部培養や，血液培養の陽性率は決して高くない．少しでも感染が疑われた場合にはまず抜去を検討すべきで，躊躇なく抜去認可施設と連絡を取る必要がある．いたずらに時間を費やしてはいけない．感染は，続発する心内膜炎のリスクが常に存在するからである．

B リード抜去

リード抜去とは，ペースメーカー，植込み型除細動器（ICD），CRTなどに用いたリードを抜去する手技のことを表す．本書は植込み手技に関するものであるが，感染などの理由により抜去が必要な状況に陥ることもある．リード抜去については論文レベルでの議論にとどまり，日本語の成書は未刊行である．現在植込みが行われているリードの大部分は経静脈的に植込みが行われていることから，本書では経静脈リードを対象とした抜去に関して現状を述べる．

種々の理由によりリードの再挿入・更新が行われ，不要なリードが発生した場合に，リード抜去が考慮されることになる．リードの再挿入・更新を必要とする理由は，ペーシング・センシングなどのリード機能不全，デバイスアップグレード，リードの断線・被膜損傷など多彩であるが，多くの場合，不要リードは何ら合併症を呈することなく，抜去せずに体内への遺残留置が可能である[14]．

リード抜去が必要となるのは，Telectronics社製Accufixリードのようにリード損傷そのものに関連して健康被害が生じる可能性がある場合[15]，他のリードとの相互干渉により不適切作動をきたす場合，デバイス感染をきたした場合などであるが，リード抜去の原因のうち最多のものはデバイス感染である[16,17]．リードは生体にとっては異物であるため，リードを含むデバイスに感染が発症した際には保存的治療は困難である場合が多い[18]．

すなわち，創部感染症に対して姑息的にデバイス本体のみの摘出や創部デブリドマンを行っても，最終的には治癒せずにリードを含めた全デバイス抜去が必要となることが多い．ところが，植込まれて長期間経過したリードには血管壁や心内膜との癒着が生じ，このリードを取り巻くトンネル様の線維性結合織がリード抜去の障壁となる．線維性癒着の好発部位は，鎖骨下静脈・腋窩静脈へのリード挿入部，上大静脈・右房接合部，先端電極部である[19]（図1）．リードが植込まれてからの経過年数が長いほど抜去は困難となり[20]，抜去に伴う合併症も増加するが，概ね植込み後6ヵ月[21]から1年程度[19]のペースメーカーリードであれば，大きな困難なくリードの用手牽引にて抜去は可能と考えられる．植込み後経過年数の他に，リード周囲の石灰化，複数リードの存在，ICDリード（特に線維性癒着をきたしやすい

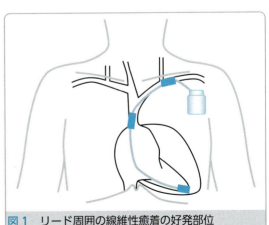

図1　リード周囲の線維性癒着の好発部位

青色の部位が線維性癒着の好発部位である．特に，ICDリードでは電極コイルの存在が線維化を促進し，癒着が強固となる．

Ⅲ 術中・術後の管理と合併症対策

dual coil lead）などが，リード抜去を困難とし合併症を招きやすくする要因である．

単純な用手牽引にて抜去が困難な場合，後述するロッキングスタイレットや抜去用シース，スネアカテーテルなどのツールを駆使して経静脈的に抜去を行うか，あるいは外科的開胸術による抜去を考慮することになる．

C リード抜去の適応

日本では，リード抜去適応は HRS のエキスパートコンセンサス，AHA のステートメントによるリード抜去適応に準じており，日本不整脈心電学会の定める認可施設で抜去専門医が行う．表1に HRS のエキスパートコンセンサス，AHA のステートメントによるリード抜去適応を示す[10,11]．なお，リードに直径が 2 cm を超えるvegetation が付着している場合，経静脈リード抜去による肺塞栓のリスクを考慮すると，経静脈リード抜去が可能な施設であっても，開胸による外科的抜去を行うことが望ましい[12]．

D リード抜去を行う条件

1 リード抜去を行う施設

リード抜去を行う施設はペースメーカー，ICD，CRT 植込み手技に習熟していることはいうまでもなく，左心カテーテルに関しても十分な経験を有し，ICU・CCU など術後の集中管理が可能な病床を保有しており，かつ心臓血管外科の手術体制が整っている必要がある．日本不整脈学会のエキシマレーザーリード抜去システムの施設基準に関する見解では，循環器専門医の常勤医 2人以上，かつ心臓血管外科専門医の常勤医 1人以上が在籍し，これら全員が手術時に同時に立ち会

表1 **CIED システムおよびリード抜去の適応**

感 染
Class Ⅰ：CIED システムリードの完全抜去が必要である
  1. CIED システム感染：感染性心内膜炎による弁膜症，リードによる感染性心内膜炎
    および敗血症が証明されたすべての症例（エビデンスレベル B）
  2. CIED ポケット感染：ポケット膿瘍，びらん，皮膚の癒着，あるいはリード静脈挿入部の
    明らかな臨床的病変のない瘻孔を形成したすべての症例（エビデンスレベル B）
  3. リードやデバイスの明確な病変がなくとも，感染性心内膜炎のすべての症例（エビデンスレベル B）
  4. 潜在的なグラム陽性球菌菌血症の症例（エビデンスレベル B）
Class Ⅱa：CIED システムリードの完全抜去が妥当である
  1. 持続的な潜在的グラム陽性球菌菌血症の症例（エビデンスレベル B）

塞栓症もしくは静脈狭窄
Class Ⅰ：リード抜去が必要である
  1. リードもしくはリードの一部の血栓に関連した臨床上有意な塞栓症を起こした場合（エビデンスレベル C）
  2. 両側性の鎖骨下静脈もしくは上大静脈狭窄を起こし，必要な経静脈リードの挿入を阻害する場合
    （エビデンスレベル C）
  3. 経静脈リードのある静脈にステント留置が予定された場合（エビデンスレベル C）
  4. 症状を伴う上大静脈狭窄もしくは閉塞を起こした場合（エビデンスレベル C）
  5. リード追加が必要であるが，一方の静脈が閉鎖し，他方の静脈の使用が禁忌である場合
    （動静瘻，シャント，血管入口部，乳房切除など）（エビデンスレベル C）

機能リードおよび非機能リード
Class Ⅰ：リード抜去が必要である
  1. リード（あるいは残存リードの一部）が致死的不整脈を引き起こす場合（エビデンスレベル B）
  2. Telectronics ACCUFIX J のように，リードの設計に問題があり生命を脅かす可能性がある場合
    （エビデンスレベル B）
  3. リードが CIED 植込みに干渉する場合（エビデンスレベル B）

CIED：cardiovascular implantable electronic device
［文献 10（HRS のエキスパートコンセンサス）の Class Ⅰ あるいはエビデンスレベル B 以上の項を参考に著者作成］

える体制をとるべきとしている[23]。エキシマレーザーなどのパワードシース以外で抜去する場合にも，リスクの高い手技を行うことに変わりはなく，基本的には同様の体制で臨むべきである。

2 リード抜去に必要な機器・設備

高画質の X 線透視装置，経胸壁・経食道エコー，血圧・心電図・経皮的酸素飽和度などバイタルサインのモニタリング装置，酸素，体外式ペーシングシステム，心嚢穿刺セットなどの他，心臓カテーテル室では経皮的心肺補助装置（PCPS），手術室では人工心肺，麻酔器，開胸セットなどをただちに使用可能な状態としておく必要がある。心臓カテーテル室で抜去を行う場合，ただちに手術室に入室して心臓血管外科に引き継いで治療ができるよう各部署への連絡と準備を行う。

3 術者に要求される条件

2009 年の HRS のエキスパートコンセンサス[10]では，リード抜去を行う術者には下記の①～③の条件が必要であるとしている。日本においても，リード抜去は経験の浅い術者が安易に単独で行うべき手技ではなく，十分な経験を積んだ術者および適切な補助・介助ができる助手が複数で行う必要がある。

1) 十分な経験を有する術者の監督下で最初の 40 例の抜去を行うこと。また，術者には femoral approach を含む様々な静脈エントリーからの抜去経験と，様々な抜去ツールの使用経験が要求される。

2) 術者の技量維持のため，各術者には年間 20 本以上のリード抜去経験の継続が必要である。

3) リード抜去術の監督者（supervisor）は 75 本以上のリード抜去経験を有し，さらに，成功率，安全性に関して，これまでに公表されている抜去データと同等の成績で行っている必要がある。

E リード抜去手技の実際

経皮的リード抜去を実際に行う際には，前項に述べたように，術前準備が必須である。心血管損傷に代表される合併症対策を十分に準備したうえで施行すべきである。

抜去に際して術前の胸部 X 線と胸部 CT は非常に重要である。X 線は正面および側面像を必ず確認し，リードの屈曲や断線などの問題を把握しておく。また CT 画像では，血管外や心臓外にリードが留置されていないかどうかの確認が必要である。断端処理されたリードがある場合はポケット内から把持可能かどうかも確認しておく。

抜去手技の難易度やリスクに関連する情報を得ておく。すなわち，対象患者の体内に存在するすべてのリード，デバイスに関する正確な情報を得ておく必要がある。抜去の対象となる，あるいは対象とならないリードが，どの部位からの静脈アクセスでどのような経路で心臓のどの部位に留置されているのか，さらにはリードの直径，コネクターの形状と規格，電極導線の断線の有無などの情報を把握することが必須である。この他にも，植込み後の経過年数は血管壁や心内膜との癒着の程度の推測に必要な情報であり，active fixation，passive fixation などのリードの固定メカニズムも心筋からの離脱の容易さを推測するうえで大切な情報である。また，active fixation lead の種類によっては，Telectronics 社製 Accufix や Boston Scientific 社製の ICD リードの一部のように，ヘリックスの出し入れに特殊なスタイレットを必要とするものがあるため，リードの機種を正確に特定しておく。

術前の鎖骨下静脈造影（左右ともに）は必須である。感染症例であれば，抜去後の再植込みのためにも必要な情報であり，非機能リード症例であればリード追加のために必要な情報となる。鎖骨下静脈造影は片側 5 ～ 10 mL 程度の造影剤で十分であり，高度の保存期末期腎不全でない限りは施行可能である。

リード抜去の障壁は，リードと血管壁あるいは心臓壁との癒着組織であるが，癒着部位は segmental であり，血管刺入部からリード先端の心臓壁までには複数の部位が癒着しているのが通常である[24～26]。一般的には，植込み年数が長い場合や，若年者への植込み，コイルを備えた ICD

III 術中・術後の管理と合併症対策

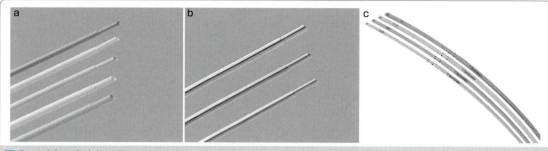

図2　メカニカルシース

a：メカニカルシース（Byrd Dilator Sheaths Telescoping Polypropylene, Cook Medical 社提供）．ポリプロピレン性のメカニカルシース：抜去対象リードの太さに応じてサイズを選べるようになっている．またインナーシースとアウターシースの2重構造になっており，telescopic に剥離可能となっている．
b：メカニカルシース（Byrd Dilator Sheaths Telescoping Stainless Steel, Cook Medical 社提供）．メタルシース：金属製のシースでポリプロピレン性のシースと同様に telescopic type となっている．基本的に鎖骨下静脈刺入部付近の entry site の剥離に用いる．血管追従性はないため，使用する際は透視下で慎重に使用する．
c：メカニカルシース（SightRail™, Spectranetics 社提供）．Spectranetics 社製のメカニカルシース：Cook 社製と同様に telescopic type となっており，サイズも豊富である．

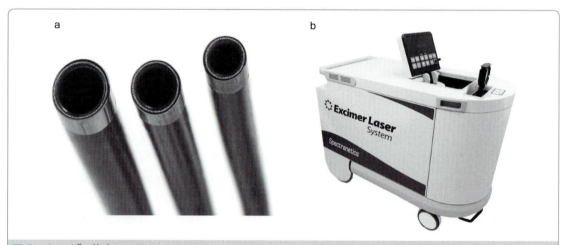

図3　レーザー抜去システム

a：レーザーシース（Glidelight™, Spectranetics 社提供）．先端からエキシマレーザーを照射できるようになっており，リードの癒着の剥離に用いる．メカニカルシースと同様に抜去対象リードの太さによってサイズを選んで使用する．
b：CVX-300 Excimer Laser System（Spectranetics 社提供）．エキシマレーザーを発生させる本体．

リードが，強い癒着が生じる因子と考えられている．

リードとの癒着組織を血管あるいは心臓壁から剥離するには，シース［メカニカルシース（図2）やレーザーシース（図3）など］を用いるのが一般的であるが，安全に剥離するためには必ずリードを牽引して十分な traction をかける必要がある．不十分な traction power で剥離を行うとシースが先行してしまい，癒着組織だけでなく血管壁そのものを傷つけてしまう可能性がある．特に，鎖骨下静脈から上大静脈合流部までの静脈は血管壁も薄く，容易に損傷する．いったん血管を損傷すると，血胸などの大きな合併症[10]を引き起こす可能性がある．

1 徐脈への対応

バックアップペーシングについても考慮が必要である．ペーシング依存症例のみならず，ペーシング非依存例であっても，術中に sedation の影響などによって徐脈を呈する場合があり，体外式

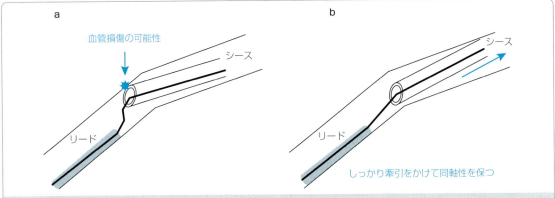

図4 traction control におけるリードとシースの同軸性
a：traction control ができていないと牽引が不十分になるため，シースあるいはレーザーシースによる血管損傷の可能性がある．
b：traction control を行い，platform をしっかり牽引し，同軸性を保つことにより血管損傷のリスクが減少する．

ペーシングシステムを留置しておく必要がある．この場合，抜去手技に伴ってリードの dislodgement を生じる危険があることから，安全面からは active fixation mechanism を有する一時的ペーシングリードの留置を考慮されたい．リード抜去術後には，新たな感染の誘因ともなる一時的ペーシングリードを留置せずに経過をみることも，ペーシング非依存症例では一法である．しかし，新たなデバイスを植込むまでの期間が長期にわたる可能性があるため，ペーシング依存症例では active fixation mechanism を有する一時的ペーシングリード，あるいは保険償還上の問題があるが，permanent の active fixation lead をあえて一時的ペーシング目的で留置することも考慮したほうがよい．

2 traction control とは

リード抜去手技の最も大切な要素は traction control である．しかし，traction control (lead control ともいう) の良し悪しは，抜去対象リードにおける lead platform の構築，すなわちリードの distal end（lead tip の部分）までロッキングスタイレットが挿入可能であり，かつリード内腔からのロッキングスタイレットによるロックができるかどうかで左右される．この platform がしっかりと構築できていない場合は，traction control がうまくできず，抜去手技が不安定かつ困難になってしまう．

また，安定した traction control を行うためには，リードとシースの同軸性を保つ必要（図4）がある．リードをしっかり牽引した状態でシースを挿入し，リードと血管壁との癒着を剥離する場合は，可能な限りリードおよびシースが直線状になっていることが望ましい．そのためには，ポケットを開放後に，ポケット内のリードをスリーブまで完全に剥離すること，特にポケット内から血管刺入部までをしっかり剥離しておくこと（図5）が大切である．この処置が不十分であれば，シースが屈曲した状態で血管内に挿入されるため，十分な traction control ができなくなることに注意する．

3 platform の構築

platform 作製で最初に行うことは，リードルーメンの確認である．断端処理されたリードであっても，内腔さえが保たれている場合は platform が作製できる可能性がある．したがって，内腔確認は非常に重要である．左室リード以外のリードでは，内腔確認に通常のリード植込み用スタイレットを用いてもよく，ロッキングスタイレットに付属しているスタイレットを使用してもよいが，リードの長さより長いスタイレットを使用しないと distal end までのルーメンが確認できないことに留意する．一方，over the wire system に

III 術中・術後の管理と合併症対策

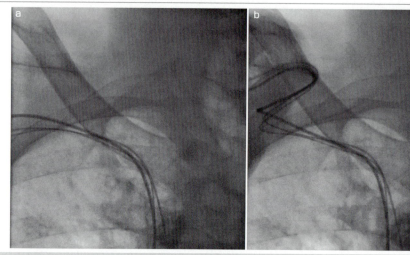

図5 右前胸部ポケットからの経静脈的リード抜去
a：ポケット内リード剥離後の透視像.
b：ポケット内のリード剥離後に，リードを頭側に引き上げて剥離範囲の確認を行う．剥離部位から血管刺入部から鎖骨下静脈までが直線状になっていることを確認する．

対応している左室リードの distal end は盲端ではなく開放端になっているため，リードの長さより長いスタイレットを使用する場合には，スタイレット先端がリードの distal end を越えてしまえば，perforation などの血管損傷の可能性があることに注意が必要である．リード内腔が確認できたら，screw in lead は unscrew を行う．unscrew ができない場合は，その状態で次のステップに進む．

次にコネクター部の切断を行う．コネクター部は，切断しないと抜去に用いるシースが太くなってしまう．コネクター部が切断できたら，スリーブを外してロッキングスタイレットを挿入する．ポケット内のリードは，可能な限り長く残して切断しておくと今後の操作が容易になる．切断時にスタイレットルーメンが潰れてしまい，ロッキングスタイレットが入らない場合がある．このような場合には，再度丁寧に切断し直すか，潰れた断端の outer coil を剥がして inner coil のみとしてから挿入するとよい．しかしポケット内のリードが短いと，再切断や inner coil の剥離がしにくくなるので，ポケット内のリードの長さを確保することに留意する．ロッキングスタイレットは Spectranetics 社の LLD™（図6）と Cook 社の

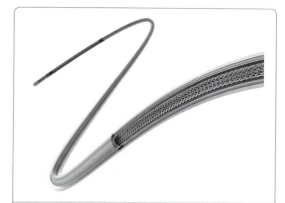

図6 ロッキングスタイレット
（Spectranetics 社提供）

LLD™ Lead Locking Device は LLD-EZ, LLD-#1 〜 #3 と複数種類があるが，先端部の太さや通過性と耐久性によって使い分ける．

Liberator®（図7）が使用される場合が多い．どちらのスタイレットも distal end が X 線不透過であり，スタイレットがリードの distal end まで挿入されたかどうかを透視で確認しやすくなっているので，これらのスタイレットを使用する場合には，必ず透視下にロッキングスタイレット挿入を行う．カテ室やハイブリッド手術室の angio 装置は視認性がよいが，手術室のポータブル C アームでは解像度が劣る場合もあり，このような場合

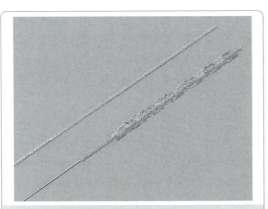

図7 ロッキングスタイレット（Cook Medical 社提供）
Cook 社のロッキングスタイレット Liberator® Beacon® Tip Locking Stylet はワンサイズのみであるが，上肢アプローチ中にリードブレイクした場合に bail-out（スタイレットの固い部分を外す）が可能である．

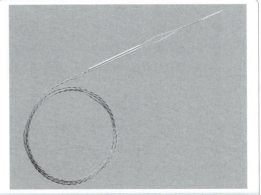

図8 Bulldog™ Lead Extender（Cook Medical 社提供）
牽引力を保つために短切されたリード，抜去中に断裂したリードの延長あるいは ICD リードの shock conductor 延長などに用いる．

には撮影モードで確認するのも1つの方法である．

　ロッキングスタイレットをリードの distal end まで挿入したら，スタイレットのロックを行う．ロックの方法はそれぞれのスタイレットによって異なるが，確実にロックされていることを確認することが大切である．ロック動作を行った後に，スタイレットを軽く引っ張ってみて，スタイレットが抜けてこないかどうかを確認しておく．

　ロッキングスタイレットでルーメンをロックできたら outer coil insulation も同時に牽引可能にするために，これを絹糸などで固定する．この理由は，ロッキングスタイレットはあくまで inner coil をロックしているだけであり，それより外側のリード構造（outer coil や insulation）はロッキングスタイレットだけでは牽引できないからである．その結果，ロッキングスタイレットだけではリード全体を均一に引っ張ることができなくなる．したがって，リード全体を均一に牽引するためには，この固定作業は非常に重要である．この作業は通常のペースメーカーリードだけでなく，ICD リードや VDD リードのような multi-lumen のリードにとっても重要である．ICD リードは，bipolar lumen, shock conductor, insulation と複数の構造に分かれているにもかかわらず，ロッキングスタイレットは bipolar lumen（inner coil）のみロックするため，shock conductor は露出させて絹糸などを結紮・延長して牽引できるようにするか，Cook 社の Bulldog®（図8）を使用して，ロッキングスタイレットとともに牽引できるように準備しておく．この工程の確実な終了は，完全抜去率の向上に貢献するばかりではなく，抜去に必要な力（牽引やシースを押す力）も少なくて済むため，安全な抜去には不可欠な工程である．

　これまで，platform 構築の基本を解説したが，抜去対象リードには必ず確実な platform 構築を行っておくことが重要である．

4 entry site の剥離

　platform 構築が完了したら，そのまま抜去可能な場合も少なくないので，まずロッキングスタイレットのみで牽引してみる．引っ張ってみてリードが動かないようなら，ロッキングスタイレットのみでは抜去不可能と判断し，抜去のためのシースを挿入する．シースを挿入してまず遭遇するのが鎖骨下静脈刺入部周囲の癒着であるが，通常最も癒着の強い部位の1つである．この部位の癒着は血管内の癒着というよりは皮下組織（筋肉や靭帯なども含む）を巻き込んだ癒着で，かなり強固な場合もあるため，ポリプロピレンシース

Ⅲ 術中・術後の管理と合併症対策

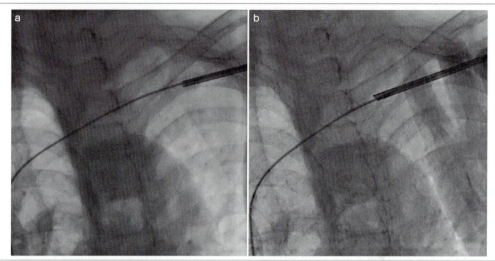

図9 メタリックシースによる剥離
a：entry site 近辺の剥離
b：リードプラットフォームをしっかり牽引しながら剥離を進める．図のように鎖骨下静脈内まで剥離が終了したら，血管追従性のよいレーザーシースやポリプロピレンなどのメカニカルシースに変更するほうが安全である．

で剥離するよりレーザーシースもしくはメタリックシースを用いて剥離を行うほうが剥離しやすい．なおメタリックシースは直線状で血管追従性がない（図9）．したがって，血管刺入部の剥離が終了したら，ポリプロピレンシースに変更するほうが安全である．

5 血管内の剥離

レーザーシースは先端からエキシマレーザーを照射することができるシースであるが，菲薄な静脈壁に向けて照射すると容易に血管損傷をきたし得る．したがって，レーザー照射中にはシース先端が血管壁に向かないように細心の注意を払う．レーザー照射中は，抜去システムの同軸性を保ち，platform をしっかり牽引することに注意を集中する．すなわち，レーザーシースを押し進めながら剥離するのではなく，platform を牽引しながら癒着部位を削ぎ落とすような感覚で剥離を行う．レーザーシースはレーザー照射しなければ単なるシースであり，先端も鋭角ではない（15°程度の傾斜のみ）．したがって，レーザーを照射せずにシースを進めても，粗暴な手技でない限り血管損傷は起きにくい．そこで，シースを癒着部位まではレーザーを照射せずに進めて，癒着部位を

確認したら，platform を牽引しながらレーザー照射を行う．照射を行うときは余計な血管損傷を避けるために，（牽引力）＞（レーザーシースを押す力）の力関係で照射することが望ましい．

レーザーを照射してもシースが進まない，あるいはリードが抜けてこない場合には，次の手段を考える．同じ部位で無意識にレーザー照射を続けていると，血管損傷を引き起こす可能性がある．レーザーシースが進まない（リードが抜けてこない）場合は，癒着組織の石灰化によるものか，リード被膜が snow plowing 現象を起こしている場合かのいずれかである．リード周囲の癒着が強固であると（多くの場合は石灰化によるものであるが），リード壁から癒着が剥がれにくい．そのような場合には，抜去リードは癒着組織が付着した状態のままで剥離，抜去する必要がある．そのためには，一回り大きいサイズのシースにサイズアップし抜去を継続するか，メカニカルシースに変更してその後の抜去を行う．シースのサイズアップには2通りの考え方がある．レーザーシースそのものをサイズアップする方法と，付属のアウターシースを用いる方法である．しかし，リード周囲の癒着組織に広範囲の石灰化が存在するようであればレーザーシースの剥離効果そのものが

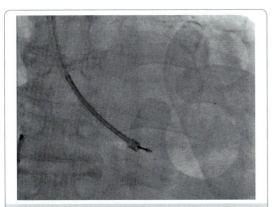

図10 レーザーシースによる室心尖部における counter traction
シースを押しすぎたり，引き過ぎたりしないようにシース先端の位置に注意する．

無効となるため，アウターシースを用いた剥離に変更する．アウターシースは先端が鋭角になっており，またレーザーシースより柔軟性が欠如するため，これを使用する際は，必ず透視下で慎重に使用して，collateral injury を避けなければならない．さらにアウターシースの使用は，柔軟性低下のみならずシース口径が増加する．たとえば，12 Fr のレーザーシースのアウターシースの口径は 16 Fr 程度もある．太いシースにサイズアップしたくない場合には，素材がポリプロピレンなどのメカニカルシースを使用する．現在，Cook 社のメカニカルシースの製品ラインアップがそろっており使用しやすい．メカニカルシースは，抜去対象リードより 1～2 Fr 大きめのサイズを選択して使用する．メカニカルシースはインナーとアウターのシースがセットになっており，インナーシースでまず剥離し，剥離が困難になればアウターシースを使用するテレスコーピングシステムである．いずれの方法でシースを交換した場合でも，しっかりと牽引をかけながらシースを進めていく抜去方法の基本は同じである．

比較的植込み年数の浅いリードの抜去では，鎖骨下静脈刺入部から無名静脈までの剥離が成功すればそのままリード抜去可能な場合も多い．しかし，リード植込み年数が長い場合には，無名静脈上大静脈合流部周囲の剥離，上大静脈から右房周囲の剥離，さらに心室リードであれば三尖弁周囲の剥離，そして右室内から心尖部の剥離と順に剥離せざるを得ない．リードの血管壁への癒着は，連続していることよりも散在性（segmental）に認めることが多いため，1ヵ所の剥離が成功したら，しばらくは抵抗なくシースを進めることが可能で，さらに進めると次の癒着に遭遇するといった状況になる．この場合でも，1ヵ所の剥離に成功したときに一度リード全体を引っ張ってみて，抜けてくるようなら無理に剥離を追加する必要がない．残念ながら，途中の癒着を剥離してもリードが抜けてこない場合は，最終的にリード先端の剥離として counter traction[27]（図10）を試みる．counter traction は，シースの先端が鋭角になっている場合は perforation リスクが上昇するため，必ず先端の角度を確認してから行う．counter traction に成功したら，血圧などのバイタルサインを確認した後，リードを抜去する．感染症例では不可能ではあるが，非感染症例かつ同側に同時にリード追加が必要な症例ではシースを残しておくと，再度の穿刺が不要になる．そこで，非感染症例ではシースを残した状態でリードを体外に抜去する．

6 スネアテクニックについて

先述の上肢アプローチ（ポケット内からのアプローチ）で抜去困難な症例ではスネアテクニックが有用である．リードが断端処理されているために，ポケット内からリードを把持不能な場合や，抜去中にリードがブレイクした場合，あるいはリード先端（右房もしくは右室における先端）の癒着が外れているにもかかわらず SVC-innominate vein area の癒着が強固で抜去困難な場合，などで使用される．特に SVC 合流部付近の血管損傷を避けることは重要で，リード先端が free であれば（free floating lead），femoral approach によって右房や SVC の中でリード先端をスネア（Goose neck snare や Ensnare，Needle's Eye Snare® など）で把持し，ポケット側は切断して血管内にリードを落とし込む．その後，リードをスネアで尾側方向に牽引することで，リードを強固な癒着部位から引き剥がし，そのまま femoral vein から抜去する．

もしリード先端がfreeになっていない場合は、同様にスネア［Needle's Eye Snare®（図11, 12）が最も有用である］で把持し，ポケット内は先述と同様に処理して血管内にリードを落とし込み，femoral approachからシースを挿入してcounter tractionによる抜去を試みるか，切断した断端を再度上肢もしくは内頚静脈からスネアで把持し，レーザーシースまたはメカニカルシースにて抜去を試みる（Jugular approach；Bongiorni法[28]）.

7 collateral injuryの予防と早期発見

まず，collateral injuryの早期発見に対する基本的準備として観血的動脈圧のモニタリングが必須である．全身麻酔であれば上肢に動脈ラインが確保されている場合が多いが，それ以外にも，緊急時にPCPSが装着できるように鼠径部にシース（4〜5Frで可）を留置しておく．抜去手技中は，リード牽引に伴い心臓そのものが牽引されることによる一時的な血圧低下はよく認められるが，血圧低下が認められた場合には，心臓（右室）の牽引によって血圧が低下しているのか，それ以外の要因で血圧が低下しているのかを常に確認する習慣が望ましい．右室牽引による血圧低下と判断した場合，牽引を止めてみて血圧の回復を確認する．コメディカルを含めて，常に血圧をチェックしているスタッフを決めておくのも1つの方法である．もし血圧が80 mmHg以下になれば，いった

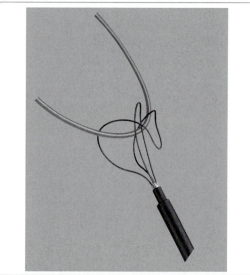

図11 Needle's Eye Snare®（Cook Medical社提供）

主にfemoral approachで使用する．システム全体が16 Frと太く，スネア部分も大きく固いため，血管内での操作は慣れが必要であるが，把持力が強い．

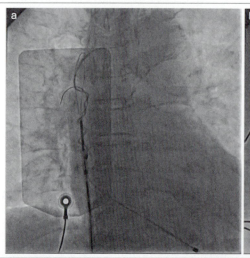
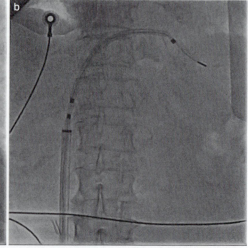

図12 Needle's Eye Snare®によるfemoral approach

a：Needle's Eye Snare®によるfemoral approachを行った症例である．断端処理されたリードをfemoral approachよりNeedle's Eye Snare®を用いて把持，抜去した．右房内での把持が困難であったため，SVC内で把持した．
b：把持したリードを牽引して抜去を試みたがリード先端部が外れないため，femoral approachからのcounter tractionを行い，抜去できた．

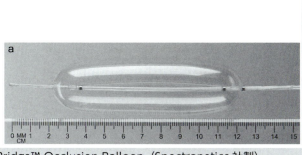
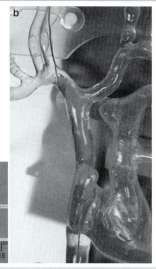

図13 Bridge™ Occlusion Balloon（Spectranetics 社製）
a：SVC tear 発生時の緊急避難的 device であるが，2017 年 8 月現在，国内では未承認である．SVC tear が発生すると，短時間に胸腔内に大量出血して血行動態が破綻する．この SVC の破綻部をバルーンで閉塞することで出血がコントロールでき，開胸術に移行するまでの時間の血行動態を維持することができる可能性がある［Dr. Roger Carrillo のご厚意による］．
b：Bridge™ Occlusion Balloon 拡張による SVC tear 発生時の SVC 閉塞の 1 例．

ん，すべての手技を中断して血圧が回復するかどうかを確認する習慣をつける．

　すべての手技を中断しても血圧下降が継続するようなら，何らかの血管損傷が疑われる．ただちにエコーで確認を行う．経食道エコーが挿入されている場合には血管損傷の確認は容易であるが，経食道エコーが挿入されていない場合は血管内エコーもしくは経胸壁エコーをすぐさま施行する．これらの機器は，いかなる場合にもただちに使用できるように準備・工夫しておく．血管壁損傷からの出血による血圧低下は大きく分けて 2 通りある．心膜翻転部より中枢（心膜内）であれば心タンポナーデとなるため，エコーで容易に観察可能である．心タンポナーデを認めたら，ただちに心嚢穿刺を行う．心嚢穿刺を行う場合，心窩部アプローチでは肝臓を避けられない場合もあるので，抜去手技のための消毒，ドレーピング前に経胸壁エコーで心窩部アプローチが可能かどうかを確認しておくことも必要である．心タンポナーデでは，心嚢穿刺を試行するとともに PCPS を可及的速やかに挿入し，血行動態を維持することが重要で，最終的な開胸・外科的修復術に備える．

　心膜翻転部より頭側であれば，血胸あるいは，縦隔血腫をきたしている可能性が高い．特に上大静脈合流部付近の上大静脈は，右側壁から後壁にかけては周囲に支持組織がないために右側血胸を起こしやすい．血胸は，胸腔という心血管外の広いスペースに出血するため，一般的には PCPS では外科的修復までの bridge にならない．可及的早期の対処が求められるが，予後不良になることが多い．したがって，早期発見と早期対処が必須である．このように，上大静脈の損傷はリード抜去の手技の中でも最も致死的な合併症の 1 つである．最近，開胸修復術までの bridge としてバルーンによる一時閉塞（図13）が議論されている[30, 31]．

　通常のリード抜去手技の概要を解説した．通常とは，抜去対象リードの内腔が保たれており，かつポケット内から把持可能な長さが確保されていることが前提であり，抜去終了まで，手技中にリードの構造が保たれている（platform が保持されている）場合である．実際には，リード内腔が潰れていたり，断端処理されており上肢アプローチ

が不可能（ポケット内からの把持不可能）であったり，抜去手技中に牽引力に耐えられずリードが破断してしまう場合などがあり，臨機応変に対処せざるを得ないのが現実である．リード抜去手技には2つと同じ症例はない（年齢，性別，リードの種類や本数，植込まれてからの年数，感染か否か，などあらゆる点が異なる）．したがって，症例ごとに仔細に情報を確認し，十二分の事前準備を行い，術中には各々の手技の効果を確認しながら進める地道な努力が不可欠であり，ひいてはこれが合併症軽減に敷衍されるものと考える．リード抜去に用いる様々なツールが開発されている．これらの情報を取集してその症例に的確なツールと方法を検討する時代になってきていることも事実である[22,32]．

文献

1) Nakajima H, Taki M：Incidence of cardiac implantable electronic device infections and migrations in Japan: Results from a 129 institute survey. J Arrhythm 32：303-307, 2016
2) Kurtz S M et al：Implantation Trends and Patient Profiles for Pacemakers and Implantable Cardioverter Defibrillators in the United States: 1993-2006. Pacing Clin Electrophysiol 33：705-711, 2010
3) Greenspon AJ et al：16-year trends in the infection burden for pacemakers and implantable cardioverter-defibrillators in the United States: 1993 to 2008. J Am Coll Cardiol 58：1001-1006, 2011
4) Bongiorni MG et al：How European centres diagnose, treat, and prevent CIED infections: Results of an European Heart Rhythm Association survey. Europace 14：1666-1669, 2012
5) Cabell CH et al：Increasing rates of cardiac device infections among Medicare beneficiaries: 1990-1999. Am Heart J 147：582-586, 2004
6) Voigt A et al：Rising rates of cardiac rhythm management device infections in the United States: 1996 through 2003. J Am Coll Cardiol 48：590-591, 2006
7) Sohail MR et al：Management and outcome of permanent pacemaker and implantable cardioverter-defibrillator infections. J Am Coll Cardiol 49：1851-1859, 2007
8) Klug D et al：Local symptoms at the site of pacemaker implantation indicate latent systemic infection. Heart 90：882-886, 2004
9) Chua JD et al：Diagnosis and management of infections involving implantable electrophysiologic cardiac devices. Ann Intern Med 133：604-608, 2000
10) Wilkoff BL et al：Transvenous Lead Extraction: Heart Rhythm Society expert consensus on facilities, training, indications, and patient management. Heart Rhythm 6：1085-1104, 2009
11) Baddour LM et al：Update on cardiovascular implantable electronic device infections and their management: a scientific statement from the American Heart Association endorsed by the Heart Rhythm Society. Circulation 121：458-477, 2010
12) Love CJ et al：Recommendations for extraction of chronically implanted transvenous pacing and defibrillator leads: indications, facilities, training. North American Society of Pacing and Electrophysiology Lead Extraction Conference Faculty. Pacing Clin Electrophysiol 23：544-551, 2000
13) Duval X et al：Endocarditis in patients with a permanent pacemaker: a 1-year epidemiological survey on infective endocarditis due to valvular and/or pacemaker infection. Clin Infect Dis 39：68-74, 2004
14) Suga C et al：Is there an adverse outcome from abandoned pacing leads? J Interv Card Electrophysiol 4：493-499, 2000
15) Lloyd MA et al：Atrial "J" pacing lead retention wire fracture: radiographic assessment, incidence of fracture, and clinical management. Pacing Clin Electrophysiol 18：958-964, 1995
16) Kennergren C et al：A single-centre experience of over one thousand lead extractions. Europace 11：612-617, 2009
17) Jones SO IV et al：Large, single-center, single-operator experience with transvenous lead extraction: Outcomes and changing indications. Heart Rhythm 5：520-525, 2008
18) Margey R et al：Contemporary management of and outcomes from cardiac device related infections. Europace 12：64-70, 2010
19) Field ME et al：How to select patients for lead extraction. Heart Rhythm 4：978-985, 2007
20) Byrd CL et al：Intravascular extraction of problematic or infected permanent pacemaker leads: 1994-1996. U.S. Extraction Database, MED Institute. Pacing Clin Electrophysiol 22：1348-1357, 1999
21) Bracke F et al：Extraction of pacemaker and implantable cardioverter defibrillator leads: patient and lead characteristics in relation to the requirement of extraction tools. Pacing Clin Electrophysiol 25：1037-1040, 2002
22) Smith MC, Love CJ：Extraction of transvenous pacing and ICD leads. Pacing Clin Electrophysiol 31：736-752, 2008
23) 日本不整脈学会．エキシマレーザーリード抜去システム（CLeaRS：Cardiac Lead Removal System）の国内導入に係る体制等の要件について．2010年7月1日．〈http://jhrs.or.jp/pdf/com_insurance201007_01.pdf〉［参照 2017-11-30］
24) Segreti L et al：Major predictors of fibrous adherences in transvenous implantable cardioverter-defibrillator lead extraction. Heart Rhythm 11：2196-

2201, 2014

25) Bongiorni MG et al：Usefulness of mechanical transvenous dilation and location of areas of adherence in patients undergoing coronary sinus lead extraction. Europace **9**：69-73, 2007.

26) Smith HJ et al：Five-years experience with intravascular lead extraction. U.S. Lead Extraction Database. Pacing Clin Electrophysiol **17**：2016-2020, 1994

27) Byrd CL et al：Intravascular lead extraction using locking stylets and sheaths. Pacing Clin Electrophysiol **13**：1871-1875, 1990

28) Bongiorni MG et al：Transvenous removal of pacing and implantable cardiac defibrillating leads using single sheath mechanical dilatation and multiple venous approaches: high success rate and safety in more than 2000 leads. Eur Heart J **29**：2886-2893,

2008

29) Carrillo R (Interview by Jodie Elrod). Use of Bridge™ occlusion balloon in lead extraction: Interview with Dr. Roger Carrillo. EP Lab Digest **16** (11):18,20, 2016

30) Boyle TA et al：Balloon-assisted rescue of four consecutive patients with vascular lacerations inflicted during lead extraction. Heart Rhythm **14**：757-760, 2017

31) Wilkoff BL et al：Bridge to surgery: Best practice protocol derived from early clinical experience with the Bridge Occlusion Balloon. Federated Agreement from the Eleventh Annual Lead Management Symposium. Heart Rhythm **14**：1574-1578, 2017

32) Neuzil P et al：Pacemaker and ICD lead extraction with electrosurgical dissection sheaths and standard transvenous extraction systems: results of a randomized trial. Europace **9**：98-104, 2007

索 引

2 incision technique　*121, 125*
3 incision technique　*121, 125*

欧文

dual coil system　*97*

far field sensing　*136, 137*

helical pitch　*66*
high voltage lead　*96*

ICD（implantable cardioverter defibrillator）　*3, 70, 117*
　――リード　*96*
integrated bipolar lead　*99*
intermuscular pocket　*119*

J 型 passive fixation lead　*72*
J 型スタイレット　*73*

Koch の三角部　*78*

lateral vein　*93*
Locator™　*78*

Accufix リード　*175*
active fixation lead　*64, 72, 86, 98, 102, 145*
AED　*114*
Attain StarFix®OTW　*163*

Bachmann 束　*37, 74*
Brugada 症候群　*129, 138, 165*

CapSure®EPI　*99*
CDI（cardiac device-associated infection）　*18, 174*
Chiari 網　*35*
CIED システム　*176*
collateral injury　*184*
counter traction　*183*
cross talk　*137*
CRTD（cardiac resynchronization therapy defibrillator）　*3*
CT angiography　*93*

detachment　*145*
DFT（defibrillation threshold）　*97, 115, 119, 128, 138*
direct cannulation　*92*
dislodgement　*145, 162*
dog's ear　*9*
dual chamber ICD　*70*
dual coil ICD lead　*70*

Micra™　*131*
migration　*145*
Mond Stylet™　*89*
muscle twitching　*136*
MYOPORE®　*100*

oozing　*150*

passive fixation lead　*64, 72, 102, 145, 162*

PLSVC（persistent left superior vena cava）　*114, 164*

Radifocus®　*93*
ratchet syndrome　*102*

screw-in　*64, 72, 86, 106*
SelectSecure™　*105*
S-ICD　*117*
single chamber ICD　*70*
single coil ICD lead　*70*
subclavian crush　*48, 114*

traction control　*179*
TV（trans-venous）ICD　*117*
twiddler's syndrome　*157*

ULV（upper limit of vulnerability）　*138*

和文

あ

アウターシース　*106*
圧迫　*11, 146*
　――壊死　*156*
　――固定　*143*
　――止血　*154*
アップグレード　*151*
アドソン型　*3*
アルコール擦式消毒　*4*
アレイ電極　*101*
アレルギー反応　*157*
安静度　*145*

い

閾値　136
イソジン®　6
インナーカテーテル　92
インピーダンス　136, 158

う

ウェイトライナー開創器　3
植込み型除細動器　3, 70
ウォーターレス法　47
右室　39
　——心尖部　40, 81
　——心尖部ペーシング　81
　——中隔ペーシング　86
　——リード　81, 83
　——流出路　39, 84
　——流出路中隔　42
　——流入路　39
右上大静脈欠損型　164, 167
右心耳　34, 72
　——ペーシング　37
　——ポケット　35
右房構造　33
右房自由壁　73

え

エキシマレーザー　176
エコーガイド下静脈穿刺法　60
エピネフリン添加　6

お

横隔神経刺激　136, 163
横隔膜刺激　136
黄色ブドウ球菌　18
オプサイト™　14

か

外頚静脈切開法　54
開創器　3
ガイディングカテーテル　92

ガイドワイヤー　7
解剖　28
開放式ドレナージ　16
角針　13
カットダウン法　49
合併症　154
カテラン針　7
カラヤヘッシブ　14
冠状静脈洞　43, 92
冠状動脈造影　93
感染危険因子　18
感染性心内膜炎　174
感染多発　24

き

気胸　54, 154
キシロカイン®　6
喫煙　19
吸収糸　13, 146
胸郭　29
　——外静脈穿刺　29
　——外穿刺法　28, 49, 55
　——出口症候群　29
胸肩峰動脈　29
凝固　12
胸痛　161
強攣　13
局所麻酔　6
菌血症　174
筋鉤　3

く

クーパー鋏　4
クリッパー　4, 19
クロルヘキシジン　5, 19

け

経静脈的心内膜電極　48
経皮的リード抜去　177
血圧低下　184

血液透析　114
血液培養　175
血胸　155
血腫　14, 15, 154, 155, 156
結節縫合　12, 15
血糖コントロール　22
血餅　23
ケロイド　14
ゲンタシン軟膏　14
減張テープ　14

こ

高位心房中隔　37, 74
高位流出路　161
高インピーダンスリード　158
抗凝固薬　46, 144
抗凝固療法　22, 46, 113
抗菌性石けん　5
抗菌薬　4, 21, 146
抗血小板薬　46, 144
合成吸収糸　146
合成糸　13
合成非吸収糸　146
コーティング剤　157
コッヘル　11

さ

催不整脈作用　6
左冠状動脈造影　93
鎖骨下静脈　28
　——穿刺　7, 48, 54
　——造影　7, 114, 177
　——閉塞　168
鎖骨下動脈　154
左室リード　92, 93
左上大静脈遺残　114, 164
左上腕静脈　28
左心室リード　163
擦式消毒用アルコール製剤　4
左腕頭静脈　28

索　引

三尖弁　38, 83

シース　11
　——・デリバリー・リードシステム　105
　——イントロデューサー　132, 159
ジェネレーター交換　3, 148
止血　9
持針器　4
弱彎　13
シャワー浴　5
手指消毒　4
手術器械　2
手術室　2
出血　11, 123, 155, 156
術後血腫　14
準清潔手術　5
小円刃　8
上前胸部　28
上大静脈症候群　170
消毒　4, 5, 19
静脈アクセス　48
静脈切開法　50
静脈穿孔　159
静脈穿刺　7, 48, 54, 132
静脈造影　7, 47, 114, 177
静脈損傷　155
静脈閉塞　168, 171
除細動閾値　97, 115, 119, 128, 138
ショックリード　96
徐脈　178
除毛　4, 19
シリコンアレルギー　157
心筋電極　99
心腔内誘導　32
シングルリードVDD　91
心室静脈系　43

心室穿孔　160
心室中隔　36
　——ペーシング　83, 91
心室リード　38, 43
心臓カテーテル検査室　2
心臓静脈系構造　43
心タンポナーデ　185
心電図電極　5, 48
心内電位波高　136
心内膜炎　18, 174
心嚢液貯留　159
真皮内連続縫合　143
真皮縫合　15, 23
真皮麻酔　6
心房自由壁　159
心房穿孔　159
心房中隔　36, 37, 74, 78
　——構造　36
　——ペーシング　37, 74
心房リード　72

垂直マットレス縫合　142
スクリーニングテンプレート　119
スクリューインリード　64, 72, 86
ステリストリップ™　14
ステロイド含有テープ製剤　14
ステロイド溶出性リード　145
スネア　183
スリーブ　53

清潔手術　5
鑷子　3
セファゾリン　21
線維性癒着　175
穿刺部位　28
全層結節縫合　141
先天性心疾患　117, 164
剪刀　4

尖刃　8

創感染　129
創哆開　14, 146
創傷治癒　12
創処置　14, 23
創部洗浄　21
創部培養　175
僧房弁　38
組織壊死　6

第1世代セフェム　4
体温維持　22
大胸筋筋内・筋下ポケット　111
大胸筋筋膜下ポケット　110
大胸筋筋膜上ポケット　109
大腿静脈穿刺　132
大動脈穿孔　160
体表面心電図　119
タインドリード　64, 145
単結節縫合　12
タンポナーデ　160, 185

ち
直尖鋏　4

て
手洗い　4, 21, 47
低位心房中隔　37, 78
剃毛　4
デバイス感染症　18, 174
デバイス収納　128
デリバリーカテーテル　106
テレスコーピングシステム　183
電気的除細動　114
電気メス　11, 108, 149
電磁干渉　12, 114
電池寿命　157

191

と

透視室　2
橈側皮静脈　8, 9, 50
橈側腕頭皮静脈　50
糖尿病　22
洞不全症候群　49
動脈性出血　11
動脈損傷　154
特発性心室細動　138
ドベーキー型　3
ドレーピング　5, 6
ドレナージ　14, 15, 16
　──チューブ　16
ドレニゾンテープ　14
鈍的剥離　23
トンネル作製　125

に

二次的菌血症　174
乳腺拡大根治術　115

は

ハイポアルコール　20
バイポーラ　12, 99
　──電気メス　149
抜糸　13
パッチ電極　101
パルスオキシメーター　12
バンコマイシン　21

ひ

皮下トンネル　113
皮下連続縫合　143
非吸収糸　13, 146
左腋窩静脈　28
左鎖骨下静脈　28
皮膚圧迫壊死　156
皮膚消毒　19
皮膚切開　7, 50, 148
皮膚損傷　3

皮膚縫合法　141

ふ

フィブリン　145, 162, 171
不適切作動　129
ブドウ球菌　18
ブピバカイン　6
フランジリード　145
ブレイド糸　13

へ

ペアン鉗子　2
閉鎖式ドレナージ　15
閉創　23, 140, 152
ベインピック　52
ベインリフター　52
ペーシング不全　157
ペースメーカー　131
　──ポケット　21
　──リード挿入　28
　──リード留置　33
ヘガール持針器　4
ヘパリン　46
　──ブリッジ　22, 46
ヘリックス　65
　──長　163
ペンローズドレーン　16

ほ

縫合　12, 13
房室中隔　36
ポケット　3, 21, 108, 109, 110, 111
　──拡張　152
　──カプセル　149
　──感染　174
　──作製　123
　──トラブル　155
　──内電極　150
　──閉創　128

ポビドンヨード　5, 19

ま

マーキング　5, 120
マイクロパンクチャー®　57
埋没縫合　13
麻酔効果　6
丸針　13

め

メイヨー鋏　4
メカニカルシース　178
滅菌ボールペン　6
メッツェンバウム鋏　4
免疫抑制薬　22

も

モスキート鉗子　2
モノフィラメント糸　13

や

薬剤抵抗性　165
ヤンゼン開創器　3

ゆ

有症候性心房自由壁穿孔　159
ユニポーラ　12, 99

よ

陽圧換気装置　5
予防的抗菌薬　4, 21

り

リード　28, 33, 64, 72, 86, 91, 93, 96, 105, 145
　──感染　174
　──固定　53, 102, 107, 140
　──穿孔　158
　──挿入　51
　──損傷　157

索　引

──断線　48, 157
──チェック　151
──追加　151
──抵抗上昇　157
──抜去　151, 175, 177
──レスペースメーカー　131
リスター鉗子　3
リドカイン　6

両室ペーシング機能付き植込み型除細動器　3
両側上大静脈型　164

レーザーシース　178, 182
攣縮　52
連続縫合　12, 14, 143

肋鎖靭帯　48
ロッキングスタイレット　179, 180

ワルファリン　46
腕頭静脈　28

193

心臓デバイス植込み手技(改訂第2版)

2011 年 3 月 30 日　第 1 版第 1 刷発行	編著者　石川利之，中島　博
2013 年 4 月 30 日　第 1 版第 2 刷発行	発行者　小立鉦彦
2018 年 3 月 31 日　改訂第 2 版発行	発行所　株式会社　南 江 堂

　　　　　　　　　　　　　　　　　　　　〒113-8410 東京都文京区本郷三丁目 42 番 6 号
　　　　　　　　　　　　　　　　　　　　☎ (出版) 03-3811-7236　(営業) 03-3811-7239
　　　　　　　　　　　　　　　　　　　　ホームページ http://www.nankodo.co.jp/
　　　　　　　　　　　　　　　　　　　　　　　　　　　　印刷・製本 日経印刷
　　　　　　　　　　　　　　　　　　　　装丁　夜久隆之(Amazing Cloud Inc.)

Techniques of Cardiac Device Implantation, 2nd Edition
© Nankodo Co., Ltd., 2018

定価はカバーに表示してあります.
落丁・乱丁の場合はお取り替えいたします.
ご意見・お問い合わせはホームページまでお寄せください.

Printed and Bound in Japan
ISBN978-4-524-25154-4

本書の無断複写を禁じます.

|JCOPY| 〈(社) 出版者著作権管理機構　委託出版物〉

本書の無断複写は，著作権法上での例外を除き，禁じられています．複写される場合は，そのつど事前に，
(社) 出版者著作権管理機構 (TEL 03-3513-6969，FAX 03-3513-6979，e-mail: info@jcopy.or.jp) の
許諾を得てください.

本書をスキャン，デジタルデータ化するなどの複製を無許諾で行う行為は，著作権法上での限られた例外
(「私的使用のための複製」など) を除き禁じられています．大学，病院，企業などにおいて，内部的に業
務上使用する目的で上記の行為を行うことは私的使用には該当せず違法です．また私的使用のためであっ
ても，代行業者等の第三者に依頼して上記の行為を行うことは違法です.

〈関連図書のご案内〉

＊詳細は弊社ホームページをご覧下さい《www.nankodo.co.jp》

抗凝固療法の神話と真実 適切な心房細動管理のために
石川利之 著　　　　　　　　　　　　　　　A5判・164頁　定価(本体3,000円＋税)　2016.7.

不整脈デバイス治療バイブル 適応・治療・管理まですべてマスター
草野研吾 監修　　　　　　　　　B5判・368頁　定価(本体10,000円＋税)　2018.6.発売予定

こうすれば必ず通過する! PCI医必携ガイドワイヤー"秘伝"テクニック
村松俊哉 編　　　　　　　　　　　　B5判・294頁　定価(本体8,300円＋税)　2018.2.

達人が教える! PCI・カテーテル室のピンチからの脱出法119
村松俊哉 編　　　　　　　　　　　　B5判・590頁　定価(本体12,000円＋税)　2014.3.

誰も教えてくれなかった 心筋梗塞とコレステロールの新常識
伊苅裕二 著　　　　　　　　　　　　A5判・148頁　定価(本体2,800円＋税)　2018.3.

末梢血管疾患診療マニュアル
東谷迪昭・尾原秀明・金岡祐司・水野 篤 編　　　B5判・496頁　定価(本体14,000円＋税)　2018.3.

インターベンション医必携 PCI基本ハンドブック
伊苅裕二 編著　　　　　　　　　　　B5判・320頁　定価(本体7,200円＋税)　2017.7.

冷凍カテーテルアブレーション治療ハンドブック
沖重薫 著　　　　　　　　　　　　　A5判・142頁　定価(本体4,200円＋税)　2017.7.

グロスマン・ベイム 心臓カテーテル検査・造影・治療法 (原書8版)
絹川弘一郎 監訳　　　　　　　　　B5判・1,336頁　定価(本体30,000円＋税)　2017.5.

診断モダリティとしての心筋病理
心筋生検研究会 編　　　　　　　　　B5判・222頁　定価(本体10,000円＋税)　2017.3.

インターベンションのエビデンス2 科学的根拠に基づく循環器治療戦略
NPO法人インターベンションのエビデンスを創る会 監修　B5判・210頁　定価(本体3,800円＋税)　2014.8.

PCI・EVTスペシャルハンドブック
南都伸介・中村正人 編　　　　　　B6変型判・290頁　定価(本体4,300円＋税)　2010.8.

心内局所電位 アブレーションに役立つ特殊電位観察法
小林義典・野上昭彦 編　　　　　　　B5判・262頁　定価(本体7,800円＋税)　2014.2.

聞きたかった! 心房細動の抗凝固療法 ズバリ知りたいNOAC使用のホンネ
池田隆徳 著　　　　　　　　　　　　A5判・188頁　定価(本体3,000円＋税)　2015.4.

超・EPS・入門
村川裕二・山下武志 編　　　　　　　B5判・160頁　定価(本体3,400円＋税)　2016.6.

循環器疾患最新の治療2018-2019
永井良三 監修／伊藤 浩・山下武志 編　　　B5判・538頁　定価(本体10,000円＋税)　2018.1.

新 肺高血圧症診療マニュアル 根治を目指す最新の治療指針
伊藤 浩・松原広己 編　　　　　　　B5判・294頁　定価(本体5,800円＋税)　2017.3.

変貌する心不全診療
伊藤 浩 編／佐藤直樹・坂田泰史・中村一文 編集協力　B5判・310頁　定価(本体7,200円＋税)　2013.3.

β遮断薬を臨床で活かす! エキスパートからのキーメッセージ50
伊藤 浩 編　　　　　　　　　　　　A5判・182頁　定価(本体3,200円＋税)　2013.12.

むかしの頭で診ていませんか? 循環器診療をスッキリまとめました
村川裕二 編　　　　　　　　　　　　A5判・248頁　定価(本体3,800円＋税)　2015.8.

今日の治療薬2018 解説と便覧 (年刊)
浦部晶夫・島田和幸・川合眞一 編　　　B6判・1,472頁　定価(本体4,600円＋税)　2018.1.

定価は消費税率の変更によって変動いたします. 消費税は別途加算されます.